心理咨询与治疗系列教材

认知行为疗法

技术与应用

大卫·韦斯特布鲁克（David Westbrook）

[英]　海伦·肯纳利（Helen Kennerley）　　著

琼·柯克（Joan Kirk）

方双虎　等　译

An Introduction to Cognitive Behaviour Therapy:

Skills and Applications

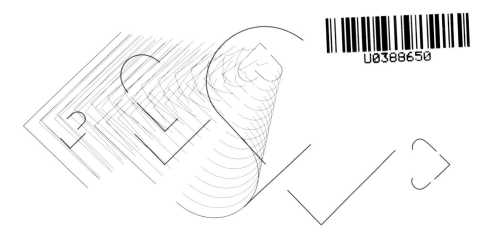

中国人民大学出版社

·北京·

目 录

第1章

认知行为疗法的基本理论、发展与现状

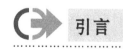 **引言**

　　本章我们将为你介绍一些认知行为疗法（cognitive behaviour therapy，CBT）的基本背景，包括基本理论以及治疗方法的进展。之所以以此作为开篇，是因为认知行为疗法有时被批评为如"烹调书"似的对待治疗：如果患者有"这样的"问题，那就采取"那样的"技术。然而，我们并不能机械地使用这本书中的技术，而要建立在理解的基础上：了解你的病人，了解认知行为疗法的理论，然后把这两方面融入你的治疗程式当中（见第4章）。在临床和生活经历中，你应该已经积累了一些有关如何了解别人的知识。本章内容将会开始帮助你了解认知行为疗法的基本理论。

　　具体来说，有观点认为认知行为疗法是一种单一疗法，这是一种误区。现代认知行为疗法虽然没有形成一个完整的结构，但这种广泛的趋势一直存在，而且充满着争议。本书中涉及的方法是以贝克模型为基础的，贝克在 20 世纪 60 年代至 70 年代（Beck，1963，1964；Beck et al.，1979）首次明确阐述了这种模型。在英国过去的 25 年里，这种模型始终占据主导地位，因此我们将这种模型视为英国认知行为疗法的主流。然而，对于本书将要介绍的一些方法，其他认知行为疗法理论研究者和临床医学家的意见仍然存在着不同程度的分歧。值得一提的是，尽管我们认为一些更加新颖的认知行为疗法思想——诸如"第三波"理论（Hayes，2004）——的发展令人振奋，而且具有极大的潜力来丰富认知行为疗法，但在这里，我们首要的目的是介绍"基本的"认知行为疗法。因此我们只能将这些新发展集中在单独的一章中进行讲述（第 17 章）。

 ## 认知行为疗法简史

正如了解患者的背景对了解他目前的情况很有帮助一样，了解认知行为疗法的发展历程同样能帮助我们了解它目前的状况。现代认知行为疗法主要受两种学派的影响：第一，沃尔普（Wolpe，1958）以及其他心理学家在 20 世纪 50 年代至 60 年代开创的行为疗法；第二，A. T. 贝克开创的认知疗法，这种疗法始于 20 世纪 60 年代，而在 20 世纪 70 年代随着"认知革命"的进行，才发挥出巨大的影响力。

从 20 世纪初期开始，弗洛伊德的心理动力学范式主宰了心理分析，而行为疗法的形成与发展正是建立在对心理动力学的批判之上。20 世纪 50 年代，弗洛伊德式精神分析被科学心理学所质疑，因为它缺乏实证来支持其理论或验证其效果（Eysenck，1952）。而行为疗法深受理论心理学中的行为主义思潮的影响，这种思潮认为人的思想是内在的而且不能被直接观察的，因此不易于科学研究。因此，行为学家在可观察的事件中寻找可重复的联系，特别是刺激（环境中的特征或事件）和反应（来自可观察和可测量的人或动物的研究）之间的联系。学习理论，在当时是一种主要的心理学范式，它试图寻找普遍原理来解释有机体如何在刺激—反应间获得新的联系。

　　在这种理念的指导下，行为疗法避开了推测无意识过程、隐藏动机和未被觉察的思维结构，而是运用学习理论原理去修正不当的行为和情绪反应。比如，行为主义治疗师们不再像弗洛伊德在著名实验"小汉斯"（一个对于骑马有着恐惧反应的小男孩；Freud，1909）中那样，试图探求动物恐惧症的无意识根源，而是基于学习理论来构建出治疗程序。他们相信这种理论可以帮助人们学习新的反应方式。行为疗法认为，如果一些人像小汉斯一样学习了马的刺激和恐惧反应之间的联系，那么治疗的任务就是对那种刺激形成一种新的、不恐惧的反应。这种焦虑障碍的治疗方法被称为系统脱敏法，它要求患者反复想象恐怖刺激，同时练习放松，从而用放松反应取代恐怖反应。随着治疗的进展，真实的暴露（接近真实的马）要逐步代替想象的暴露（例如想象关于马的心理图像）。

　　行为疗法很快取得成功，特别是在焦虑症，如恐惧症和强迫症（OCD）方面。这取决于两个原因：首先，为保持其在科学心理学中的立足之地，行为疗法总是采取实验的方法，用减轻焦虑症状的可靠证据来证明其有效性；其次，比起传统的精神疗法，6 到 12 个疗程的行为疗法更加经济实用。

　　尽管取得了早期的成功，但纯粹的行为方法所具有的局限性也令人不甚满意。诸如思想、信念、理解、想象等心理过程，是生活中如此明显的组成部分，心理学家们却置之不理，这看起来很荒唐。在 20 世纪 70 年代，这种不满演变为一场众所周知的"认知革命"，在这场革命中，认知现象被要求引入到心理学和治疗中去，同时坚持采用实验的方法，而避免无根据的推测。事实上，贝克和其他心理学家在 20 世纪 50 年代就发展了认知疗法（CT），而直到 60 年代早期，他们的思想才逐渐具有影响力。贝克有关抑郁的认知疗法书籍的问世（Beck et al.，1979），而且，实验研究表明认知疗法对于抑郁症如同"抗抑郁药物"一样是一种很有效的治疗方法

（例如，Rush et al.，1977），推动了此次认知革命。在随后的几
3 年，行为疗法和认知疗法一起成长，相互影响，最终相互结合。目
前，这种结合被大多数人称为认知行为疗法。

 ## 基本原则

那么，行为疗法和认知疗法的哪些因素得以发展并形成了现代
认知行为疗法的基础呢？这里所阐述的，是我们认为的认知行为疗
法赖以建立的最基本的理论原则和信念，因此你们自己能判断出它
们是否有意义或者至少是值得一试的方法。以下是认知行为疗法关
于人、问题、疗法的基本观点。我们并不认为这些观点是认知行为
疗法所特有的——其中有很多方面也许被其他疗法所运用——但是
这些原则结合起来就描绘出了认知行为疗法的特点。

认知主义原则

任何自称"认知主义"疗法的核心思想都认为，人们的情绪反
应和行为深受认知（所谓认知，即人们对于自我和环境的想法、信
念和解释；通过这些他们能够感知自己——从根本上赋予生活事件
意义）的影响。这到底是什么意思？

从"非认知"的观点出发，这可能更容易理解。在日常生活
中，如果我们问他人，什么会使他们悲伤（或者愉快，或者愤怒，
或者其他情绪），他们通常会向我们描述某个事件或情形：比如，
"我受够了，因为我刚刚和女朋友吵了一架"。然而，事情并不是如
此简单。如果一件事以如此直接的方式自发上升为一种情绪，那么
接下来，经历过它的人会对同一件事产生同一种情绪。而实际情况
中，人们会对相似事件或多或少有不同程度的反应。甚至对像丧失
亲人或者被诊断出不治之症这样的严重事件，每个人也会产生不同
的情绪：一些人可能被此类事件完全压垮，而另一些人却能够处理

得体。因此，并不仅仅是事件决定情绪：必定存在其他因素。认知行为疗法认为"其他因素"就是认知，即人们如何理解事件。当两个人对同一件事反应不同时，可能是因为他们的理解不同，当一个人用一种似乎不正常的方式对某件事做出反应时，是因为他对这件事有着不同寻常的想法或信念：事件对他来说有着特殊的意义。图1—1 明确阐明了这一观点。

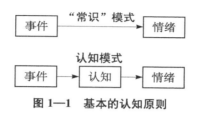

图 1—1　基本的认知原则

让我们看一个简单的例子。假设你走在街上，看到某个认识的人迎面走来，而她似乎没有注意到你，接下来你会出现一系列对此情形的想法，而且会出现一些相对应的情绪反应：

● 我不知道和她说些什么，她可能认为我真的很烦而且愚蠢。（导致焦虑）
● 没有人想与我交流，似乎没有人喜欢我。（抑郁）
● 她真神经，如此傲慢，我又没有做错任何事。（愤怒）
● 她可能由于昨晚的聚会喝醉了还没有醒过来。（取笑）

这个图式阐明了基本的认知原则，不同的认知导致不同的情绪。同时它也表明某种认知类型与相应的情绪状态之间的联系：例如，如果认为别人的行为违背准则，常常会产生愤怒的情绪。我们将在下文对此观点进行进一步阐述。

当然，这种被认为很重要的观点并不是标新立异。早在 1 800 多年前，古希腊斯多葛派哲学家爱比克泰德（Epictetus）就曾说过："人们之所以烦恼，并不是因为事物本身，而是因为他们基于事物的看法（即人不为外物所影响，但为他自己心中之物所影响）。"而我们可以在本书的其他部分中看到，这种简易观点的延伸和详解促成了一种能帮助人们消除痛苦的方法的发展壮大。它通过帮助人们改变认知，来使他们改变自己感知世界的方式。

行为主义原则

认知行为疗法从行为疗法中继承到的相关内容是，行为（我们做了什么）在维持或改变心理状态中起决定性作用。回想上述的例子。如果你的认知是第一种或者第二种，你随后的行为可能会对你是否会有持续的焦虑或沮丧情绪产生重大的影响。如果你接近那个熟人，并与之闲谈，那么你可能发现她对你其实很友好。结果，在以后你可能不再倾向于产生消极的想法。相反，如果你假装没有看到她，那么你便没有机会去验证你的想法，同时消极的想法和情绪便可能会持续存在。因此，认知行为疗法认为行为对思维和情绪会产生强有力的影响，尤其是，改变行为通常是改变思维和情绪的强有力的方式。

"连续体"原则

与更多的传统疗法相比，认知行为疗法认为：将心理健康问题看作正常过程的夸大或极端化是非常有益的，而不能将其定性为正常状态的病态异化，且无法用正常现象来解释。换句话说，心理问题是连续统一的过程，而不是孤立片段的集合。进一步说，我们认 5 为：（a）心理问题可能发生在任何人身上，而不是某个畸形的怪人；（b）像适用于患者一样，认知行为疗法理论对治疗师来说同样有效。

"此时此地"原则

传统的心理动力学理论持有这样一种观点，即着眼于某一问题的症状——例如一个恐慌症患者的焦虑——是肤浅的，想追求成功的治疗必须揭露其发展的进程、隐藏的动机和无意识的冲突，这些被看作问题的根源。而行为疗法所持的是这样一种观点，治疗的主要目的是症状本身，是通过发现以及改变维持焦虑的过程，来使患者能够直接处理焦虑（或任何其他问题）。精神分析疗法认为，针对症状而非针对假设的"根源因素"的治疗会导致替代症状的出现，即未解决的无意识冲突会导致患者新症状的出现。事实上，行为疗法的大量研究表明，尽管这样的结果可能存在，但却很少见；通常来说，直接控制症状实际上会导致更全面的改进。

现代认知行为疗法继承了行为疗法。至少在大部分时间中，此疗法的主要中心是基于当前发生的事情，我们主要关注的是维持当前问题的过程，而不是多年前发生的可能促使其发展的过程。这个问题在第 4 章评估和程式中将做进一步讨论。

"相互作用系统"原则

这种观点认为，应该从个体内部各系统与外在环境之间的相互作用中考量问题，这是行为疗法的另一个遗留问题（Lang，1968）。现代认知行为疗法通常认为有四个系统：

- 认知或思维。
- 情感或情绪。
- 行为。
- 生理机能。

这些系统在复杂的反馈过程中相互影响，同时与环境相互作用——这里的"环境"是从广义上来理解的，不仅包括明显的自然环境，也包括社会、家庭、文化和经济环境。图 1—2 基于"十字图形"模式（Padesky & Greenberger，1995），说明了这些相互作用。

这类分析帮助我们描述了更多的细节问题，圈定某类问题的具体方面，以及考虑一个或多个系统与其他系统不相关的情况。例如，"勇气"可以描述一个人的行为与其情绪不相符的一种状态：尽管她感觉上很害怕，但行为表现出来的是她并不害怕。

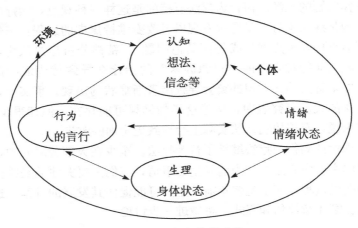

图1—2　相互作用系统

■ 实证主义原则

　　认知行为疗法认为，我们要尽可能严格地评估理论和治疗，要运用一些科学的证据而不仅仅只是临床案例。以下是几点重要原因：

6

　　● 科学上，使治疗方法可以建立健全、完善的理论。认知行为疗法的典型特征之一就是通过科学研究的运用取得不断稳步的发展。这有别于其他一些治疗流派，这些流派在开始形成理论以后几乎不再有多少变化。

　　● 伦理上，使我们有信心告知那些接受或购买我们治疗服务的人治疗很有可能有效。

　　● 经济上，确保我们能够最大效益地运用有限的心理健康资源。

总结

　　那么，我们用这些基本的原则总结出认知行为疗法的要点。概括如下：

● 认知主义原则：关键是对事件的解释，而不是事件本身。

● 行为主义原则：我们所做的事情对我们自己的思维和情绪会产生很大的影响。

● "连续体" 原则：心理健康问题最好被看作正常心理过程的扩大。

● "此时此地" 原则：关注当前的进程而不是过去，会更加富有成效。

● "相互作用系统" 原则：看问题要看到认知、情绪、行为、生理和发生环境之间的相互作用，这样才是有益的。

● 实证主义原则：从经验中评估理论和治疗是重要的。

现在让我们详细介绍基本的认知原则。

 ## 认知 "水平"

7

到目前为止我们已经讨论了关于 "认知" 这个似乎单一的概念。事实上，认知行为疗法通常会区分不同种类或者 "水平" 的认知。以下关于认知水平的解释已在临床上被证明有效。后面的章节将会简要地介绍这些观点的科学证据。要注意的是，不同的认知行为疗法的实践者对认知的分类可能不同，所以，虽然以下是常用的分类，但却不是唯一的。

负性自动思维

负性自动思维 （negative automatic thoughts，NATs）[①]，最初是由贝克提出的，它是认知行为疗法的基础。这个术语用来描述一

———

① 注意，它们也可能是积极的自动思维，或是中立的，但人们一般不会因为这一类思维寻求帮助，因此我们在这儿不做进一步考虑。

种思想流，如果用心观察，几乎所有的人都会发现。它们是有着消极色彩的评价和解释——我们从发生在我们周围或自己身上的事件中体会到的含义。

回想最近一段你感到不安的时光：焦虑、恼怒、厌烦或者其他任何情绪。幻想自己正处在那个情景，回想一下你当时的想法。大多数人能够轻易地辨别出负性自动思维。例如，如果你感到焦虑，你可能想到一些糟糕的事情对你或者你关心的人造成的威胁；如果你感到恼怒，你可能想到一些不公平或者没有遵循你认为重要的准则的事情；如果你感到厌烦，你可能产生失去或挫败的想法，或者有关自身的消极念头。

负性自动思维是每时每刻都会对情绪有直接影响的一种思维，因此，它们是所有认知行为疗法治疗的关键。它们有几个共同的特性：

● 顾名思义，人们不必思考它——它们自动产生，不需要任何努力（尽管发现和关注它们的时候需要付出努力）。

● 它们是对特定事件或情形的特殊思维模式。尽管有可能变成某种套路，特别是在顽固的问题中，但它们也会随着时间或情境的改变，发生巨大的变化。

● 它们可以或者很容易成为意识层面的东西。大多数人也意识到这类思维，或者通过一些练习去控制它们以获得对它们的意识。

● 它们可能既短暂又频繁，且习以为常，以至于不被"注意"。它们多半是日常心理环境的一部分，所以如果我们不集中注意它，就无法发现它们，就像很多时候我们注意不到呼吸一样。

● 它们被认为是真实可信的，尤其在情绪强烈的情况下。大部分时候，我们不会质疑它们，且会完全地相信它们。当我对某件出差错的事感到厌烦时，我会认为自己很没用，这种观念毋庸置疑地被认为是事实。在治疗中关键的一步就是，用这种方式帮助患者消除他们信以为真的负性自动思维，以便他们能够冷静考虑其正确性。正如认知行为疗法所说："思维是观念并非事实——观念可能正确也可能不正确。"

● 尽管我们在讨论负性自动思维时往往认为它们是一种语 8
言形式——例如，"我是无用的"——但重要的是必须意识到它们也可能采取图像的形式。例如，一个人在社交恐惧症中可能表征出自己面红耳赤、出汗以及语无伦次的样子，而不是思考所说过的话："别人认为我很怪异。"

● 因为它们在情绪状态上的即时效应和可接近性，负性自动思维通常在初期治疗中被解决。

核心信念

负性自动思维的另外一端是核心信念，核心信念代表一个人的"底线"，是关于自身、他人以及一般世界的基本信念，其特点有：

● 大多数时间，它们不会即刻进入到意识层面，在许多情景中，需通过观察一个人独特的思维与行为来进行推断。

● 它们会以普遍而绝对的陈述形式表现出来，诸如"我是坏人"、"别人不可信"之类的话。与负性自动思维不同，它们不随时间和情境的改变发生变化，人们将它们看作是放之四海而皆准的。

● 它们形成于生命初期，是童年经历的结果，但在之后的生活中，有时也可能会发展和变化，例如严重创伤所造成的后果。

● 一般来说，在对于焦点问题的治疗中，如焦虑症或重度抑郁症，核心信念一般不会被触动（尽管他们可能以别的方式改变），只有在针对长期问题的治疗中，像人格障碍，直接触动核心信念才可能更加重要。（见第17章）

功能失调性假设

功能失调性假设被认为是沟通核心信念与负性自动思维的一架

桥梁，它们提供了产生负性自动思维的"土壤"。功能失调性假设被称作"生活准则"，在应用方面比核心信念更具体，且比负性自动思维更普遍。它们通常采用条件句"如果……那么……"的形式来进行表述，或者限定为"应该"或"必须"之类的表达。它们通常试图接受消极的核心信念，例如，如果我确信我根本不可爱，我就可能形成这样的假设："如果我努力取悦他人，就会得以接纳，但是如果我总是维护自己的需求，那我将被排斥。"或者："我必须总要将他人的需求放在首位，否则他们将排斥我。"功能失调性假设为我们提供了一个如何生活的向导，以便克服核心信念的一些影响，但它始终是一个"脆弱的停火协议"：如果我未能取悦别人，那么我会遇到麻烦，在功能失调性假设中，其中的一个条件被破坏，那么，负性自动思维和强烈的情绪将可能被激发。功能失调性假设的特点如下：

● 它们像核心信念一样，都并不像负性自动思维那样显而易见，可能更不易用语言描述，它们通常需通过言行和共有的负性自动思维模式来推断。

● 它们通常以条件句的形式来陈述，采用"如果……那么……"或"应该/必须……否则……"的方式。

● 有些功能失调性假设可能得到文化上的强化，例如把他人放在首位，或强调成功的重要性，这些信念在一些文化中可能被认可。

● 它们失调的原因是它们过于死板、过于笼统，不能灵活地处理生活中不可避免的复杂情形和挫折。

● 它们通常在治疗的后期，在患者发展起处理负性自动思维的能力之后才得以解决。有人认为，矫正功能失调性假设在抑制患者旧病复发的过程中是有帮助的（Beck et al.，1979）。

图1—3说明了一种信念的认知水平，同时也表明，沿着某些维度，这些水平产生了变化。

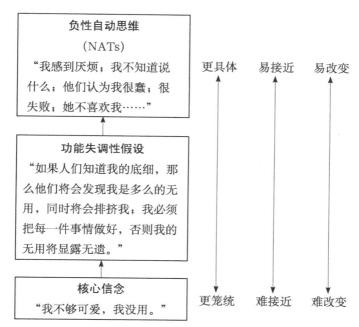

图1—3 认知水平图解

人们很容易认为核心信念是问题的"根源",或者是"根本"原因,因此在治疗中必须得到直接控制才能有疗效。我们将对这个假设提出质疑。核心信念比负性自动思维更概括,这是确定无疑的,但并不一定意味着它们更重要。迄今为止,最成功的认知行为疗法研究就是对于负性自动思维的研究,这也并未造成治疗无效或疗效短暂。这可能因为有心理健康问题(诸如焦虑或抑郁)的人们,存在着各种各样的核心信念,而这些信念不仅仅是消极的或无益的。他们在治疗过程中把积极信念运用到了实际生活中。但是,在解决长期存在的问题时(如人格障碍),核心信念可能更加重要,这种情况下的患者很少会形成积极信念,尽管还没有足够的研究证据来予以证明。

不同问题中的典型认知

前面我们提到，现代认知行为疗法理论认为：认知的独特模式是和问题类别相关的。这些独特模式涉及认知的内容和过程两方面。以抑郁为例，抑郁患者的思维可能包含了某种独特的内容，例如，关于自己或他人的消极想法。抑郁的人也很可能表现出在思维方式上具有典型而笼统的偏见，例如，倾向于知觉和记忆消极事件多于积极事件，或者倾向于把事物所出的差错看作他们的错误，又或者从一件小的负面事件扩大归纳出负面结论。这里，我们简要地举一些例子。（参见后文中有关具体问题的章节）

抑郁

最初是由贝克提出，抑郁的认知特征是负性认知三角，即对自己、一般世界和未来的前景存在消极的偏见。换句话说，典型的抑郁观念表现为总是用悲观的语言来描述自己，即：我是不受人欢迎的（无用的、不讨人喜爱的、无能的、无价值的、失败的，等等）；这个世界是危险的（没有好事发生，生活仅仅只是一系列的考验）；未来是糟糕的（不仅我自己如此，世界亦如此，且一如既往，我无法改变）。

焦虑

焦虑的一般心理过程是对威胁的高估，即察觉到一些意外的结果很有可能会发生。因此，在不同的障碍中，威胁的确切本质不同，认知的内容也不同。例如：

● 恐慌症，灾难性地曲解一些无伤害的焦虑症状，认为这些症状标志着即将发生的灾难，例如即将死亡或发疯。

● 健康焦虑，与恐慌症类似，它灾难性地将一些无伤害的焦虑症状曲解为疾病，且在很长时间内亦是如此，例如，有时会认为自己在不久的将来可能身患疾病而死亡。

● 社交焦虑，有关别人的消极评价的想法。例如，他们认为我是愚蠢的（或令人讨厌的，或不正常的，或……）

● 强迫症，认为自己应该对自己或他人受到的一些伤害负责，并且/或者有责任阻止这些伤害发生。

▌ 愤怒

在愤怒问题中，通常认为别人的行为不公平，认为别人带有敌意地打破了一些绝对或明确的规则："他们不应该那么做，这是不公平的，他们想羞辱我。"

问题形成的一般认知行为疗法模式

这里，我们要总结前文所述，将认知行为疗法在问题形成方面的观点作一概括（见图 1—4）。认知行为疗法认为，我们通过人生经历（特别是童年时期的经历，有时会更晚一些）形成核心信念和假设，而这对我们或多或少是有益的，它让我们了解世界并且找到适合自己的生存方式。我们中的大部分人会同时具有有益的和有害的信念，而前者赋予我们在大多数时间内很好地解决问题的能力。即使多年的功能失调性信念也不会导致任何特定的问题。然而，如果我们遇到了一个事件，或者一系列的事件，这些事件违背了核心信念或假设，并且不能用我们的积极信念来解决（有时被称为危机事件），那么功能失调性假设就会起主导作用，负性自动思维也将被激活，并且会导致不愉快的情绪状态，如焦虑或者抑郁。负性思维、情绪、行为和生理变化的相互作用可能导致持续的功能失调模式，这样会让我们受困于恶性循环或者维持问题的链条中。

11

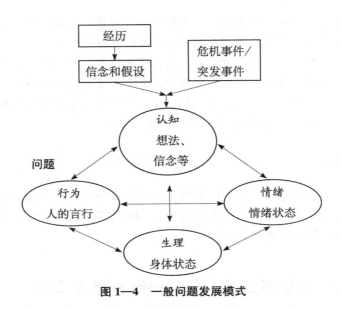

图1—4　一般问题发展模式

 认知行为疗法的现状

最后，既然我们已经谈论了关于实证性的认知行为疗法的任务，那么我们就需要考虑认知行为疗法的实证性地位。什么可以证明认知行为疗法是有效的呢？同时什么又可以证明认知行为疗法理论是人类机能的正确模式呢？

12　　关于认知行为疗法的证据

罗斯和冯纳吉（Roth & Fonagy，2005）在最近更新的《什么工作适合什么人》中（他们对心理治疗疗效具有里程碑意义的总结）报告：有证据显示认知行为疗法在对绝大部分成人心理疾病治疗的研究中得到支持，同时在很多问题上比其他治疗方法具有更多的证据支撑。表1—1总结如下：

表1—1　　　　　　　　　认知行为疗法有效性的证据

	认知/行为疗法	人际关系疗法	家庭干预疗法	心理动力疗法
抑郁症	√	√	○	?
恐慌/恐惧症	√	○	○	○
广泛性焦虑症	√	○	○	○
特定恐惧症	√	○	○	○
社会恐惧症	√	○	○	○
强迫症	√	○	○	○
创伤后应激障碍	√	○	○	?
厌食症	?	○	?	?
暴食症	√	√	○	○
（部分）人格障碍	√	○	○	√
精神分裂症	?	○	√	○
双相障碍	?	○	○	○

关键摘要：

√＝疗效的明显证据

?＝疗效的部分有限证据

○＝目前效果不好（注意：缺乏有效的证据来证明疗效，并不一定说明它无效）

　　资料来源：由当前作者总结，选自罗斯和冯纳吉（Roth & Fonagy，2005），第17章。

　　除了能证明其功效的证据外（即它能够在严格控制的实验研究下适用），还有一些有效的证据能证明其有效性（即在普通的临床实践中、在特殊的研究中心也卓有成效）。例如，参见梅林（Merrill et al.，2003）、斯图亚特（Stuart et al.，2000），以及韦斯特布鲁克和柯克（Westbrook & Kirk，2005）。

　　其次能够证明其有效性的资源是英国国家临床质量管理研究所（NICE）。这是由政府出资的代理机构，主要的研究任务是审查各种治疗疗效的证据，并且推荐国家卫生服务部使用这种疗法。在过去的三年中，英国国家临床质量管理研究所已经提出关于几种主要的心理健康问题的指导理论，其中包括以下几点建议：

　　● 精神分裂症（NICE，2002）："认知行为疗法对患有精

13

神分裂的人来说是一种可用的治疗选择。"（p. 13）

● 抑郁症（NICE，2004a）："对于患有轻度抑郁症的病人来说，医护人员要考虑推荐基于认知行为疗法的具有引导性的自助方案……"（p. 5）"当针对中度、重度和抵抗治疗的抑郁症来制定个人心理治疗方案时，选择的治疗方式为认知行为疗法……"（p. 27）

● 饮食障碍症（NICE，2004b）："对于神经性暴食症来说，认知行为疗法……需要提供给患有神经性暴食症的成人……"（p. 4）"对于暴食症患者来说，认知行为疗法……需要提供给患有暴食症的成人……"（p. 5）

● 广泛性焦虑症和恐慌症（NICE，2004c）："有证据显示，有效的干预效果持续时间最长，按照降序排列是：（第一）认知行为疗法……"（p. 6）

● 创伤后应激障碍（PTSD）（NICE，2005）："伴有创伤后应激障碍的所有人需要提供以精神创伤为重点的一个疗程的心理治疗［精神创伤为重点的认知行为疗法或眼动心身重建法（EMDR）］……"（p. 4）

总之，在撰写本书时，认知行为疗法是最可靠的心理疗法，且具有广泛的证据证明其有效性。

关于认知行为疗法理论的证据

有人错误地认为，证明了一种疗法的功效就足以证明这种疗法的基础理论的正确性。这种治疗的效果也许是因为某些理论中并不包含的因素的结合。因此，即使随机对照试验（randomised controlled trial，RCT）表明传统巫术的治疗对于抑郁症很有效，这也不能使我们信服：抑郁实际上是由邪恶的精神所导致的。相反，我们可能会调查这种治疗是否存在一种强大的安慰剂效应，或者也可能它的草药药剂中包含了精神活性物质；同样，认知行为疗法的功效无法说明其理论的正确性。事实上，和功效相比，认知行为疗法的一些基本理论观点的证据还很不足。克拉克等（Clark et al.，1999）提供了抑郁症的认知理论方面的一份证据。总之，他们总结出，有关抑郁中负性思维的假定模式，有证据证明：

- 关于自己、未来和（模糊）世界的消极想法有所增加。
- 关于自我的积极想法有所减少，但这种改变不明显，且并不是抑郁症所特有的（换句话说，其他的问题中也存在这样的改变）。
- 关于损失和失败的想法和信念的比重有所增加（更多的人忍受焦虑问题）。

关于负性思维的唤起作用，即负性思维能够唤醒低落情绪的联想，他们找到了一些实验证据，证明以自身为对象的消极思维的确能够降低其主动性、行为、动机和生理上的特征，这类似于轻度到中度的抑郁。如果我们尝试唤醒非抑郁人们的负性思维，那么我们便能够唤醒类似抑郁症的暂时症状。

还有证据证明，提及的认知过程偏差能够在实验中得以确定，抑郁的人的症状有：

- 处理与自身有关的负面信息时含有偏差（处理中立的或非个人信息不含有偏差）。
- 加强负面事件的回顾，以及增强消极信念。

再者，有证据表明，这些变化过程能在自动的、潜意识的水平中发生。

此理论获得较好证实的部分是如下假设：人们之所以很容易患上抑郁，是因为当他们不抑郁时，消极信念仍以潜在的形式存在。克拉克等认为，有一些证据支持此观点，但是要获得确凿的证据来证明它是困难的（当有人考虑通过实验识别这样的"潜在"信念的困难时，并不难发现这一点）。

在其他障碍的特殊认知行为疗法中发现了类似的情况：在某些方面有可靠的研究支持，而其他方面的证据则是模棱两可的。总的来说，有证据证明：

　　(a) 对于很多问题来说，认知行为疗法无疑是一种有效的治疗方法。

　　(b) 认知行为疗法有理论支持，且在某些领域仍有探索和发展的空间。

第2章

认知行为疗法的
显著特征

认知行为疗法具有很多和其他疗法一样的共同特征，但重要方 *15*
面也存在一些不同。本章我们将描述认知行为疗法的基本特征，探
讨关于认知行为疗法的误区。希望对你及你的患者有所帮助：让他
们了解有关治疗的准确信息，可以使其选择是否继续进行治疗
（Garfield，1986），也可以让治疗结果更佳（Duckro et al.，1979）。

本章中所描述的特征的结合让认知行为疗法独具特色。这些特
征就是合作性、结构化和积极参与、时限性和短暂性、实证性和问
题导向性；也常常采用引导发现、行为方法、亲历行动、总结和反
馈等技巧。

 ## 合作性

从根本上来说，认知行为疗法是治疗师和患者之间建立的一个
合作性的计划。两者都是积极的参与者，拥有自己领域的专业知

识：治疗师具有用有效的方法去解决问题的知识，而患者对其问题的切身体验也有自己的见解。合作的关注点可能与患者的期待有所不同，因此为了从一开始就达成共识，弄清患者的期望是非常必要的。在最开始对治疗进行的介绍中，应该包括对患者的主要角色的说明。例如，你可能会说：

> 在治疗过程中，我们都会起重要的作用。我知道很多关于认知行为疗法的知识，知道特定种类的问题是如何对人们造成困扰的。但是你的问题对你自身有怎样的影响，你会比我更了解其细节，这种了解将使我们能够明白并逐步改变你的现状。这项计划必须由我们合作完成。

说这段话也就向患者表明不能期望你知道所有问题的答案，在你不清楚的时候，可以随时要求患者进行说明，给予更多的信息，或者了解他们对情况的看法。

16　　　　当患者向治疗师描述一个栩栩如生的梦时，问道："我应该把它理解成什么呢？"治疗师反问："你认为你做了那样的梦，什么是最重要的？""它给你留下什么感觉？"

请记住，认知行为疗法鼓励治疗师和患者坦诚相待：公开你正在做什么以及所做的原因，并要求患者对于他认为什么对他有帮助、什么没有帮助给予真诚的反馈。

在治疗渐有成效之后，更应该注重协作。鼓励你的患者在制定日程、安排作业和提供反馈中逐步起到更加积极的作用。为达此目的，应该慷慨地给患者以尊重，培养其成为自己的治疗师的意识。我们希望患者能够离开治疗师，熟练地运用认知行为疗法的技巧，因此要鼓励他们独立地运用技巧并预防复发（见第 6 章）。

 ## 结构化和积极参与

认知行为疗法既是问题聚焦的，也是结构化的，所以治疗师在与患者进行治疗的过程中需维持会谈的结构性。例如，会谈一开始，要和患者设置一个明确的日程，然后（在大体上）按照它实施治疗（见第 11 章，详细说明了日程设置的过程）。

认知行为治疗师应积极地与患者沟通，可能要比在其他疗法中进行得更多——在早期阶段治疗师谈话要占到 50%，这对于新手来说可能感到任务繁重。但是，患者可能有很多问题需要你解答，且需你们共同努力协商出会谈的进行方式。治疗初期，会谈内容在更大的程度上需由治疗师规定，但随着进程的发展患者的责任也逐渐增加。例如，一开始家庭作业可以由你来制定，但随着治疗的进展，患者应在随后的治疗中发挥较大的作用。患者对会谈内容的决定程度部分取决于他的个性、信念和态度。一个独立性强的人在治疗初期可能就能承担责任，而一个依赖性强的人只能慢慢学着承担。

 ## 时限性和短暂性

认知行为疗法对患者和服务对象在一定程度上很有吸引力，因为这种疗法通常相对短暂。通常情况下，"短暂"意味着治疗次数在 6～20 次之间。次数不仅受到治疗目标的影响，还受到问题、患者以及可利用资源的影响。因为资源常常较为缺乏，所以高效治疗很重要，认知行为疗法的结构性和聚焦性也有助于达此目的。表 2—1 对不同类型的问题可采用的治疗时间给出了一些建议。

表 2—1　　　　　　　　　治疗时间长短的准则

问题类型	会谈次数
轻度	6
轻度到中度	6～12
中度到重度或存在人格障碍的中度问题	12～20
存在人格障碍的严重问题	＞20

　　并没有证据显示，有较长病史的患者一定需要进行长期的治疗（Fairburn et al.，1987），排长队等候治疗的患者也不一定就需要同样长时间的治疗。对于曾经在别的疗法中会使用一到两次会谈来进行评估和制定程式的治疗师来说，忽然转变到会用六到八次会谈时间完成治疗可能会不习惯，但当你更加熟悉这些治疗方法时就不会再感到那么困难了。

　　向患者说明治疗可能持续的时间以及规定进行定期复查是有帮助的。当发现治疗没有效果，或进程停滞不前时，如果已预先规定复查就很容易结束治疗。如果患者有所好转，但没有痊愈，就有必要继续进行治疗，但有必要考虑让患者独立处理那些困难。最好通过逐渐增加两次治疗之间的时间间隔，从而使者增强治愈全部疾病的责任感，同时也有机会继续进行复查。

　　在认知行为疗法中并没有"50 分钟到 1 个小时"或其他任何关于治疗时间长短的规定。例如患有广场恐惧症的患者如果在治疗时要涉及亲历行动，实验就可能持续 2 到 3 个小时。另一方面，结束治疗后的复查可能只要 20 分钟。请记住，如果已经安排了相关的并且有益的家庭作业，那么可以认为大部分的治疗是在"治疗时间"之外进行的。

 实证性

　　认知行为疗法很重视运用实证法进行心理治疗。例如：早年失去父母的人成年后在生活中更容易抑郁（Brown et al.，1986）；表现出愤怒的情绪更多（Tavris，1989）；当前情绪容易影响对往事的回忆（Williams，1992）。治疗需要这一类的知识作为基础。认知行为疗法也借鉴了行为疗法在个案临床治疗中确认治疗效果的做法（见第 5 章和第 18 章）。

　　作为治疗师，你应该随时掌握从研究试验中得出的结论，并且用它指导个案的干预。人们有时会认为研究小组在临床环境中的研究样本没有代表性，因此认为研究数据不重要。然而，除非你有足够的证据去证明另一种方法取得成功的可能性更大，否则采用现有的治疗方法对患者来说是更可取的。这并不是治疗师的直觉不可靠，只是建议这种直觉应当建立在一种程式中，以便保证与心理学发展的成果始终保持一致。任何忽略明显的且重要的相关数据的行为我们都不该纵容，我们应该意识到有迹象表明：比起量身定做的治疗，患者在有现存治疗方案的治疗中表现更佳 (Schulte et al.，1992)，尽管没有确凿的证据证明这一点 (Ghaderi，2006)。 *18*

　　在个别治疗中，也鼓励患者用实证法去解决问题：

　　　● 思想和信念都要被考虑成是一种假设来进行调查——例如，一名女子有这样一种想法，"我是一个没用的母亲"，那么鼓励这个人将这种观点视作多种可能中的一种，要求考虑每一种可能并分别找出证据来予以支持。

　　　● 收集资料以检验一些想法——例如，一个人害怕蜘蛛，因为他认为它们会朝他爬过来，那么就要鼓励他收集一些数据，这些数据记录了托盘中的蜘蛛爬向而不是爬开（治疗师的）手的频率。

　　　● 要根据证据来形成新的观念，并在随后进行检验——要强调一点，即通过对新行为、新思维方式和新互动方式的尝试来"发现其优劣"，而不仅仅依赖于口头讨论或者新的见解来改变其情感和信念。这一点与治疗师就"什么会有帮助"听取患者的意见一样重要：

　　　一名女性在与治疗师讨论后，形成了一种新的信念："为做某件事而去做某件事，同样会感到满足和愉悦。因为你不必最大限度地发挥自己的潜能。"为检验这个观点，她参加了业余合唱班，同时开始学习法语以便能够"通过"，并未打算说得很流利。

问题导向性

....

患者的问题可能是情绪烦躁、交际困难、行为无助（例如有重复的习惯），或职业问题（例如频繁失业）。认知行为疗法要鉴定患者的问题，然后着重解决或缓解这些问题，描述问题时要用专业术语，而不能是专业水平的诊断。例如，如果患者患有抑郁症，你要知道实际上这对他有怎样的影响，他希望在哪些特殊方面的问题上得到帮助：如自我批评的想法、情绪低落、社交退缩、兴趣减少等。

一旦你认准要解决什么问题，就会为每个问题制定目标，这些目标就是治疗的中心。制定目标的过程可以让患者重视他想要在治疗结束时达到的效果，以及用什么方法脱离现在的状态（见第 11章）。

在选择解决患者困难的策略时，你可能会发现除了书中罗列的这些以外你还会利用一些其他的策略。这些干预策略同样重要，如技巧训练（自我肯定、时间管理等）、发泄悲伤，或配偶疗法。同样，在认知行为疗法中应该对这些干预进行评估，还应该复查你所用策略的效果。

19
引导发现

....

在引导发现的过程中，治疗师通常采用一种"苏格拉底式"提问的形式，以帮助患者弄清自己的思想和信念（见第 7 章）。据此，认知行为疗法通过精心构建的提问，去帮助患者理解一些情况的特殊含义，靠他们自己形成多种看待事情的方式，并检验他们自己的新观点是否有效。

行为方法

　　行为干预是认知行为疗法的一个必要因素，因此很多作业都包括行为任务和实验。它们常被用来检验在治疗过程中产生的新观点，以增强认知，同时也鼓励将其从治疗推广到日常生活中去——真正需要的改变存在于日常生活中。行为干预有很多可能的形式（行为策略的全面回顾见第 9 章），行为疗法的一些原则已直接被认知行为疗法所采用：例如对于新的任务采用渐进法，把它们分成易控制的几个部分。

 亲历行动

　　认知行为疗法治疗师为了帮助评估或完成行为实验，往往需要走出治疗室到现实生活中去。这种现实生活中的亲历行动是非常重要的。例如，长期患有强迫症（OCD）的患者也许渐渐开始忽略强迫行为的细节，如果你不直接对他进行观察，你便有可能低估他的问题。同样，检查信念的变化由在治疗室转变成在现实生活环境中也是非常重要的，因此在治疗师陪同下进行亲历行动可能会有益。

　　　　一个患有健康焦虑症的人认为：如果他呼吸急促，就可能昏厥或死亡。因此他总是待在医生的诊所里。在治疗期间，他对这个信念产生了质疑。之后治疗师开车带他去了郊外，远离了诊所，在路途中车子上下颠簸，让他喘不过气来（这是他一直避免的活动），以便使他建立起不会昏厥的新信念。

　　如果患者正在尝试一个困难的新行为，那么得到你的鼓励和支持可能对他有帮助。尽管治疗师应该尽早地退离，以让患者独立地进行这些实验，但在有些情况下，治疗师做行为示范可能会有所帮助。

　　一个患有广场恐惧症的女子认为焦虑会带来灾难性的后果，尤其是觉得如果自己脏兮兮的就会被公众所耻笑。患者陪同治疗师到当地的购物中心，并且从远处观察公众对治疗师裙子后面一块明显的褐色斑点的反应——最好的结果为漠不关心。

20　　亲历行动，常常可以寻求亲戚朋友的帮助，但这必须着眼于周密细致的计划，并且还要协助帮手识别和挑战他们自己的无用想法。例如，其配偶可能认为让他的爱人处于恐慌的状态会有害处，而这种想法会在一个有关恐慌症后果的行为实验中起到副作用。

 总结和反馈

　　认知行为疗法在治疗过程中会频繁使用总结和反馈，这是保持会谈和日程一致的一种方式。你可能每讨论大约 5 分钟就停下来去总结一下重点，在治疗初期可能会更加频繁。总结应包括患者描述的情绪、事件或情境对他的意义。这个过程不应该是对患者所说的话的一种解释。最好尽可能地使用患者自己的语言，而不是用你自己的语言来代替，因为这可能会大大改变患者的意思，特别是如果他用了一个隐喻或一些特殊的措辞。要求患者自己口头总结一下讨论的情况同样可行，例如："你能把你认为我们迄今为止所讨论的重点反馈给我吗？我只是想确认一下我们的思路是否一致。"

　　提供总结有助于确保对要点达成共识。有时会惊讶地发现原来患者或治疗师存在意想不到的误解。

　　在讨论完记录负性自动思维有益的原因以后，治疗师提到患者能够识别出这种思维也是很有帮助的。患者反馈时说她现在认为行为认知疗法可能对她没有效果，因为她虽能意识到她的负性自动思维，但仍感觉很糟糕。

总结也可以启发患者：

　　治疗师：听起来，你搭档身上对你产生吸引的品质就是现在你最苦恼的事情，对吗？

　　患者：是的，但是我以前没有这样想过。

　　在会谈结束时总结要点，并要求患者再次反馈信息——这对减少误解特别有用。在会谈中收集反馈意见也是同样重要的，例如：什么是有益的、无益的或令人苦恼的？如果你在治疗初期花时间去解释为什么反馈是有价值的，并且当你收到反馈时给予患者真诚的鼓励，那么患者更可能给予诚恳的反馈意见。

　　每次会谈也可以从对前次治疗的反馈开始——先前的治疗对患者有什么帮助，或者患者是否对先前的治疗有新的想法。同样地，如果你谈论在会谈之间对治疗进行反思的好处，并严肃地对待患者对于治疗的反馈，那么患者将更可能回顾治疗过程并给予反馈。比如有个患者就说他不喜欢在治疗师不在时思考治疗过程。调查显示 *21*他在与有关疲惫的消极想法抗争以后，这些想法就得到了解决。

 ## 认知行为疗法的误区

在本节中，我们将探讨认知行为疗法一些常见的误区。

认知行为疗法中治疗关系并不重要

　　一些在其他疗法中被看重的治疗师品质在认知行为疗法中同样重要，热情、共情和无条件关注，这些被认为是认知行为疗法的典型特征（例如，Wright & Davis，1994）。与此相对的错误观点是认为认知行为疗法是客观的，因而并不关注治疗关系。一般说来，如果想要患者很乐意地透露个人的重要信息、完成可怕又困难的新行为、感到有安全感，那么必须让他可以信任治疗师。因此，尽管认知行为疗法本身没有充分考虑治疗关系，但这却被认为是进行有效治疗的必要基础。治疗师要随时注意治疗关系出现的问题，并努力了解由此给患者带来的会造成困难的信念，这一点是被公认的（见第3章）。

有时候，认知行为疗法的治疗师们并不注重患者对他们的情感。然而，过去的20年中我们日益认识到了情感联系因素的重要性——但这只在认知中而没有在心理动力学中作出解释（参见Or-linsky et al.，1994）。

认知行为疗法是机械的——它只是运用 X 方法去解决 Y 问题

认知行为疗法基于一种情绪、行为和认知相联系的清晰模式，这种模式为有效的治疗策略奠定了稳固的基础。在临床上，对于患者存在的很多问题往往都有特定的模式。对待患者的具体问题可能也有一个完全详细的治疗方案。尽管程式的建立会以患者问题的模式为基础，但是治疗绝不会以技术为主导（比如，"我认为他需要一些焦虑管理培训"），治疗须建立在对如何将模式运用于患者的思考之上——维持他问题的心理过程是什么，情感、思维、行为和生理特征之间的关系是怎样的，这些才是重要的。在第4章中将对此作进一步讨论。

认知行为疗法就是积极思考

有时有看法认为，认知行为疗法不关心患者的境遇和人际关系的情况，只注重让患者看待问题时采取积极的态度，但事实并不是这样的：认知行为疗法旨在帮助患者客观地评价他们的想法，而不是为了说明他们总是错了或者情况总是好的。通常情况下，当人们出现问题时他们的想法是比较消极的，但有时这种想法是正确的——你的患者可能认为他的搭档对他不感兴趣，而他的搭档的确对他不感兴趣。这种程式应考虑人际关系和社会经济状况，而不能臆断患者的想法是扭曲的。

一名女子目前由于被她工作的宾馆辞退而感到情绪低落。

这是她失去的第三份工作，前面两份工作是因为裁员，而最后一份是因为她和老板沟通困难。她心情不好是因为无论她怎样努力，总是不走运，总是事与愿违。她对改善这种状况感到绝望。她的治疗师并没有直接认定她的观点是错误的，而是帮助患者回顾一些证据，找一找她失去每一份工作的原因，以及对这样的结果她应负的责任。治疗可能需要把重点放在她处理人际关系的技巧、她的职业标准或可能存在的归咎于他人的倾向。事情发生时很多时候她总是首先想到：运气不好，因此治疗的重点是帮助她容忍事件内在的不公平。

认知行为疗法也认为一些想法在过去可能是正确的但现在却是错误的。例如，一个孩子在缺少关爱的家庭中成长，那么他可能坚定地认为"没有人为了我而存在"，但当他长大成人后可能就认为这种观念是错误的了。我们的治疗目的是去理解和解决问题，而不是形成思维定式！

认知行为疗法不涉及过去

认知行为疗法中大部分时间都用于关注"此时此地"，因为大多数治疗关注的都是解决目前的问题和维持问题的事件。但这并非说认知行为疗法在必要时不处理一些过去的事件，也并非不考虑过去的经历对解释问题发展的重要性（见第 4 章）。以"此时此地"原则为重点的主要原因是导致问题发生的因素往往不同于当前维持问题的因素，因此，与过去情形相比，它更关注目前的情形。

一个担心自己尿裤子的女孩，小时候曾有过这样的经历——在学校组织的旅行中她在一群朋友面前尿裤子了，她感到很羞耻。当时老师要求她坚持一会儿，而她却没能"坚持"住，并遭到朋友们的嘲笑。现在作为成年人她知道自己能够坚持很长时间，并且也不会再有朋友嘲笑她。但是避免待在没有厕所的地方、在出门之前不喝水，以及一系列"安全行为"，比如在裤子里穿很长的厚袜子以便出现意外时吸收尿液，这些因素在很大程度上使问题得以维持。

认知行为疗法只解决表面现象而不解决问题的根源，因此替代性症状就可能迸发

23　　正如第 1 章所述，过去我们常常担心仅"消除症状"将会导致潜在问题以其他形式呈现。然而，大量研究表明，认知行为疗法的患者更可能避免问题复发，而不会导致其他的问题（例如，Williams，1997；Durham & Turvey，1987）。

　　在认知行为疗法中学习到的策略往往很容易推广到其他问题的解决中。此外，认知行为疗法中解决患者问题的程式旨在说明维持这些问题的心理过程，并干预影响这些过程的方式。因此这样做就解决了基本的维持模式。

认知行为疗法是对抗性的

　　人们有时认为，认知行为疗法的治疗师会告诉患者他的想法哪里错了，他该如何去想。正如一个心理健康信息中心的宣传单上所说："认知疗法就是患者和治疗师进行辩论。它只适合坚强的患者。"事实上，只有劣质的认知行为疗法才会看起来像辩论。你应该与患者开诚布公地交流，以便你能够感同身受，去体会他所经历的问题，并帮助他质疑他自己的信念：有充分的心理学理论证明他应该通过质疑形成新的观点（见第 7 章）。

认知行为疗法适于解决简单问题，要解决复杂的问题需另寻其他方法

　　认知行为疗法是一个广泛而灵活的治疗方法，娴熟的治疗师可以把它应用于许多心理问题，只要患者能够至少最低限度地投入治疗过程中。此疗法对解决具有轴 I 障碍中［根据《心理障碍诊断和统计手册》（DSM）的定义；参见 APA，2000］长期的和严重的困

难的患者有所帮助（Tarrier et al.，1998），现在越来越多的证据表明此疗法对那些患有人格障碍的患者是有效的（见第 17 章）。

认知行为疗法感兴趣的是思维而不是情感

不错，认知行为疗法感兴趣的是帮助人们改变思维，但通常这只是达到目的的手段，而不是目的本身。大多数患者希望改变情绪、情感或行为，而并非不正常的思维。改变认知是帮助人们达成改变其他系统的桥梁，而如果治疗只是针对抽象思维的纯理智讨论，治疗就很难富有成效。如果患者在治疗过程中没有情感体验，他要实现在情感或行为上的转变就不太可能。

认知行为疗法仅针对有心理学头脑的患者

通常情况下，认知行为疗法需要患者能够识别和讨论思维和情感，并区分它们。如果患者能够涉及相关的心理学模式也是一种有利因素——例如，一种恶性循环或一个初步程序。然而，如果患者在这方面的表现有困难，那么治疗师可以尝试增强患者的这种能力（参见 Butler & Surawy，2004），也可以用几次会谈试图去看患者是否能接受这种方法。

认知行为疗法能快速学会并易于实践

24

认知行为疗法有一些有效的策略相对来说比较容易学习和应用，本书将会向您介绍这些基本技能。然而，创造性地、灵活地使用这些方法和使用其他疗法同样困难，你必须接受定期的督导（见第 19 章），并要让自己紧跟认知行为疗法的发展步伐。

认知行为疗法对无意识不感兴趣

认知行为疗法不使用弗洛伊德的精神分析学中无意识的概念，但它承认认知过程并不总在意识层面发生。在许多情况下，你和患者最初可能试图澄清某些超越意识范围的情况。但通常不把它理解为受压抑的想法，而是理解为前意识水平，它超越了意识，但却可以反作用于意识。很多患者需要通过训练来增强他们对于负性自动思维和假设等的意识。苏格拉底式询问常用来帮助患者识别这种认知，随后确定它们的意义。然而，治疗师不提供她自己的解释，总的来说，患者可以被认为是行家。

有时候患者会有意阻断某些想法或印象。例如：小时候受过性虐待的人，会运用分离过程将这些痛苦得难以处理的事情从记忆和经历中抽离；在强迫症（OCD）中，许多患者会避免引发他不安想法的情境，这导致他无法直面这些激起他行为的想法。大体说来，第 8 章和第 9 章中描述的认知行为疗法的技巧常被用于识别无意识的思想或信念。

认知行为疗法要求高智商

认知行为疗法与其他任何疗法相比并不需要更高的智商，而事实上，它适用于学习困难的人们以及青少年。

 总结

认知行为疗法的基本特征决定了它对患者的治疗具有吸引力并且令人满意，能够帮助他们制定处理问题的策略，并引导他们形成有关世界的更适当的新观点。我们希望通过本章揭露有关认知行为疗法的错误理解，从而消除读者对此方法的疑虑。

第 3 章

治疗关系

这一章评述了认知行为疗法中治疗关系的重要性。我们将
看到：

- 治疗关系的发展程度是治疗的关键性基础。
- 治疗师在认知行为疗法里的角色，及无特定治疗师因素
的重要性。
- 建立合作性医患关系的方法——以及如何修复治疗联盟
关系中存在破裂的方法。
- 界限问题。

 ## 作为治疗关键基础的治疗关系

有充分的证据可以证明治疗关系的好坏和治疗结果之间有联
系，所以，有效医患关系对治疗很重要（Orlinsky et al.，1994）。

然而，认知行为疗法将治疗关系视为必要非充分条件，治疗试验中，认知行为疗法通常在建立了治疗关系的基础之上，才产生有益的效果（Roth & Fonagy，2005）。

此外，有证据表明在治疗中患者的参与性可能对结果有最有力的预示。比如：如果一个患者参与了治疗任务，提出关于治疗的建议，热情地配合并相信治疗师，那么他很可能取得好的进展；一个坚持完成家庭作业的患者会比一个没有坚持的患者做得更好（Burns & Nolen-Hoeksema，1991）。此外，迄今为止，一般认为治疗的结果与治疗师特质有关，是说患者对这些特质的觉察预示着结果，而不是治疗师的行为本身（Wright & Davis，1994）。比如，如果一个治疗师的共情技术被她的患者和一个无偏见的旁观者感知到，患者对共情的感知就能更好地预示结果。这说明在治疗过程中患者是一个积极参与者。

治疗关系可以被看做是一个有用的实验室，它能用来解决问题，提供学习新技巧的机会，这些新技巧随后可以被迁移到现实生活情境中。在治疗过程中，我们可以在治疗师的指导下，学着对"冲动"的想法进行评估，在治疗师教导之后，再将这种技巧运用到现实生活当中。当患者在临床情境中向治疗师表现出一些无益的信念时，也同样可以利用会谈来回顾和修正这些信念。萨弗朗和穆兰（Safran & Muran，1995）建议当患者与治疗师共同回顾他们之间的互动，审视此刻在他们之间正在发生的事情的时候，治疗师可以采取某种措施向患者传递一些新的、富有建设性的人际交往的经验。

有一个患者，他有着这样的想法——他处于困难时会无人帮助他。在一次似乎会出现关系困难的会谈中，治疗师将自己的感受作为讨论的提示，说："我现在感觉自己有防御心理，我想知道为什么。我们可以一起探究吗？"这一讨论透露出患者不确定治疗师能否帮助他。接着他们进行了一段与患者所害怕的事密切相关的探索，在这个过程中观察如果出现困难那么治疗师是会退缩，还是即便面对困难也要寻找方式坚持下去。

这个过程使治疗关系成为检验担忧的"实验室"。

在此模型中，患者回应治疗师的方式可能受到早年生活中形成的信念的影响（可能被随后的经历所改变），而且治疗师自身的特征与行为也会影响患者的反应。治疗关系不能解释为"移情"，精神分析理论认为，移情是早期生活中另一种关系的表现，而治疗关系就是关系自身，它可以向患者证明人际关系存在多种可能性——比如："即便人际关系出现困难，人们也会和你在一起。"治疗中得以矫正的人际交往经验迁移到其他关系中的程度应该在实际生活中考量。只要开诚布公地探讨一下，很容易就看出是否推广到了日常生活中。

鲍丁（Bordin，1979）把治疗关系解释为工作联盟的观点很有用。他提出成功的工作联盟（working alliance）有三个必要成分：

● 任务一致——治疗中应该做些什么，变化的过程将会是什么，哪些活动和技术将会被运用。

● 治疗目标一致——将从短期和长期治疗中寻求什么，患者和治疗师恪守个人承诺以促成目标。

● 积极的医患关系——具有相互满意、相互尊重、相互信任及相互承诺的特性。

很显然一个好的工作联盟对治疗结果很重要。最基本的一点是，如果患者因你的冷漠和缺乏同情心而退缩，你就不能进行有效的治疗。联盟需要在开始的三到四次会谈中建立（Horvarth，1995），但这并不表示关系就能从此稳固。它会随着治疗进程而变化，而且为了成功治疗，处理联盟中的障碍是有必要的。所以，在治疗期间，治疗关系的质量应始终予以关注。

尽管不能确定有效的认知行为疗法是否具有某种特定的联盟，但从很多研究中（例如，Raue & Goldfried，1994）可以看出，不管治疗形式如何，工作联盟的一些共同特征被患者看重。它们包括：

● 促进患者理解问题。

- 鼓励患者面对任何导致他们痛苦的情境。
- 能够与一个有理解力的人谈话。
- 治疗师的性格让人感觉轻松。

其中一些特征体现了认知行为疗法的核心特征——比如，呈现患者问题的程式并让他加以评论，设计行为实验检验无益信念。如今，一些与治疗师素质有关的因素也会被关注。

 ## 治疗师的角色

认知行为疗法的指导原则之一就是：作为一名治疗师，在治疗中必须富有同情心、具有合作精神，以此去吸引患者（Beck，1967）。后面的第 7 章（苏格拉底式方法）会进一步阐述这种理念。总的来说，你要成为患者的指引者和顾问，而不是教导者。当患者在探索新感觉和行为时，你要"陪伴在他身旁"，你的作用是通过提问或提供信息，为探索创造新的机会，这可以把他带入先前未曾触碰的领域。你必须充分认识他目前的情况，由此你需要有一颗能接受新思想的好奇心，尊重患者的信念、情感和行为，不要以为自己总明白他们的感受和想法。

因为你需要提出很多灵活的问题，谈话的语气至关重要：不能指责（"你不是真的那么想吧！"），也不能劝诱或高谈阔论（"大多数人都这样回应，你却找不到话题，你认为这样可能吗？"）。你应该对患者当前的观点或感觉表现出真诚和关切。这是一种很好的平衡，因为，当你想要明确了解一种情境对你的患者来说意味着什么的时候，你同时需要对他所说的持有一定程度的怀疑，因为很可能他犯了认知错误，那会严重歪曲他描述的场景。

尽管指引者是治疗师的首要角色，但不时地作为一种教育性的、提供信息的角色也是可以的：

一位年轻人被一个反复出现的画面困扰，这画面来自于几年前的一个令人尴尬的场景。治疗师告诉他这种情况对有社交焦虑症的人来说相当正常，通过适当的阅读就可以得到补救。

治疗师的另一个重要角色是实践科学家，为患者提供一种可以在当前和以后的问题中采用的模型。在治疗中对问题和经历采取一种开明的态度是很重要的，便于建立和检验假设，得出可能的新结论。寻找反驳原假设的证据尤为重要——对治疗师最初的程式和患者最初的信念来说都是这样。与观点不一致的证据则是通往新观点的康庄大道！

治疗关系的合作性特征意味着你与患者应尽可能以成人之间的方式相处。因此在患者的问题上你要坦露你的观点，分享你的知识，并让患者就其准确性和适当性作出反馈；如果对患者有益，你还可以透露一些自己的私人情况；可以自由地说"不知道"或"我可以想一想吗"，不必非得作出一幅全然尽知的样子。你可以和患者一起解决问题。唯一特殊的情况是当隐瞒对患者有好处时——比如，对一位饮食障碍患者来说，你可以不必过早地告诉他体重最后可能达到的程度，以免削弱他的信心。

很明显在这个治疗师、患者和技术交互影响的复杂网络中，一个好的认知治疗师同样需要具有罗杰斯（Rogers）认为的所有治疗师都必备的特征，即温暖、共情、真诚和对患者无条件地尊重（Beck et al. , 1979）。很多研究表明这样的治疗师能取得更好的结果（Lambert & Bergin, 1994；Orlinsky et al. , 1994）。

在一次调查中，赖特和戴维斯（Wright & Davis, 1994）发现患者希望他们的治疗师能够：

- 提供一个感到人身安全、隐私和绝密的环境，让人感到舒适、不会分散注意力。
- 有礼貌。
- 认真地对待患者的问题。
- 将患者的利益摆在自身利益之先。
- 胜任。

- 分享有关如何提高生活品质的实用信息。
- 在运用信息和治疗师的建议方面，允许患者作出自己的选择。
- 灵活评价患者——既不要假定患者适合某个理论也不要假定患者被完全理解。
- 回顾患者遵从治疗师建议的情况下会怎么样。
- 调整好自己的工作节奏，不仓促，也不要总是改变预约。

这些特质虽然不是认知行为疗法所特有的，但为我们提供了需遵循的一般原则。其中许多与认知行为疗法的一般规则一致，很多可以归在以尊重和共情的方式对待患者的基本规则之内。

 ## 建立积极和合作性医患关系的方法

认知行为方法的一般原则提供了建立良好医患关系的明确基础。例如：

29

- 细心倾听以求真正了解患者。
- 花时间准备一份共同日程。
- 明确地表示对反馈的支持。
- 精心建立患者的治疗目标。

患者前来就诊的原因各有不同，考虑到这些因素可以很容易地建立起良好的治疗关系。譬如，一些患者在最初期就已经"准备好做出改变"（Prochaska & DiClemente，1986），治疗师需意识到这一点。一个饮食障碍患者只要确保体重不增加就会考虑多吃些食物；一个物质滥用的患者可能不会考虑节制。在这种情况下，和积极的认知行为疗法相比，修正最初的动机也许会更好地实现合作（Miller & Rollnick，1991）。

经验不足的治疗师似乎能与患者建立一个好的治疗关系，然而经验丰富的临床医生能更准确地辨别出联盟中可能出现的裂缝。当裂缝出现时需考虑如何处理，这种情况下特别需要一位阅历丰富的督导（见第 19 章）。

 ## 治疗联盟中的裂缝

工作联盟出现裂缝不要觉得惊讶：患者的问题常常非常根深蒂固以至于他无法独立解决，这就意味着改变起来可能很困难。所以，在他与问题抗争时可能会产生一些无助的感觉和想法。

治疗联盟出现裂缝的标志

它们可能反映在与情绪状态相关的非言语线索里，如不舒适、气愤或不信任。也有一些行为标志，如不完成家庭作业、对方法持怀疑态度，或是夸张地宣泄情绪。关键点是注意你和患者之间相互配合的质量，那样就能在困难产生之前进行干预。别指望能越过它或能不了了之。

如何处理联盟中的裂缝

沃森和格林伯格（Watson & Greenberg，1995）指出裂缝与以下方面有关：

- 治疗的目标或任务（比如，患者不理解或不同意治疗的目标或使用的策略）。
- 医患关系（比如，患者不合作，或不信任、不尊重治疗师）。

他们主张用直接解决的方法处理以上问题，如阐明治疗的基本理论，或者改变方法。举个例子，如果一个患者认为减少回避很重要，但不认为减少安全行为（见第 4 章和第 13 章）有帮助，那么　*30*

最好在短期内减少回避，除非他愿意进行行为实验来探索安全行为的影响。

如果联盟的破裂似乎与你和患者的关系有关，那么首先要在当前治疗关系中处理，不要以为问题是患者特有的人际关系的投射。如果处理失败，或者治疗的过程确实表明患者可能会，例如，很难相信别人，然后才有必要将破裂视为特殊模式，并利用治疗关系为患者提供一种正确的情绪体验（Safran & Muran，1995）。

纽曼（Newman，1994）指出应该考虑是不是治疗师自身导致了治疗关系的僵化，而不是臆断所有问题都出自患者：

> 一位有健康焦虑症的妇女，尽管对于她的问题有非常好的程式，而且她也认真完成了家庭作业，但却收效甚微。治疗师察觉她经常眼角湿润，但被问及时她总是否认感到不安。在督导的过程中，治疗师意识到她并不愿意揭示导致患者不安的潜在原因，因为患者会适时地表演，而治疗师有一种关于被这位妇女的痛苦所"冲刷"的潜意识。因此她用中立的语气询问患者的感觉，从不表达对患者痛苦的看法。患者觉得无法同治疗师分享她的感受，并否认她的不安。

如果僵持似乎与你的患者有关，那么，与其将其视为是动机不足或矛盾情绪的迹象，还不如像对待其他问题一样来规划问题。比如，你要考虑：

● 行为可能有哪些功能？

（例如，如果患者怀有敌意，那么他可能会保护自己以免被拒）

● 哪些不同寻常的信念会助长它？

（例如，患者可能会认为一个有能力的治疗师能看穿他的心思）

● 患者对遵守行为可能有哪些恐惧？

（例如，如果他要改变，那么他可能会面对一些他无法应对的挑战）

● 他可能缺乏什么技能？

（例如，反馈他的情绪体验）

● 哪些环境特质可能起到作用？

（例如，他可能因照顾老母亲而筋疲力尽）

可以像解决其他问题一样用认知行为疗法解决这样的问题。这可能包含：

● 回归程式和基本原理。

● 用苏格拉底式方法澄清问题。

● 合作、提供可能的选择，同时呈示架构、限制和指导。 31

● 评论改变与不改变的利与弊。

● 用患者使用的语言、隐喻或表象来沟通。

● 当患者有轻微的回避时，和缓地继续——不要用"我不知道"来回答。

● 保持一种共情的态度，避免苛责患者或对他们的行为做出消极性解释。

我们再次提醒那些认知行为疗法的新手们，有效的临床督导（见第 19 章）对于解决这类问题是非常有价值的。

我们现在来谈谈认知行为疗法中的界限问题。

 界限问题

不作各种害人及恶劣行为，尤不作诱奸之事。

——希波克拉底誓言

治疗师和患者之间的关系与其他社会关系不同，和其他疗法一样，认知行为疗法也需细心和谨慎地对待界限问题。治疗界限为治疗师和患者的角色提供了一个框架、它包含的结构成分——如在哪里、什么时候和花费多少时间治疗——还有治疗师和患者之间发生了什么。主导原则适用于所有治疗小组：

- 患者的需求至上。
- 满足治疗师的需求（专业需求除外）不在治疗情境的考虑之列。

治疗界限被设定成让患者：

- 感到安全。
- 相信治疗师以他的利益为导向做出行动。
- 当表露有深层意义的个人材料时不会感到拘束。
- 有信心理解治疗师。

（另外，治疗师也要感到安全。）以下有关认知行为疗法中的适当界限的原则也许对你有用：

- 避免追逐私利或自我满足。
- 守口如瓶，除非隐私涉及患者或其他人的安全。
- 评估界限侵犯对患者的影响。与其遵守绝对的原则如"绝不接受礼物"，不如考虑这类行为对患者和治疗关系产生的影响。例如，患者送一瓶自家做的酸辣酱作为礼物可能意味着接下来治疗师将成为他家庭的朋友，而另一方面也可能意味着患者最终开始将自己视为一个独立的成人，有着平等的关系。
- 做有关界限的选择时要使患者受伤害的风险降到最小。这意味着只有在对患者明显有益时，才能违背一般临床实践原则。
- 不要对患者的生活表达看法或用别的方法干预，除非它们与程式和治疗目标有关。如果你的患者因为惊恐发作而寻求帮助，那么记住当他开始告诉你他孩子的学校如何处理孩子频繁缺勤时，除非与他的惊恐发作有关，否则不要给他建议、看法或类似的经历。
- 设法增强患者的独立性和自主性，增加他探索的自由度和对他有用的选择。

维持治疗界限

治疗关系在许多方面不是互惠的，治疗师扮演强势的角色，即使在相对协作的认知行为疗法模式里。非互惠性包括：

- 患者进行大量的自我陈述，而治疗师几乎完全不公开重要的信息。
- 患者情感贫乏，而治疗师的情感需要被排除在外。
- 在很多社会中，权力归于医生是为了减轻患者的痛苦和恢复健康。

重要的是，维持适当的界限是治疗师的责任：因违反而责怪患者从来都是不合理的。不管患者做什么，界限的维持毫不含糊是你的责任，所以寻找充分的督导和支持是责无旁贷的。在极少的情况下（比如有社会病态人格的患者），如果患者经过辅导和鼓励仍无法维持合理的界限，可能就有必要终止治疗。

虽然治疗师和患者之间权力的差别得到普遍认可，但一些治疗师觉得被患者操控了。例如，史密斯和菲茨帕特里克（Smith & Fitzpatrick，1995）描述了关于严重或边缘性人格障碍的患者的报告，他们与治疗师形成了"特殊"的治疗关系，通过这样的关系，建立了治疗之外的联系。一些治疗师责怪患者"引导"他们做出极端恶劣的界限侵犯。你也许发现自己可能过多卷入了患者生活，甚至被其操控；但对此你必须警惕，并准备与患者和其他专业人士讨论这种情况。

有人认为，移情关系本身就意味着患者可能在寻求某种需求的满足，这种需求源自于未解决的冲突，因此治疗师必须严格加以控制并维持界限。精神分析中所讲的移情并不在认知行为疗法的理论范围之内，所以尽管这些界限很重要（正如这章及以后讨论的），但没必要在治疗的方方面面都一成不变地遵守。所以在认知行为疗 *33*

法里，治疗会谈不必在每周同样的时间里进行，也不必在相同的地点进行，或者花相同的时间。患者因为某种原因不得不推迟疗程，一般是可以接受的，只有当这种情况再三发生，又没有其他合理解释的情况下，才考虑是对治疗的抗拒。

有效的认知行为疗法可能意味着要家访，可能是一天中的非常时期。比如，一个有强迫性习惯行为以致不能开始日常生活的患者，可能需要在一大清早就去拜访。但不要轻易这么做。应该考虑一下是否需安排适当的防护措施以减少这种行为被患者误解的可能性：例如，家访的时候可以带上一位助手或安排会谈的家属。

你也可能需陪伴患者面对一系列的日常情境，比如为了开展行为实验。通过检验哪些预言、如何进行实验等问题上达成一致（见第9章），从而使会谈目标具体化是很有帮助的。这很有技术含量，同时也为会谈设置了界限，使其成为一场有特定目标的治疗性会谈，避免使其成为一次社交活动。这对一些穷困的患者来说很难理解，尤其如果和治疗师的交往是他们一周唯一的社会活动的话。

> 一位患有强迫症的女性对把人从人行道挤到机动车道有恐惧，现在她发现很难检测出暴露法和反应预防法对这种恐惧的疗效。因此她与治疗师花了两次很长的治疗在拥挤且车来车往的街道上行走。尽管他们计划了在行走中有哪些特别"任务"需要完成，也讨论了当她经过走在人行道边缘的人们身旁时恐惧水平的变化，但他们却有相当长一段时间没有明确地解决问题。治疗师谈论了一些无关痛痒的大众话题，如每年的假日，但却继续留心任何暴露的性质和可能对患者造成的影响。

最后，如果治疗师被强制遵守某种制度，认知行为疗法开放的、合作的风格有时候就会被打折扣。如果你开诚布公地与患者讨论这对于他的意义以及任何相关的误解，无论是之前的还是危机解决后的，那么其影响会减少到最小。

 ## 界限违反的种类

　　尽管界限违反是一个连续体，但任何在界限边缘徘徊的行为都应在本章先前概述的原则范围内。有些特殊的违反种类值得特别关注。

　　双重关系是除了治疗性关系外治疗者与患者的第二种关系：比如，一起成为校董事会成员。尽管常建议治疗师要避免这样的双重关系，但有时候很难避免。如果治疗师生活在一个小团体中，比如同一片郊区或一个学术团体中，那么禁止她治疗那些与她有现存关系的人们，可能意味着他们根本没有治疗的机会。同样地，如果你身处一个与你的政治、宗教、民族或性别身份相关的群体之中，那么双重关系也许不可避免。因为人们倾向于寻找一位与他们有着相似价值观的治疗师。此外，尽管道德准则不允许治疗师建立双重关系，但对治疗师来说，接受譬如患者特别节日的邀请函，并不罕见。

　　辨别双重关系有无害处是有可能的。戈特利布（Gottleib，1993）建议治疗师从三个维度考虑这种（非医疗性的）关系——强度、韧度和这种关系是否存在一个既定的终结期——对于患者的危险性将会随着这三个维度值的增加而增加。在进入一段双重关系前你要对这些因素留心。

　　自我暴露几乎一直不被心理动力治疗或咨询认可，但在认知行为疗法里却没有太严格的规定。如果做到一切从患者的利益出发，自我暴露就会有所裨益。比如，为了增强患者对好转的希望和对建议使用的方法的信心，治疗师可以透露一些她以前克服过的问题的信息。贝克等（Beck et al.，1979）建议自我暴露法更适合运用于严重的抑郁症患者，因为这会提高他们参与的积极性。但是，透露你当下存在的问题将会毫无益处，不管是心理的或财务的、社会的

34

或两性的：他会理所当然地认为他的问题才是焦点。

有时，如果治疗师的情况对治疗会产生影响，那么向患者透露个人细节信息就变得必不可少——例如，治疗师或家人所患的疾病，或者怀孕。不过这类判断也许比看上去要难以辨别，如果你对分享此类信息有顾虑的话，你应该求助督导。

　　一个二十几岁的年轻患者讨论她是否该试着原谅她那患有情感虐待的母亲。她的治疗师最近刚失去了母亲，且一直很怀念与她母亲亲密无间的支持关系。在治疗期间，患者对治疗师说："我感觉你很想让我亲近妈妈。"然后治疗师开始意识到她融入了太多情感因素，来让患者代替自己完成那种亲密。

非性行为身体接触对某些治疗师来说可能感觉很自然，他们会轻轻拍打哀伤或惊恐的患者为他们带去抚慰，这也仅局限于同性别的患者。然而，绝不能低估患者误解这类行为的可能性。不能随心所欲地偏离正常做法——应该随时留心患者的程式。例如：轻触手臂可能使某个有一段被虐史的人惊恐，他有与人保持距离的习惯；同时轻拍大腿可能被一个渴望与他人身体亲近的患者误会成性暗示，尤其是表现出无限温存和共情的治疗师。处理此类情况的一个有用的办法是，当你的患者平静下来后找个时间问他，当他非常痛苦时希望你如何反应。例如，你可以这样问：

35

　　很明显之前我们谈话时你非常痛苦。我想知道当你痛苦时我应该怎样才能帮上忙。一些人仅仅喜欢诉说感受，然后自己解决；另一些可能觉得轻轻拍他们的胳膊能安慰他们。有没有什么特别的方法是你希望我做的？

显然，这样的谈论必定会受制于你认为与你的治疗界限相符的观念。

波普等（Pope et al.，1987）论述了治疗师和患者之间的三种身体接触，并发现极少数治疗师三种都体验过。根据一份对治疗师的调查，最能被接受的是同患者握手，有76%的治疗师实践过，这通常从伦理上可以接受。44%的治疗师认为拥抱在某些场合可以接

受，但只有 12％的治疗师实践过。85％的治疗师认为亲吻不能接受
或很难接受，并且只有 24％的治疗师偶尔实践过，而 71％从未实
践过。

引起和不引起性欲的身体接触之间的区别是一个连续体，不是
"全或无"。同样，文化的影响也是不容忽视的，在许多欧洲和南美
文化里，亲吻两颊是一种表达问候的习俗并且几乎不会被理解为与
性有关，即便是在治疗的情境下。拒绝亲吻可能会被一些患者认为
是不友好和冷漠。换句话说，治疗师要灵敏地把持界限，不能用简
单的规则应对禁忌行为。

治疗师和患者间的性关系是界限侵犯里最有害的一种，可能给
脆弱的个体带来消极影响，也会给治疗关系带来损害。有关此行为
的数据很难收集，估计至少与一个患者发生性关系的治疗师人数从
1％到 12％不等，但也许被低估了，一个有力的原因是治疗师会隐
瞒这些行为。大量的文献资料描述了这类违界行为对患者的不利影
响（Pope & Bouhoutsos，1986），一些作者建议在这种情况下治疗
师应被起诉强奸，因为患者在那种关系下无法获得知情同意。

与患者发生性行为的治疗师一般会逐步背离界限，而不会突然
做出不恰当的行为和自我暴露，也不会做出其他导致性犯罪的界限
侵犯（Simon，1991）。性界限侵犯可能在中年男性治疗师中更常
见，他们有职业孤独，并可能正经受个人问题困扰，通常是婚姻问
题。他们通常会通过与年轻的女性患者讨论自己的问题而跨越雷池
（Gabbard，1991）。

因此作为治疗师，你应义不容辞地警惕与患者之间任何界限的
渐变，当你估计关系将发生变化时，要及时向督导提出。有时患者 *36*
的需求似乎只能在异于普通临床关系的关系中才能得到满足，如果
是这样，就应开诚布公地告诉你的督导，如此才能让你免受一个可
能误解了你动机的患者的指控，也让患者免受侮辱。另一个明智的
简单有效的经验之法是接触到灰色地带时，尽量以双方利益为重，
宁求稳妥，不要涉险。

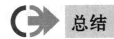 **总结**

　　一言以蔽之，建立一个良好的工作联盟是成功进行认知行为治疗的必要条件，没有它，认知行为疗法模型再精致也毫无作用。

第 4 章

评估和程式

成功运用认知行为疗法的关键在于，制定一个程式（有时称为 个案概念化），即一种个性化的描绘，它可以帮助我们了解和解释患者的问题。本章讲述了程式的作用、用于制定程式的评估过程、如何构建程式以及在治疗过程中一些常见的误区。

 认知行为疗法中的程式

由于定义和方法各有不同，所以制定程式并没有一种"标准的"途径（例如，参见 Persons，1989；Bruch & Bond，1998；Butler，1998）。尽管如此，大多数方法仍存在着相同的核心特征（Bieling & Kuyken，2003），由此，我们对认知行为疗法程式的操作性定义是运用认知行为疗法模型来形成的：

- 对现存问题的描述。
- 对问题为何、如何发展提供可能的解释。

● 对关键的维持过程进行分析，这个过程被假设为使问题得以持续的原因。

制定程式会带来一些好处，诸如：

● 程式可帮助患者和治疗师理解问题，这样可将混乱堆积的零碎症状变得有意义。这最初可用于处理患者初次陈述中普遍表现出的沮丧（有时也存在于治疗师中，尤其当他们面对棘手的问题时）。

● 在有关问题形成和维持的认知行为疗法理论与患者的个体经验之间，程式起到桥梁的作用。这是"理论联系实际的关键"（Butler，1998）。认知行为疗法理论必然只是一般意义上的：它们会对惊恐发作、抑郁或其他任何障碍的典型患者作出描述；它们概括而抽象地描述了各种病症的过程——类似于科学理论。但要将这些理论应用于临床环境，需要将这些一般性原理转化为应对目前面对的患者的具体经验。程式的重要功能之一就是填补这个鸿沟。

● 程式提供了可供治疗遵循和共享的一种原理和指导，如果我们能够正确地理解导致和维持患者问题的过程，就很容易弄清楚哪些干预会有用。因此，一个好的程式能够让我们更轻松地确定（至少大概地确定）治疗中需要做些什么，帮助患者明白为什么某些特殊的策略可能是有用的。

● 程式通过让患者用不同的方式理解自己的病症，开创全新的思考方式——这是认知行为疗法的关键部分。许多患者往往在最初的评估中，以一种威胁的，或自我批评的，或两者兼有的态度来看待自己的问题。例如：在强迫症中，患者往往认为他们存在这些令人不愉快的想法就必定意味着邪恶或者不道德；在健康焦虑症中，认为身体症状意味着自己得了不治之症。构建程式的过程可以作为思考有关症状的可替代观点的第一步，并且能够让患者有机会找到解决问题的不同方法。

● 最后，程式能帮助治疗师明白，甚至预测治疗或者治疗关系中患者可能会遇到的困难。例如，如果低自尊或自我批评思维是程式中的重要元素，我们就可以预测该患者在完成家庭作业时会有困难，因为他会害怕自己做得"不够好"或者担心治疗师不同意他的想法。考虑到程式中的这些预测，我们可以避免一些困难，或者更好地应对困难。

 ## 程式：艺术还是科学？

　　尽管上述的好处都是显而易见的，但认知行为疗法的程式还没有足够的科学性。例如，我们没有足够的研究证明程式是否可靠，即不同的治疗师能够为同一患者构建相同的程式（Bieling & Kuyken，2003），同时也没什么证据证明建立在程式基础上的治疗比单纯的方案导向疗法（一种标准化的疗法，某种病症的所有患者会得到本质上相同的治疗）更有效。事实上，有一个吸引力颇大的研究认为和完全标准的疗法相比，基于个体程式的行为疗法有时候会导致糟糕的结果（Schulte et al.，1992），尽管有另一个更新的研究发现了一些证据证明对于神经性贪食症的患者使用基于个体程式的认知行为疗法会更有优势（Ghaderi，2006）。细究这些争议并不是我们的目的，但是我们认为很有必要在这些问题上摆明我们的立场。

　　首先，如上所述，程式的重要作用之一就是在认知行为疗法理论和患者个人经验之间起到桥梁作用。在发挥这一作用中，程式会不可避免地处于既不是科学，也不是艺术（或者至少算工艺）的真空地带。一方面，我们试图用有经验证实和以证据为基础的认知行为疗法模型（此模型是通过科学原理推导出来的）来帮助我们的患者；另一方面，我们要将这些理论应用于我们的工作对象，因此我们需要研究他们独特的思维和感受。这样一个过程不能用客观和一般化的术语来进行完全的描述：理想的程式并不意味着科学层面的"准确"，而是对患者的主观层面上"有意义"——这是一项既涉及科学也涉及工艺的工作。

　　其次，最严格的治疗方案也需要一些个性化色彩：没有治疗手册能够或者应该指定治疗师的一言一行。因此，需要将一般性的指导方针转化，来适应此时此患者的治疗，这也是程式的作用之一。

　　最后，在临床实践中，我们会难以避免地遇到这样一些患者，他们有的不"适合"某个方案，有的根据方案实施的干预不能对他们起作用，有的根本无法找到一个明确的可推荐使用的方案（无论是认知行为疗法还是其他疗法）。在这种情况下，我们能做的事情只有一件，不是放弃，而是建立起一套个性化的程式，并且在程式的基础上制定出疗程。

　　因此，我们认为，认知行为疗法的实践者刚开始时，应该判断是否有现存的且被证明很有效的治疗方案，如果有，他们就应该运用这个方案来形成程式，或者直接作为治疗的基础。但通常情况下，需要在程式的框架之内并将程式作为指导来运用这个方案，他们也要知道什么时候该丢弃这个方案改用其他的特殊治疗计划。能达到这些目的的最好方法就是个体程式。

 ## 关注维持过程

　　认知行为疗法的程式和治疗计划主要的关注点通常是目前的维持过程。导致这种关注的原因是以下几种互相联系的信念：

- 引发问题的过程不一定就是维持问题的过程。问题一旦产生，维持过程便可以拥有自己的生命力让问题持续存在，即使最初的原因已经消失。
- 相对于可能发生于多年前的起始原因而言，找到目前的维持过程的因素要更为容易。
- 改变眼下的维持过程比改变引发过程更容易，由定义可知引发过程已经成为过去式了。无论如何，过去的事件有再大的影响力，也必然通过心理过程来起作用。

　　因此，大多时候，认知行为疗法关注的是"此时此地"，评估和程式的重点往往也是这样。一位患者向我们其中一位著书者就维持过程相对于起初原因的重要之处作了这样的描述：

　　　　想象一下，你正走在容易坍塌、摇摇欲坠的悬崖边上。就在你越来越靠近边缘的时候，一只海鸥飞过来落在你的脚下，正好这只海鸥就是压塌这个悬崖的最后一片叶子，瞬间，悬崖崩塌了，你设法抓住了 6 米左右下的树枝，努力使自己不掉下去，你就这样挂着，想努力回到安全的地方……这时候，寻找那只海鸥显然无用。 40

　　一个类似的更加老生常谈的类比是：假如你想灭火，首先要解决的就是热量、氧气、燃料等等，而不是找到点燃这场火的火柴。

　　并不是说过去或者触发点不重要。但我们现在谈论的是通常情况下认知行为疗法的主要关注点是什么，而非什么总是那个唯一的关注点。为什么引起问题的历史也很重要，以下是几点原因：

　　● 如果有人要回答这样的问题："我怎么会在这儿？"那么过去的信息就很重要，而这个问题通常是患者想问的。他们多多少少想知道是什么原因导致了问题，实现这个目标很重要（尽管在临床上不总是能实现——有时尽管我们尽了最大的努力，引发问题的原因还是难以揭示）。

　　● 找出引起问题的最初原因，对于将来避免病情的复发是很有帮助的。如上面的例子所述，火熄灭以后，最好找出那根火柴的来源是哪里，这样我们就可以避免以后由于相同原因再次引起火灾。

　　● 当问题的某个重要部分与过去有内在的关联时，就会存在很多困难。创伤后应激障碍，或儿时的心灵创伤后遗症，都是明显的例子，在这些事例中，过去的经历就可能需要成为关注点。另外的情形就是在"以图式为中心的"疗法中，患者存在人格障碍或者复杂的综合问题。但即使是这些情况下，主要的关注点通常仍然是确定过去怎样对现在产生影响。

　　因此，认知行为疗法及其评估，不能也不应该忽略对过去事件及其影响的探索。通常来说，认知行为疗法的关注点应该偏向现在，而非过去；应该偏向具体的案例，而非一般规则。

 ## 评估过程

　　认知行为疗法评估的首要目标是达成一个令患者和治疗师都满意的程式，并且这个程式应该符合上述目的。[①] 该构架内的评估不是简单地列出各条症状或记录下一段标准化的生活史。确切地说，它是一个灵活主动地反复构建和检测假设的过程。图 4—1 阐述了这个过程。

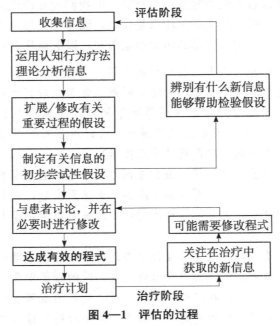

图 4—1　评估的过程

――――――――――――

　　① 　当然，在很多治疗过程中，评估也会具有其他更一般化的目的，例如风险评估、估计急迫性或是出于某种治疗目的进行筛选。当然我们在此不作进一步讨论。

　　治疗师不断努力地使来自患者的信息有意义，并建立起一些尝试性的观点，说明某个过程可能是程式的重要部分。评估的进一步目标是检验这些假设。如果有证据证实了假设，那么它将有可能成为程式的一部分；如果不能得到证实，就需要修正假设，再寻找新的证据。在治疗师认为足以建立程式与患者进行探讨之前，这一过程会一直持续。最终达成一个有效的粗略的程式。但即使这样，将来在治疗过程中出现的信息也会带来对程式的修改和完善。大多数　*41* 情况下这些修改只在细枝末节，但有时出现的新信息会要求我们对问题进行重新定义。

 ## 对当前病况的评估

　　为了保持认知行为治疗对维持过程的始终关注，和其他疗法相比，我们需要花更多的时间去探索当前所体验的细节。这是开始治　*42* 疗时治疗师经常感到不自在的地方，部分原因可能是由于它涉及不熟悉的结构化提问。有关过去事件和问题发展的信息可能是从平常叙述中得到的，但是，如果在会谈中（以及会在下一章节中谈论到的其他信息来源）没有细致认真甚至反复深入的提问的话，那么认知行为疗法的程式所需要的信息和有关当前问题的细节通常难以获得。当然，至关重要的是，你还得注重建立融洽和建设性的治疗关系（见下文）。

问题描述

　　第一步是以问题清单的方式形成对问题的描述。你的目标就是搞清楚问题的确切性质，这些问题表现出特殊的思维、行为等模式。注意，这里所说的问题并不是诊断标签。像"抑郁"、"社交焦虑"这样的术语或许是有用的简洁表达，但用它们并不足以达到我们的目的。我们需要更细致，将呈现的问题或诊断标签划分为四个

"系统"，包含：

- 认知。即当患者出现问题的时候，浮现在脑海中的言语和画面。得到这种信息的较好的问题是："当……的时候，你在想什么？"（例如，"当你感到焦虑的时候……"或"当你感觉心情低落的时候……"）在治疗期间注意患者的情绪变化并提问："你刚才在想什么？"这往往也很有用。像一些"热思维"，即情绪激动时产生的想法，往往能比几天或几周冷静后的想法提供更多有用的信息。针对这种情况，将记录想法作为家庭作业的一部分是很有用的。记住：不是所有的认知都是言语性的，有必要检验患者是否有令他不安的心理表象。

- 情绪或情感。即患者的情绪体验。患者在区分思维和情绪时很容易出现困难。在英文表达中我们经常说"我感觉……"，但其实我们的真正意思是"我认为……"，这个表达习惯就不利于我们进行区分。根据经验，一种情绪往往能通过单一的词语至少粗略地表达出来："沮丧"、"焦虑"、"生气"等等。如果他想要表达的意思显然不止一个单词——例如"我觉得，我可能有心脏病"——这可能是种想法，而不是情绪。

- 行为。即患者做了些什么可见的行为。通常的问题是："因为这个难题，你现在做了些什么以前不经常做的事？"（比如，安全行为——见下文）"由于这个难题，你避免做些什么？"（例如，回避了引发恐惧的情境）

- 生理变化和躯体症状。例如，在焦虑的情况下不自觉的症状，如心跳加速、出汗、周身疼痛、恶心等，或在抑郁状态下对性和食物失去兴趣。

　　好的治疗策略是要求患者回忆他最近一次出现问题症状时的情况。确定发生的时间，然后引领患者不断地体验发生时的情况，从他首先注意到的变化开始：或许是情绪波动，或许是令他担心的生理症状，或许是令他恐惧的想法。找出发生在四个系统之中的事情："当那件事发生时你在想什么？这让你有什么感觉？你注意到身体感觉的变化吗？你当时在做什么？接下来发生了……"等等。

触发物和调节因素

询问的另一个作用是从两个方面确定影响当前问题的因素：

● 触发物。即或多或少促成病症的因素。

● 调节因素。即当问题出现的时候，对问题严重性产生影响的情境因素。

举个简单的例子，据定义，蜘蛛恐惧症会由于看到蜘蛛而触发，同样看到蜘蛛的图片或者环境中任何和蜘蛛有点相像的东西，有的甚至是听到"蜘蛛"这个词都会引发恐惧症（有些患者用不同的词来替代"蜘蛛"一词，但是这个词还是会使他们感到痛苦）。当恐惧症被这些情境触发后，恐惧的程度就有可能受到另外一些因素的调节：例如，蜘蛛的大小、移动的速度、与人的距离、他认为蜘蛛是否会逃走等等。

注意，很多因素都会起到触发和调节的作用。其中需考虑的有：

● 情境的变化。特殊的场合、物体或者地点造成了不同吗？

● 社会/人际的变化。有没有特殊的人使情况发生了改变？周围的人数？特殊的人群？

● 认知的变化。是否存在触发问题的某类特殊想法？

● 行为的变化。当患者或其他人在做某件事情时，是否出现问题了？

● 生理的变化。病症是否受到酒精或药物的影响？或患者是否更趋向于在特别紧张、劳累或饥饿时发作？女人的月经对此是否有影响？

● 情绪的变化。当患者压抑、烦躁、沮丧时，病症是否会加重？一些患者可能会对所有强烈的情绪产生消极反应，哪怕是积极情绪，因为这些会使他们失去控制。

在回应这一连串的问题时，患者可能会说他们常常都会感到焦虑或者抑郁，并没有什么特别的。事实上，这几乎不可能是的。往往患者正因为某个问题沮丧不安以至于失去了客观判断的能力，从而导致了这些回答的产生。小心的、温和的问题常常能引出影响问题的因素。一个能带来线索的问题，就是去问患者什么样的情境对他来说会是他最恐怖的噩梦。关注患者用来描述最恐怖情境的维度，你可能会得到一些重要变量的线索。另一个有用的方法是运用自我监控式的家庭作业，记录患者可能无法在会谈中回忆出来的变化。

有关触发物和调节因素的信息在两个方面非常有用。第一，思考隐藏在被发现的变量之后的含义，能为治疗师提供有关信念和维持过程的有用线索。如果一个人在行为被观察的情境下会感到异常焦虑，那么他可能对获得消极的评价有恐惧；如果把别人的行为理解为拒绝时会感到非常沮丧，那么他可能会存在一些觉得自己不招人喜欢或者没有价值的信念。这些线索能启发更多的问题，以帮助证实或反驳最初的猜测。下一章我们将为你讲述不同的病症中经常出现的各种信念。

这些信息的第二个好处是对治疗有益。它有助于确定治疗目标（例如，如果患者会在餐厅或者超市里感到焦虑，那么那里可能是他想要工作的地方），或者有助于为干预措施做计划（当我们计划做一个行为实验以探究患者惊恐时会发生什么样的情况时，它可以让我们知道患者在人潮拥挤的商店里更有可能恐慌，而如果由一个他所信任的人陪同的话，产生恐慌的可能性就较小）。

后果

当前问题的最后一个重要部分是看它导致了怎样的后果。我们可以在以下四个主要方面进行讨论：

- 问题对患者的生活造成了什么影响？他的生活因为这个

问题发生了怎样的改变？

　　● 患者身边的其他人（朋友、家人、医生、同事等）对他的这个问题有怎样的反应？

　　● 患者尝试过什么对应措施？他取得了多大程度的成功？

　　● 患者是否通过服用处方药物或是其他的物质来帮助自己解决这个问题？

　　第一个问题很重要，它可以弄清楚问题给患者带来了什么样的损失（或者，偶尔是收获）。接下来的这些问题可能会给你提供一些关于维持过程的重要线索。很多维持过程产生于患者或者其他人用于处理问题时所采取的完全合理的"常识性"尝试。不幸的是，这些"常识"有时支持了问题的维持。例如，避免或摆脱人们知觉到的威胁是常见的人类本能——实际上，在很多情况下这种行为完全是功能性的反应（例如，遭受到身体上的攻击）。然而此时的逃避正好使患者维持着不必要的恐惧。同样，当你的同伴因某事而感到担心来寻求保障时，给予他们想要的保证是完全自然的反应；这样再一次造成一个不幸的事实，最好的结果是起不到效果，最坏却是可加重问题。还有许多其他的例子可以证明这种自然的反应从长期来看对问题是无益的。请注意，这并不一定表明患者或者其他人是主动（甚至无意识）地维持问题的（详见就有关可能的问题给出的注释，下面的 80 页）。

　　有时也因为患者已经有了很好的应对策略，所以要询问患者自己的应对措施。随着一点点的改进——越来越连贯或者越来越有效——这种应对尝试可能成为有效的治疗策略。一般情况下，有必要询问患者自己觉得有用的办法：他们往往有很好的想法！

 维持过程

　　评估和程式的关键点是识别维持模式，即维持问题的心理过程。它们通常以恶性循环或者反馈回路的形式存在：在这些循环

中，最初的思维、行为、情感或者生理反应会产生影响，这些影响
又最终反馈到最初状态，使患者的症状得到保持或者更加恶化。在
后面的章节中，我们将认识一些重要的维持过程，它们是认知行为
疗法理论提出的某些疾病中可能存在的重要维持过程。在本节中，
我们总结了一些你可能会在许多不同的疾病中遇见的最常见的恶性
循环。可将其作为治疗评估中发现问题的向导。

安全行为

　　自从萨克维斯科斯（Salkovskis, 1991）提出安全行为这个概
念之后，这个概念在许多现有的焦虑症理论中一直占据着中心位
置。焦虑的患者经常采取一些他认为能够帮助他回避任何令人害怕
的事物的行为。例如，有人会为了防止自己在超市里跌倒而紧紧抓
住购物车，还有些人会因为害怕别人觉得他无趣或被人讨厌而时刻
提醒自己不要向他人透露自己的任何信息。人们有无穷的创造力，
不管你见过多少患者，总会不断出现你从未见过的安全行为。尽管
这种行为很容易理解，但是它却具有一个非常容易被忽视且令人意
想不到的副作用。它让患者的威胁信念失去了被验证无效的机会，
因为当并未发生任何事时，"幸运逃脱"便归因于安全行为的成功
实施，并未改变人们对威胁的认识（见图 4—2）。

　　这里有几个常见的例子能够向患者说明这个观念。其中一个例
子是，有一个人在大街上碰到一位挥舞着手臂的朋友，当他问他的
朋友他在干什么时，回答是："把龙赶走。""可是附近没有龙啊！"
他回答。他朋友对此的回答是："是啊，我挥手起到的作用真大！"

　　像这样的故事能够自然地引导、帮助患者思考"如何让这个害
怕龙的男子知道其实并没有龙"的问题。大多数患者会很容易得出
答案，即这个男人需要停止挥动他的手臂，这样他就可以看到其实
并没有龙。然后，就可以让患者思考是否可以在自己的问题中吸取
任何教训并建立程式（亦见第 13 章和第 14 章的焦虑症）。

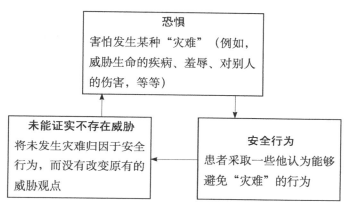

图 4—2　安全行为

■ 逃避/回避

　　回避（或逃避）可被看作一个特别常见的安全行为（见图 4—3）。但是，单独识别还是有必要的，部分原因是因为它在焦虑问题中是普遍存在的，还有部分原因是它的无益性比起其他安全行为更加直接明了。这可能是因为这个观点是"大众心理学"的一部分，大众心理学告诉我们，如果你从马背上掉下来了，最好的方法是再径直回到马背上。

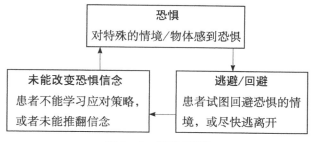

图 4—3　逃避/回避

　　需要注意的是，当一个人遇到引发焦虑的情境时，他的回避行为并不一定都像逃跑那么明显。举例来说，某个在社交场合感到焦虑的人可能明确地报告自己没有回避当时的情境。然而，仔细探究可能会发现，虽然他和人们交谈，但他从未看过人们的眼睛或者向他们谈及自己。换句话说，有些微妙的回避并不会直接表现出来。

47 ■ **活动的减少**

如同回避经常出现在焦虑症中一样，如图4—4所示的维持过程经常出现在抑郁症中。情绪低落导致活动的减少，从而导致失去了过去能够带来愉悦感、成就感或者社会认同感的事物。在维持低落情绪的循环中缺乏正面的鼓励。

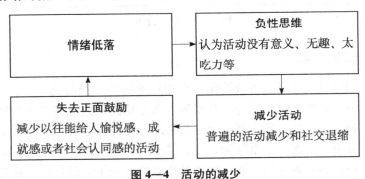

图4—4 活动的减少

■ **灾难性的误解**

这个循环是由克拉克（Clark，1986）构想的，是恐慌症的中心认知过程。它（见图4—5）对于有着其他问题的患者也很重要，例如健康焦虑或强迫症。其中心思想是，身体或认知变化——通常由焦虑引起，如心跳加速、呼吸困难或其他的自主兴奋症状——被解释为一些直接且严重的威胁的标志：我快要心脏病发作或中风了，或者我要"疯了"。很自然地，这种想法会导致更多的焦虑，从而导致更多的症状，而这似乎又证实了即将发生的威胁……然后如此轮回反复下去。

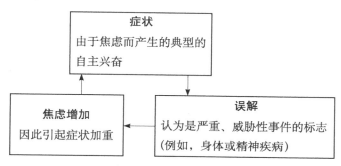

图 4—5　灾难性误解

█ **仔细观察或过度警觉**

这个过程在健康焦虑症中很常见，也见于其他问题，如创伤后应激障碍。图 4—6 例举了一个人，非常担心自己患有某种严重的疾病，从而引发仔细的观察或者检查他认为可能代表疾病的症状。这种仔细观察，以及由于对健康的重视而引起症状浮现出来，导致了这个人关注的其实可能是完全正常的身体症状。这些症状被解释为证实了他的担心。在某些情况下，不断检查的行为甚至就可能导致令人担忧的症状。例如，有一个患者因为担心她的喉咙会闭合让她窒息，因此她会频繁地奋力地发出响亮的"嗯嗽"的声音来清嗓子。结果她的喉咙产生了不舒服的感觉，接着她认为这证实了嗓子确实有问题。

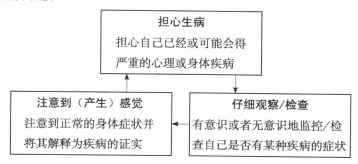

图 4—6　仔细观察或过度警觉

48　　　　一个恰当的比喻可以解释这个过程，即让患者回忆他们曾考虑购买某一款汽车的那段时间。他们可能会注意到，这段时间道路上好像突然间都是这种车。我们可以对此作何理解？大多数患者会欣然承认，不可能是他们那款车的车友俱乐部决定跟踪他们。这些车实际上是一直存在的，只是在这些车变得重要之前他们一直没有注意到。现在这些车变得重要了，于是他们看到这些车无处不在。

自我实现预言

　　　　这是指如果一个人在别人对待他的态度方面存在消极的信念，那么他会唤起加固这种信念的反应。图4—7用两个例子来说明了这个过程：社交焦虑和敌对行为过程。在第一种情况下，对别人的拒绝的预期将导致社交退缩：例如拒绝社会活动的邀请，或者不进

49 行会话方面的尝试。随着时间的推移这种行为可能导致他人不再作这些邀请——这当然证明，其他人不喜欢我。

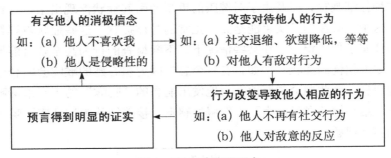

图4—7　自我实现预言

　　　　在一些敌对或侵犯行为中也可以找到类似的模式。对别人的敌意的预期会导致攻击行为，例如，为了显示自己不害怕，然后这种攻击性可能会引起他人的敌对行为，从而证实了针对某人的敌对预言。

表现焦虑

　　　　在社交焦虑、男性勃起功能障碍和其他较不常见的问题如有些

人不能在公共厕所小便（"害羞膀胱综合征"）中，这种模式（见图4—8）很常见。一个人对不能够"良好"表现（说话连贯，或维持勃起，或小便）的担心导致焦虑，而这又的确可能扰乱表现，导致说话吞吞吐吐、勃起困难、抑制膀胱排放等等。这当然会加强关于表现的消极信念。

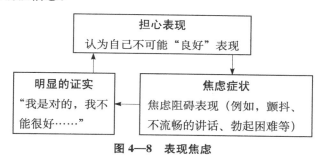

图 4—8　表现焦虑

对恐惧的恐惧

50

　　对恐惧的恐惧，虽然看似简单，但是治疗起来却很难。当人们发现焦虑体验本身很令人反感，以致他们会提前担心会再次焦虑时，这个过程（见图4—9）就发生了。而后，这些恐惧会产生巨大的他们所害怕的焦虑。治疗的困难来自这种循环可以与外界影响相分离，以至于没有明确的焦点：除了表达焦虑无法忍受外，有些患者无法说得更多。尽管如此，你有时能够发现恐惧的外部后果——或许这种焦虑会导致疯狂或生理问题。这种外部的后果可以为你提供一种方法，例如利用行为实验来测试这些恐惧后果的真实性（见第9章）。

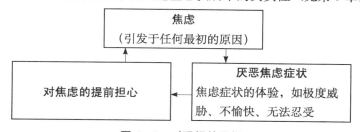

图 4—9　对恐惧的恐惧

完美主义

对自己的能力或价值有消极信念的患者，通常的模式就是如图4—10所示的涉及完美主义的循环。对证明自己不是完全没有价值或者无能的渴望，会导致一个人始终达不到这种高标准，因此，无用的感觉得到了维持而不是削弱。

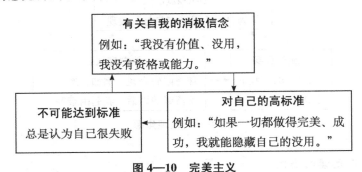

图 4—10　完美主义

短期回报

最后，我们要讲述最基本的维持过程，关于对学习理论和操作性条件反射的运用。图4—11显示了短期回报维持行为的过程，尽管其长期结果是消极的。这一过程的发生是因为相对于长期结果来说，短期结果更强烈地影响到人类——事实上，所有的动物——的行为。

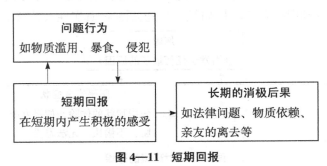

图 4—11　短期回报

这个过程的重要性在许多问题上是显而易见的，如物质滥用、一些形式的饮食障碍、攻击行为、逃避和回避行为等等。

请注意，所有上述的循环都只是对可能的过程的一般概括，而 *51* 不是普遍规律：可以把它作为启发思维的方法，必要时运用于个别患者。

评估过去经历和问题发展

考虑了当前一般的维持模型后，我们开始对过去进行审视：患者的过往和问题的发展。这部分的评估旨在确定易感性因素、沉淀剂和调节因素。

易感性因素　　　　　　　　　　　　　　　　　*52*

在此标题下，我们要寻找人们过去任何薄弱而可能导致问题的地方，但是，这并不意味着这个易感性本身必然会形成问题。例如，从布朗和哈里斯（Brown & Harris, 1978）的经典之作中我们了解到一些因素，如幼年时期失去父母会导致容易患上抑郁，但是，这并不意味着每个失去父母的人都不可避免地情绪抑郁。对于抑郁的形成，其他因素也在发挥作用（在布朗和哈里斯的模式中，指"严重的生活事件"，或下面要提到的"沉淀剂"）。

认知行为疗法的理论认为，导致这种易感性的主要因素是特殊信念的存在，无论是以假设的形式还是核心信念的形式（见第 1 章）。多数这样的信念都很重要，对特定患者来说它们的具体形式也各有不同，但普遍来说是："我必须在我所做的一切事情上成功"；"如果你对别人好，那么别人也应该对你好"；"除非有别人的帮助，我才能够料理我的生活"；"我是个无用的人"。虽然，无能感很明显是没有好处的，但这些信念却可以使一个人在很长一段时间内表现良好。只有当他们遇到一些与这种信念相一致的情况时，比如当他们无法获得成功，或者无法获得他们所渴望得到的尊重，或者找不到伙伴的时候，才会引发问题。下一章我们将描述一些普遍认为与特定问题相关的信念。

沉淀剂

实际上引发问题的情境或事件，被称为沉淀剂。在标准的认知治疗模型中也称为"关键事件"。沉淀剂被认为是与问题的真正引发或者长期存在的问题的严重恶化有密切关系的因素。尽管有时只有单一的重大事件促成了问题（可能在创伤后应激障碍中最为明显），但通常并不只是单一事件，而是一系列较小的压力，人们虽可以单独应付任何一个，但当它们在相对较短的时间内相继发生的话，就会把人压垮。除导致创伤后应激障碍的主要创伤事件外，我们常常会发现其他的单一事件存在相"配对"的潜在信念，例如：一个很看重人际关系的人失去了某个重要的关系，或者认为必须始终成功处理和控制事态的人遇上了一些无法控制的事情。

调节因素

正如我们会在当前的问题中寻找调节因素一样，寻找跨越时间的调节因素也可能很有帮助。患者经常报告说，问题是渐渐恶化的，但有时仔细研究会发现其中存在数次的改善或迅速恶化。常见的调节因素包括：关系的改变；重要角色的转变，如离开家庭、结婚或者某人的孩子离开家；职责的变化，如职位晋升或生孩子。

53 # 各个评估部分的顺序

你应该按照什么顺序研究患者问题的不同方面？我们认为没有什么所谓"正确"的方法，原因很简单，患者、治疗师千差万别。一些患者对心理评估一无所知，对如何进行也没有什么偏好，多半愿意遵循由治疗师建立的一个结构。有些患者喜欢以时间先后来讲述他们自己的经历，从出生到今天。而有的最开始只想倾诉痛苦。治疗师必须应对这些不同之处。

尽管如此，相同条件下我们更偏好从当前存在的问题开始评估。对大多数患者来说以此开始相对比较容易，并有助于治疗师确定后期评估。对问题有所了解以后，在观察问题发展和个人经历时，我们才能够产生有关哪些领域需重点关注的假设。

起初，你可能更愿意采取一种结构化的评估方式，在某个时段对某一领域保持高度注意。但随着体验的继续，结构成为第二要素，你会发现你可以"自在地"让交谈的思绪更为广阔，同时又不忘交谈的结构以及问题不同方面之间的交互关系。

 ## "非特异性" 因素与治疗关系

在第 3 章中我们知道有关认知行为疗法的常见的错误观念是认为治疗关系无关紧要，我们希望明确事实并非如此。虽然在认知行为疗法中，治疗关系并没有起到中心治疗作用，但它仍是促成改变的重要途径。尤其关系正在建立时，对其的评估很重要。尽管我们之前强调了评估技术的重要性，但需明确的是，患者和治疗师之间的人文关系也同样重要——事实上，甚至更重要。如果有个特别的问题忘了问，那么你可以随时返回来问，但是如果你没有热情而仁慈地接待患者，他可能就不会回来了！因此，不要太专注于寻求资料而让你不能真诚地倾听患者的诉说，或者不能注意到患者的痛苦并对此做出反应。

认知行为疗法初学者有时会担心，询问评估中要求的诸多问题会毫无疑问导致患者感觉厌倦或者被侵犯。单根据经验，通常不会如此。如果询问中满怀温暖和共情，带着好奇心和读懂患者的渴望，大多数患者会将评估看作与一个对自己感兴趣、希望了解自己世界观的人发生的一段快乐体验。

　　时而停下来总结你对患者所述的理解，并要求患者评价你的理解是否正确，这在整个治疗过程是一项好的技术，尤其在评估期间。这样做有几个好处：能给予你时间反省和思考下一步要做什么；给予患者机会纠正你的总结和他想表达的意思之间的差异，从而有助于减少误解的风险；而且，请求反馈本身传达了这样的信息，即患者是一个主动的合作者，治疗师也并不一定全智全知。

 ## 制定程式

不快不慢

　　评估和制定程式的过程是值得花费时间的，因为制定一个好的程式有助于更高效、有重点地治疗。但是需要多少时间呢？你可能会感觉到两种对立的力量。有时候，会有一种力量催促你"使劲干"，尽快进入治疗。又有时候，治疗师会觉得必须完全了解患者从出生到现在的所有故事以后，才能提出一个令人满意的程式。最好的办法介于两者之间。

　　一般来说，我们建议在你对认知行为疗法非常熟悉之前，尽量花两次会谈来进行评估。第一次会谈要尽可能多地知道一些必要的信息。这样，用下一次会谈之前的时间厘清这些信息并试着建立一个程式。尝试建立程式能够让你很快发现评估中的不足。然后，在进行第二次会谈时你就能清楚地知道你还需要询问哪些信息，大多案例中在第二次会谈结束之时就能通过与患者讨论而完成程式。这不是一个硬性的规定。某些情况下，评估可能需要更长的时间，如问题非常复杂，或者很难建立良好的治疗关系。但当你对认知行为疗法有更多经验时，你会发现，对于患者简单的问题，在一次治疗期间就至少能将程式完成个大概。但两次会谈的方法在大多数情况下适用于大多数初学者。

解释程式的最佳方式是通过示意图，而不是文字。有两种常见的绘制程式的方法。许多治疗师的办公室里都有用以描绘程式的白色书写板。还有些治疗师直接画到纸上。白色书写板更大，因而也就更容易观看，在做修改的时候也更容易擦掉。但在纸上绘制程式更方便被患者影印带走。

无论在什么案例中，尽可能在医患合作的情况下制作程式，这是有好处的。不要仅仅只是图漂亮，而做出一个像从魔术帽里跳出来的兔子一样的程式。此过程应该有患者的加入，要向他/她询问什么导致了情况的什么走向："从我们迄今为止所讨论的来看，你认为有可能是什么导致了问题的发生？""你觉得你做的事会有什么影响？"等等。

图 4—12 是一些程式的模板。这并不是约定俗成的。呈现程式有许多种不同的方式，你或许会形成自己的风格。这只是其中一种可行的办法，它至少清晰地包含了每个程式中最重要的元素。

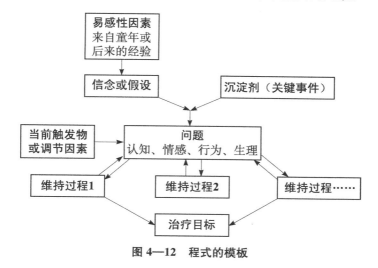

图 4—12　程式的模板

程式样本

图 4—13 呈现了一个害怕开车时大便失禁的患者的程式样本。这种恐惧导致他无法从家里开车到两公里以外的地方。上班的地方对他而言太远，为了保证能轻松找到公共厕所，他需测绘出一条复杂的路线，只有这样他才能维持工作。在程式中总结的相关信息如下。

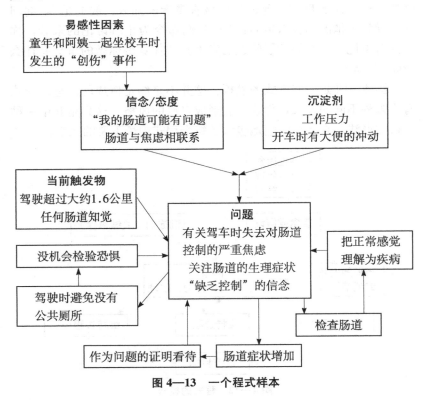

图 4—13　一个程式样本

易感性

有两个因素似乎很重要。第一，他生活在一个比平常家庭更加关注肠道功能的家庭里：用他的话说，"总纠缠肠道的事"。他回忆在孩童时代，他每天都被问是否大便了，如果没有，就要吃通便药。第二，可能是更重要的，他回顾了一些令人窘迫的事件，当他11或12岁时，他时常会犯胃病，有一次在回家的校车上大便失禁了。毫无疑问，他认为这是一个极其可耻的和丢脸的经历。

信念

根据假设，这些早期的经验会导致他产生这样的信念：他的肠道容易出问题，如果真的出了问题，那么后果将是灾难性的。或许就因为如此，他报告说，他总是感觉肠道和焦虑之间有着些许联系：当他感到焦虑时，他往往会想去洗手间，当他感到有大便的冲动时，又会产生一定的焦虑感。

沉淀剂

这个患者的经历独具趣味地例证了一种有关沉淀剂和已有信念之间相"切合"的早期观点。在发生引起当前问题的事件之前的某年，他经历了无比严重的"创伤性"事件，他开车撞到了一个人，那个人因此而死亡。这起事故不是他的错——是对方突然冲到他车的前方，他没有机会避开他——不过显然很令人痛苦。然而，尽管这产生了很大的短暂的不安，但并不会导致持续存在的问题。

导致当前问题发生的原因似乎是一件非常琐碎的事件，但是因为它与已有的信念联系在一起，所以就成为了一个力量更加强大的沉淀剂。该事件发生之时，他正因为公司内部冲突而处于很大的工作压力之下。在此期间，有一次他开车去上班，身体有点不舒服，并突然有大便的冲动，他十分焦急，害怕失禁。其实什么灾难也没有发生。他找了个地方靠边停车，在一个树篱的后面方便后继续去上班了。然而，这直接导致了他更严重的焦虑，并且这种焦虑在以后的几个月里逐渐加重。

问题

一想到要驾车去离家稍远的地方，他就会焦虑不安（情绪）。他已经有了典型的焦虑症状，包括心率加快、肌肉紧张、全身发烫等，但特别是胃部不适（生理）。他认为如果在几分钟之内没有到厕所去方便，他就会失禁（认知）。他几乎完全避免驾车，除非上班，解决这个问题的唯一方式就是安全行为——待在公厕周围。同时他对肠道给予了极大的关注，在行程之前和之中，都要检查他是否需要去厕所，在他启程时又总是想再去方便（行为）。

维持

要确认三个主要的维持过程。首先，避免驾车到"安全"地区

58 以外的地方是一种安全行为，这种行为阻碍了任何对大便失禁的信念的检验。其次，他的焦虑造成了肠道症状，被他解释为大便失禁的前兆。最后，他对肠道的经常检查构成了"仔细观察"，这导致他关注实际上完全正常的肠道感觉。

 ## 认知行为疗法的适用性

对于刚开始工作的治疗师来说，一个普遍的问题就是："哪些患者适合于'认知行为疗法'？"事实是，并没有确切的佐证告诉我们如何将患者和疗法相匹配。萨弗朗等（Safran et al.，1993）的一项研究被广泛引用（不是重复），这项研究提出如果患者具有以下特征，那么短期的认知行为治疗将会很有疗效：

- 在会谈中能够认识到负性自动思维。
- 能意识和区分不同的情绪。

- 良好的认知模式。
- 愿意为改变承担责任。
- 可以形成良好、合作的治疗联盟（从以前的人际关系中寻找证据）。
- 具有相对急发的问题和历史。
- 没有显示出无益的"安全操作"，例如试图将焦虑控制到一个治疗难以达到的水平。
- 显示出在一段时间内精力相对集中地处理某个问题的能力。
- 对治疗持合理的乐观态度。

这些因素并不完善，因此只可作为指导而不能作为严格标准来使用。此外他们被设计用来评估短期认知行为疗法的适用性——可能希望克服长期治疗工作中较消极的因素。

鉴于缺乏适用性证据，很多治疗师会为患者安排一个试验期——大概是五到六次的会谈——在此期间患者和治疗师双方都可以衡量认知行为疗法与患者的适合程度。虽然五到六次会谈并不足以解决患者的问题，但却足以得知认知行为疗法对患者是否有效。如果有效，那就继续运用认知行为疗法，反之，则可以考虑其他的治疗计划。当然，决定停止治疗前需要深思熟虑的讨论，尽可能避免使患者感到不舒服。

 ## 评估期间可能出现的问题

如前所述，对于认知行为疗法初学者来说，一个普遍的难题就是如何获得关于患者问题的详细且充分的信息。这可能要归结于治疗师或患者的问题。

治疗师的问题

对治疗师而言，部分困难可能在于不知道哪些是重要信息。随着有关大量心理问题的经验不断丰富，你将会培养出一种感觉，让你知道哪些问题的哪些方面比较重要。你也应该阅读一些认知行为疗法的治疗模型，使你知道理论家认为哪些是重要的（希望本书的剩余章节将对您有所帮助）。即使经验丰富的治疗师也不总是问对问题，但是他们能够及时发现错误并迅速尝试寻找不同的角度，这也是认知行为疗法的技术之一。

在轻易的放弃和固执的坚持之间掌握好尺度也很重要。在大多数个案中，如果患者没有就你询问的问题提供更多的信息，那么这时适当坚持后再尝试其他方法是十分值得的。患者经常会觉得一个问题比另一个问题更容易回答，一套最初一无所获的问题换个方式忽然就能富有成效。提问时不能太执著，否则会让患者觉得像是在被审问，而不是评估！总的来说，我们的经验是：当你一开始发现自己越过了感觉完全舒适的临界点时，再稍微坚持一会儿；这通常能被患者接受。

患者的问题

对于患者，也可能存在一些困难使他们很难回答你的问题。在任何个案中，了解是什么导致了患者的问题是很重要的，一般会遇上两种情况：一是患者真的不知道你问题的答案；二是他知道，但不愿回答。

患者不知道答案的常见原因包括：

● 患者已经习惯于问题的存在（或者对问题的解决已经丧失信心），不再能注意到你试图评估的因素。通常，进一步温和的提问就可以引起改观，从而使他暴露出更多的信息。另一个很有用的技巧是自我监控（见第5章），可以在每次出现情绪困扰时使用以便更容易获得某种想法，也可每隔一小时就记录下情绪的变化。

● 回避或其他安全行为已经被患者广泛使用或非常有效，使患者不再能体验那些负性思维，因而不能汇报。以一名经验丰富的司机看到红灯的反应来做个比喻，可以更好地解释这个问题。他会不再有意识地想："我最好停下，如果我继续开车的话，另一个方向过来的车可能会和我相撞，这将非常糟糕。"在看见红灯的时候他只会自动刹车。另一方面，如果他只是将脚放在刹车上并没有踩下去，就更容易意识到他的负性思维和情绪。因此，一个有用的策略就是可以尝试着用小的行为实验（见第 9 章）作为评估策略。如果患者愿意看看他避免或不运用一般安全行为时会发生什么，那么这个想法和情绪很可能将更加明显。

● 只有很少的患者可能在获取或者汇报想法和情绪上存在困难。且一些人可以通过练习来缓解，因此这是值得坚持的，例如通过上述家庭作业的方式。个别患者从来没有轻易认识到想法和情绪。在这种情况下，更传统的行为方法可能更有成效。

知道答案但又不愿报告的情况，包括：

● 害怕治疗师的反应。例如，患者可能会认为你会对他的思想和行为颇有微词，或者发现他的问题"很傻"，或嘲笑他。所以通常首先要试图找到患者产生顾虑的原因，多数患者即使不能够说出自己的原先想法，也会逐渐愿意谈论阻碍性的想法。告知患者由有相似问题的患者提出的建议，可能也会有所帮助，让他意识到治疗师以前也听到过这样的事情（但是，不要将自己的观点强加给患者）。

● 公开报告自己的症状可能也是一件可怕的事情。患者可能会害怕自己被确诊为"疯子"而被锁起来带走，或者认为治疗师会联系警察或者社工把她逮捕并把她的孩子从她的身边带走。这些想法往往会带来相当严重的特定恐惧。有一些带有强迫性思维和行为的人，特别是有奇幻思维的人报告说如果透露所有细节，他们害怕自己防护性的行为习惯就会失去作用，而且这样会将他们自己或者其他人置于严重的危机之中。同样，为患者提供一些普遍担心的问题的先例，澄清各种不同的心理健康问题的差异是有好处的（如强迫症和精神分裂症的区别）。

 ## 制定程式时可能出现的问题

结果不是目的

我们必须避免这种假设：患者或者其亲属必然想达到（甚至无意识地）他们行为的结果。一个广场恐惧症患者的行为结果是她丈夫必须总是陪在她身边，只凭这个事实并不能证明她想通过她的行为让丈夫一直陪着她。相似地，强迫症患者的丈夫总是用一种看似会维持问题的方式安慰她，但这并不表示他这样做是为了让她的强迫症持续下去。这并不是说这种动机（有时称为再度获益）绝不存在，只是它并不普遍。除此之外，如果为了说明在任何一种特殊的情况下这是重要的话，那么还需要一些单独的证据予以佐证。据传，弗洛伊德本人关于弗洛伊德式象征主义曾说过一句话："有时雪茄就是雪茄。"我们或许可以将其扩展为："大部分情况下，雪茄就是雪茄。"大多数的患者和他们的家人都希望摆脱困境：他们只是陷入了不能帮助他们达到目标的思想和行为模式中。

修改程式

治疗师有时候会想，程式中是否有一些因素不应该与患者分享。一般而言，答案是"没有"。作为合作式认知行为疗法的一部分，程式应该是开放的。有一种可能，但是很少见，那就是在整个程式中可能有一些因素会威胁治疗关系。而对于程式的探讨在关系的早期会经常发生，那时还没有形成充分的信任和信心来包容相互的冲突。一个明显的例子是，你有足够的证据证明再度获益是程式的一部分（见上文）。即使有确切的证据，在治疗的早期就向患者透露这样的信息也可能会让他们感到生气。一个明智的做法就是不把它纳入程式，直到双方的关系已经牢固到可以公开讨论这些问题。

杂乱无章　　　　　　　　　　　　　　*61*

　　一个有效的程式并不必须包含所有你得到的关于患者的信息。程式中包括太多的信息会导致线条和方框的纵横交错，而使程式混乱不清。记住，程式的目标是厘清从患者那里得到的信息并解释其中的关键过程。为了使患者和治疗师能够轻易理解程式，一定程度的过滤和简化是必要且合理的。爱因斯坦的一句名言可以作为很好的座右铭："任何事情都应该尽可能做到简单，简单到不能再简单。"

目光短浅

　　有时候我们可能会过早确定某一假设并"卡"在这一假设上，只关注那些支持假设的信息而对其他信息视而不见（Kuyken，2006）。要充分检验某个假设，不仅仅要找到支持假设的证据，同时也必须寻找那些可能会反驳这一假设的证据，这一点值得我们牢记。

　　有时我们会迫使患者适应程式，而不是让程式符合患者。至关重要的是你要对患者的谈话有所反应，治疗程式的设计也要特别针对你的患者。

程式需言之有理

　　一个常见的问题是：由方框和双向箭头连接起来的程式看上去很漂亮，但是仔细一看，在逻辑上却毫无意义。这可能是由不慎使用"十字图形"而导致的（Padesky & Greenberger，1995；见图4—14）。

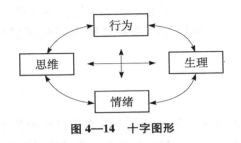

图4—14　十字图形

　　尽管这个模型很受欢迎，而且作为这四个系统之间多重相互关系的简单图示，非常有用。但如果将它作为一个实用程式的基础的话则需要做得更加具体。没有经过充分考虑就使用这种图示可能会导致：将一些冗繁复杂的思维堆砌在一个框子中；把大量不相干的行为、情绪、躯体变化放入另外的框子中；在框与框之间用箭头连接；然后便不再采取任何行动，自以为所有问题都已经被解释了。但其实没有，因为箭头并不能代表任何可理解的过程。我们有的只是将一个大箭头把所有的思维连接到所有的行为、所有的情绪等等，而不是具体到什么样的行为是和什么样的想法或情绪有关。虽然每一个联系单独出现时是有意义的，但当它们都混淆在一起就会毫无意义。结果治疗师（更不用说患者）可能会花大力气去解释这些假设的关联是如何起作用的。

　　要经常以批判的眼光去思考你的程式，不时地问问自己那些箭头和框框表示怎样的心理过程。确信你可以解释一个框子中的想法是怎样导致另外一个框子中的行为的，或者一个行为是如何对一个特殊信念产生影响的。简而言之，确保你的构想有意义。

程式需要被使用

　　显然如果有了程式却不使用就不能起到作用，只能被遗忘。有时，当程式完成以后，治疗师就像对待完成了的作业一样将其归档，不会再次推敲。记住一点，程式的作用是在整个治疗过程中对治疗师和患者给予指导。试着养成经常对构想进行反思的好习惯：

"这个经验是如何适用于程式的?""我们的程式如何来建议才会成为一个好的方法?""这项工作（会谈或者家庭作业）将会给这个重要的维持过程带来什么样的变化?"

核心信念和图式

最后，将程式转变为治疗计划还有一点需要注意。有人会这样认为，就是如果你的程式中包括核心信念或图式的话，那么它们须首先得到处理，因为它们比负性自动思维或行为要更加根本或深入；因此你应该开始着手改变它们。这种观点并不正确。核心信念和图式当然比典型的负性自动思维具有更广泛的适用性，但是，这并不一定会让它们更重要或更根本，也并不意味着处理负性思维和行为是"肤浅的"。相反，目前几乎所有能表明认知行为疗法有效性的证据都是基于特殊负性思维和相关行为的。还有证据表明，在这一水平上的治疗会引起更广泛的信念水平的变化（例如，见吸引人的"分解"研究，Jacobson et al.，1996）。我们的目标是让问题尽可能地简单，只有到了必要的时候我们才能触及更一般的信念和假设，那时我们已经处理了我们能处理的一切具体的想法和行为。

第5章

认知行为疗法中的测量

引言

我们已经谈论过认知行为治疗中为了评估群体和个体患者的治疗效果而进行的实证研究，这些在第 18 章中将会被更为细致地讨论。本章将讲述如何将这种实证研究应用到个体患者中。我们来看看测量工具如何在评估阶段和随后的治疗中去深化我们对问题的理解。我们还要讨论为什么要这样进行测量，如何设计这一类的测量，并给出一些有价值的测量实例。

认知行为疗法的实证性

从一开始，我们就会鼓励患者将治疗视为一次实验，在评估和治疗中观察其中的思维、感觉、行为及它们之间的关系。

 评估和程式

在评估中，要求患者收集有关问题性质的数据，将有助于补充和调整他在评估访谈中的报告内容。这类数据可促成两个主要目标：

1. 有益于详细阐述程式：例如，有助于发现特定思维、感觉或行为的触发因素，以及三者相互之间的联系，这样可以探索出有关程式的尝试性观点。

2. 确定一个基线，便于日后进行比较：例如，测量问题的发生频率和严重程度。

一位患者认为自己毁掉了孩子们的生活，因为她经常"责骂"他们，冲他们大吼大叫，并且一旦她"失控"就一发不可收拾。她认为记日记可以帮助了解行为发生的频率以及发生的时间（见表5—1）。眼下她意识到情况并不是那么坏，一周仅两次而已。

表5—1 一位女士对她孩子"失控"的频率和引发事件的评定量表

日期	引发事件
5月2日	—
5月3日	—
5月4日	丹尼说由于是我的错而导致了他忘记拿足球鞋，于是不得不回去取。
5月5日	—
5月6日	艾玛做头发做了太长时间以至于耽误了巴士。
5月7日	—
5月8日	—

注："失控"是指大吼大叫超过1分钟。

治疗中和治疗结束

一旦患者对问题的诱发和维持有很好的描述，就可以开始检验新的行为、思维和相互作用，并评估其对问题的影响。常规测量需要患者和治疗师都对干预的效果进行评估。尤其重要的是在治疗结束时收集数据，这样可以评估整个治疗过程。

一位患有强迫症的患者记录了从她开始计划出门到真正离开自己的房间所需要的时间，以及上班结束后离开办公室需要的时间。当她将反应预防法加入到大量的任务中后（见第 14章），她可以清楚地看见干预对她离开家和工作地点所花的时间上所起的作用（见表 5—2）。

表 5—2　　　　　　　　打破强迫症仪式时离开地点花费的时间

日期	地点	所需时间（分钟）
反应预防之前		
1 月 5 日	家	23
1 月 5 日	工作地点	37
1 月 7 日	家	25
1 月 7 日	家	18
反应预防之后		
2 月 6 日	家	8
2 月 7 日	家	7
2 月 7 日	工作地点	11
2 月 9 日	家	9

另一个评估治疗变化的例子如下：

一位离开家会产生焦虑的男子意识到提早到达车站是一种安全行为，这种行为强化了他关于"只有 100％控制，我才能安全，并且不用被拒绝"的想法。为了弄清是否会有灾难性的结果，他尝试着要么准时到达，要么甚至迟到，但是发现没人评价或在意。令他惊讶的是，他发现，在不准时到达的日子里他不再像预计的那么焦虑（见表 5—3）。

表 5—3　　及时（或推迟）完成事件、对别人的影响以及焦虑水平

事件	多早或多晚	别人的评论	之前的焦虑程度（0～10*）
伦敦火车站	提前 45 分钟	无	7
董事会议	准时	无	2
吉尔福特火车站	提前 10 分钟	无	3

＊0：一点也不焦虑；10：最大强度的焦虑。

为何要为测量费心？

65

你可能需要创造性地设计出许多有用的监控，以便评估问题和评判不同干预方法的效果。然而，这却完全回避了正题，即为什么使用测量。有许多理由都解释了为什么监测搜集的数据有助于完善会谈中的信息。

● 常规测量会让你获得问题的重要方面的基线，然后根据这个基线来评估后面干预的效果。

● 在行为、思想或感觉出现时对其进行的观察，比回溯时　66
进行的估计更可信（Barlow et al.，1984）。

● 患者在现实生活中的直接观测对他们自己具有治疗作用，比如提供关于问题范围及其进展的精确信息。

一位患者每周勤恳地做思想记录并用心地从中挑选出最让她痛苦的事件，用来在疗程中探讨。当她将注意力集中于痛苦的时光时，就会明显影响她对过去的一个星期的评估。为了消除这种影响，她开始每天三次评估自己的情绪（最后当她的情绪更稳定时减少到每天一次），并且很惊奇地发现很多日子她的心情比她记录的要更愉快。她觉得这很令人鼓舞，因为她一

直怀疑自己是否能够使用认知疗法。

● 一旦情况开始好转，许多患者便意识不到问题最初是多么严重。对问题的起点的测量可以帮助患者更准确地评估他的进步。

当一个患者的广场恐惧症缓解时，他把注意力集中在驱车前往附近集镇的困难上，声称以前去当地的镇子从未产生困难。他觉得很沮丧，好像没有取得什么进步。然而，早些时候的日记足以让他确信自己确实取得了莫大的进步，而且他现在不以为然的任务在最初就是他真正的问题所在。

● 如果干预没有达到程式预计的效果，那么测量也可以帮助你和患者弄清原因。例如，没有恰当地实施治疗。

一位患者由于每天的家务活而感到失控而且疲惫不堪。首先，她决定每周抽出三天，花 20 分钟清理散落在厨房中的废纸，并评估自己的疲倦程度。这种干预似乎不起什么作用，但她治疗笔记中的一篇日记指出，她每周只努力整理了一次，并且用此证明她不堪重负。这些资料让治疗师和患者弄清了如何提高她完成任务的可能性——在这个案例中她应该在最高效的时间段做事情，即独处的早上。

因此，有充分的理由证明应该将测量作为常规临床实践的一部分。现在我们来考虑如何做才能为你和患者提供对治疗有用的信息，首先应该关注测量的一些特性。

监控的心理测量

67

测量的反作用

不论测量什么都会积极地或消极地受督导过程的影响。在一些习惯中，如吸烟，如果患者认识到诱发事件，并在潜在的循环开始时做出抑制反应，则有可能减少吸烟量。在另一方面，也可能朝着相反的方向去改变。例如，对于负性自动思维的最初监控，一些患者的反应是增加对这种思维的关注和/或其发生的频率，它可能在短期内增加焦虑或抑郁。所以有必要告诉你的患者可能会出现问题的暂时加剧，并鼓励他坚持监控以便发现它的长远优势。

▊ 效度和信度

当制作出标准化的测量工具如问卷时，人们往往会非常关注其心理测量的质量，尤其是效度和信度。

一次有效的测量是指测出了想要测量的特质，而不是其他无关特质：例如，一份关于社交焦虑的问卷调查不应该用复杂的语言文字表达，否则回答会受到个人语言能力的影响。

一次可信的测量是指在不同时间的同等条件下，由不同施测人进行的重新测量得到了同样的结果或分数。低信度的测量受到无关特征的影响并产生不一致的结果。

标准化的测量，比如一份完善的情绪问卷，通常会被不断地检测信度和效度。然而，在许多情况下你需要具独创性地设计出其他特质的测量工具，在这种情况下，试着保证尽可能好的信度和效度，这一点很重要。下一节将会介绍如何做到这一点。

 ## 获得有用且精确的测量工具

这里提及的许多原则都易于遵循，但是测量的效果往往有很大差别。

▊ 简易性

不要让你的患者有过重的负担。从一项没有太多要求、易完成的任务开始。当患者越来越相信由监控获得的信息且对监控越来越熟练时，你可以加大对他的要求，但仍然需坚持记下观察和记录的难度。

实施自我监督有助于得知任务的繁重程度。例如，你可以做一些当天的思想记录（见第 8 章），或者你可以记录下使你烦心的行为的频率——对人发脾气、抓头——和每次行为的引发因素。你慢慢就可能发现监督并不是没有难度！

在更多的系统中考虑使用测量

尽管限定对患者的要求很重要，但你要记住问题的不同方面会以不同的方式变化，这一细节需要解决。

一个有健康焦虑症的女人努力减少与她丈夫和母亲谈论她的忧虑或寻求安慰（如行为方面）的时间。她记录下有关问题的行为、认知和情绪方面的信息（见图 5—1）。在头两周内，她在行为变化上的成功对她的焦虑或者她觉得自己可能有很严重的健康问题的信念没有起到什么效果。

关联性

只询问一些你要用到且对治疗有益的信息。患者不大可能不辞劳苦地进行督导，除非他体会到了其中的关联性，即使你仅仅是"出于兴趣"询问某种信息，也可能会危及治疗关系。

具体、清楚地定义目标

为了提高测量的信度，要确保同一任务中的两名观测者对观测结果的解释一致。这意味着必须详细地表述你想要记录的内容。例如，如果你让患者记录"发脾气"的频率，那么你该说："让我们试着弄明白'发脾气'的具体含义。为了达到此次练习的目的，你觉得'发脾气'该包括哪些？当你怎么做时会意味着你在发脾气？"这可能包括大声喊叫、说些不友好和不合适的话、摔门，但可能不

行为：每一次你寻求安慰，或与你的丈夫或母亲讨论病情时，请记录下来：

日期	记录	共计
14 日	///////////	11
15 日	/////	5
16 日	//	2
17 日	///	3
18 日	//////	7
19 日	//	2

认知：（每天）评估一下你对这一说法的相信程度（0～100）："我的眼睛是正常的，和大多数人一样。"

日期	评估
14 日	55
15 日	45
16 日	43
17 日	50
18 日	43
19 日	45

0＝一点也不相信；100＝完全相信

情绪：（每天）评估一下你最焦虑的情况和你焦虑的平均值（1～10）：0＝一点也不焦虑；10＝能感觉到的焦虑的最大值。

日期	焦虑巅峰值	焦虑平均值
14 日	8	4
15 日	7	5
16 日	8	4
17 日	9	6
18 日	7	5
19 日	8	5

图 5—1　健康焦虑症不同方面的记录

包括议论别人，生气但不喊叫。用此方式进行操作化的优点是患者不必在事情发生的同时判断事情是否符合定义。

将内部状态作为测量的焦点是不常见的，在这些测量中要使用由两位观测者得出的一致标准不太可能。不管怎样，你要注意将所记录内容的模糊性降至最低。

　　　　一位患者在许多种情况下会产生分裂，她要记录这些情况
发生的地点。事先约定，她需记录的情况是她不能意识到周围
的事物，不能包括虽然觉得模糊和眩晕但仍然能意识到周围环
境的情况。

使用清晰且简单的指导语

不要指望患者能记得任务的要求，因为他也许会完全忘记，又
或许他们会记错：将它写下来（会让患者更好地按照要求去做）。

70　### 使用灵敏且有意义的测量

有的测量工具对变化非常敏感，所以能够更有效地描述出患者
的进展，但是却不能够抓住对患者最为重要的问题的特征。测量的
灵敏和意义都很重要，原因有所不同：前者是因为它们让你很快观
察到相关干预的效果，后者是因为测量能聚焦患者所认为的问题中
心和有意义的方面。

　　　　一位抑郁的女士非常关心她的情绪是否在治疗中得以改
善。治疗的其中一个步骤是，她努力参加令人快乐和满足的活
动，而且每天记录活动的时间、社交的次数，并计算一周的总
次数。还记录下每天的情绪状态。尽管这些测量直接与程式的
其中一部分（减少的活动）有关，但是她对每两星期测量一次
的贝克抑郁量表（Beck Depression Inventory）的得分更感兴
趣，因为她觉得测量分数最能体现她现在的总体状况。

为记录提供帮助

至少在治疗初期，应该为患者的监控实践任务提供尽可能多的
支持，从而降低对患者的要求。要为患者草拟好评估格式或日记，
准备尽可能多的复印本。记录表格要尽可能简单和谨慎，记住，许

多患者对记录个人信息时被注视会感到尴尬。例如：患者可能会带着一张小的索引卡记下每天的信息；可能会用日记簿中五颜六色的专用纸；可能用手机或手提电脑的备忘录。

训练患者使用测量工具

即使任务看上去很简单，也要让患者大概表述一件最近发生的事，然后和你一起完成记录过程。这能确保他明晰任务，也能讨论突然出现的困难。例如，你会说："我们能回想一下你最后一次感觉恐慌的时候，并记录下来吗？你在'情境'这栏里打算填什么？"

同样要花时间阐明评估的流程，因为你的患者也许对此并不熟悉。比如，你会说："这很有趣；人们经常会体验到几种情绪，所以栏目中有'情绪'一栏。评估情绪的强度会很有帮助，所以我们要大致了解一下。0 分表示你一点也感觉不到焦虑，10 分表示'所能想象的焦虑的最大值'。你觉得何时有那种感觉？⋯⋯5 分如何？你能回想一段感到中度焦虑的时间吗，在 0 分和 10 分的中间？⋯⋯7 分呢？能回想一段感到比'中度'焦虑更严重一点，但不是 10 分那么强烈的时间吗？"

记住你期待着患者学会自我监控的技能，并能在以后使用这技能来处理问题。

在事件发生后尽可能快地搜集数据

71

如果事件发生后一段时间内没有记录下来，那么回忆很可能就不怎么生动或者在记录时受患者的情绪影响。对患者而言，在事情发生时立即记录下来不太可能，尤其是与其他人在一起时，但应该鼓励他把要记录的内容记在心里，当有机会的时候尽快记下来。另外，可以让他及时写个简短的便条然后在方便的时间完成整个监控过程。

关注监控

治疗师永远不能忽视搜集到的信息。如果信息真的很有价值，那么在某种程度上，下个疗程应该以此为据；无论如何，应该让患者的努力得到真诚的关注，有回报之后他才会愿意继续进行监控。所以，请保证共同日程中有一部分时间用来反馈家庭作业。

搜集哪类信息

有许多不同的方法可以记录有用信息，接下来的例子就体现了这种多样性。在后面的章节中还会提到其他的例子，许多学术论文和书籍会就特定问题给出解决措施，这些措施可能会被临床上采纳。

频率计算

一个有用的经验之谈是只要牵涉到计算的，都计算出来。计算可能是最可靠的测量方法，尽管它显得过于简单。可以计算的特质不计其数，值得考虑一下问题的哪些方面能够通过这种方式进行测量。比如：

- 自我批评的想法的次数。
- 检查的次数（检查门是否锁好、是否有蜘蛛网，等等）。
- 拔眼睫毛的次数（针对拔毛癖的人）。
- 每周使用卫生纸的次数（评估强迫症问题或对膀胱/肠胃的担忧）。
- 咒骂的次数。
- 接电话的次数。
- 换衣服的次数。
- 暴饮暴食欲求的次数。

治疗师和患者的创造力仅仅受限于可以进行频率计算的项目种

类的多寡。

监控时了解事情发生的频率是重要的；但如果某天突发思维高达几百次的话，要求患者记录下来则没什么用处。如果频率很高，那么可以在一天中取个重要的时间样本（例如，在想法最困扰的那半个小时），如果没有特定时间的话，就任意选个时间（例如，在 5 点至 6 点间）。 72

事件/体验的持续时间

事件或体验的持续时间也可能很重要，并且也可能是一个可靠的测量项目。例如：

- 强迫症患者花在洗涤上的时间。
- 健康焦虑症患者花在检查身体上的时间。
- 广场恐惧症患者花在独自旅行上的时间。
- 抑郁症患者能够集中精力阅读的时间。

请再次发挥你的想象力。

自我评估

这是使用最普遍的测量，因为它们能捕捉到诸如情绪和认知等内部事件的特质。它们的信度比频率计算或持续时间测量要低，但遵循上面提到的简单准则可以提高信度。尽管比对经验的简单描述可靠，但它们仍然受到"基点"变化的影响，"中等"的评估，或 10 分计分上的 5 分，可能意味着治疗初期和治疗结束之间相对来说有所变化，因为个体的极度痛苦体验逐渐地减少了。

如果监督的是离散事件，那么可以让患者在每次发生时对其进行评估。例如，一位担忧排尿有问题的患者在他去卫生间前评估了他有多焦虑以及排了多少尿（见图 5—2）。

然而，如果测量的现象是连续的（比如有时候出现的焦虑）或很频繁地发生，那么有必要让他选择一个时间来评估（正如上述

"频率计算"后提到的），或者评估平均持续时间：比如，评估早上、下午和晚上的平均焦虑程度（见图 5—3）。

离开家后的任何时候，请评估：
● 在你去卫生间前感觉到的焦虑程度：
    0＝不焦虑；10＝最大焦虑
● 上厕所的欲望有多强烈：
    0＝不强烈；10＝最强烈
● 排了多少尿：
    0＝没有；1＝少许；2＝适量；3＝一些；4＝许多

日期和时间	焦虑值 （0～10）	欲望值 （0～10）	尿液量 （0～4）
7 月 23 日，9 点 15 分	6	5	2
7 月 23 日，11 点	7	4	1
7 月 23 日，12 点 15 分	6	6	1
7 月 23 日，15 点 20 分	5	5	2

图 5—2　一位有排尿焦虑男子的日记

评估你每天早上、下午和晚上焦虑的平均值。如果大于 5 分，那么记录下你当时在做什么。

	焦虑值（0～10）	焦虑值大于 5 分的情况
星期一上午	4	
下午	7	与专家们开会
晚上	2	
星期二上午	6	计划演讲
下午	7	演讲
晚上	2	
星期三上午	4	
下午	4	

图 5—3　工作焦虑的日记

日记

日记可以将上述提及的各种测量综合起来，并让你看到问题不同方面的联系，诸如问题和特殊的触发事件、安全行为和调节因素之间的关系。日记具有多层面性，所以要注意记录表的制定并训练他们如何使用。留心患者可能带回不一致且很难分析的信息。需从患者那里得知：什么问题比较重要，记录表是否合理，是否有模糊的内容以致难以使用。

表 5—4 是一个有呕吐恐惧症以致无法参加一系列社会和家庭 74
活动的女士的日记。日记包括她认为重要的方面，尤其是她的成就感，这种成就感在短期之内对她体验到的焦虑有补偿作用。

表 5—4　　　　　　　　　成功减少安全行为的日记记录

日期	情境	减少的安全行为	焦虑程度 (0~10)	成就感 (0~10)
6 月 23 日	为生病的朋友端了杯咖啡并与她一起喝	没有给茶杯消毒 端着茶杯并喝了下去 从"她喝的"那边喝的 没有打扫工作台面 去遛狗所以没有坐下来去想	8	10
6 月 26 日	走过曾有人生病的走廊	没有走到反侧 按原路返回，尽管知道它就在那里 没有屏住呼吸 晚上就穿着那些衣服	9	10
6 月 27 日	喝过期的酸奶	晚上让自己忙起来，没有坐下来 反复考虑自己是否病了 没有熬夜以免在床上觉得病了	6	9

后面会提到两篇常用的日记：第 8 章的功能性失调思维记录（DTR）和第 12 章的活动一览表。

问卷

有许多种问卷可供临床使用，其中许多最初是为研究测验而开发的（见第18章的临床实践中普遍使用的一些问卷）。很多问卷的一个主要用处就是能为你提供相关群体的数据——例如，正常人群，或一群抑郁门诊病人——这样你可以将病人的分数与他人比较。然而，问卷可能不会像对患者自身问题的简单记录一样能给出灵敏度较高的结果。换言之，问卷不同于评估等级或频率计算，但也不见得更好：它取决于你需要什么样的信息。不管怎样，使用标准化和有效度的问卷还是很重要的，否则，问卷的结果可能不可信。

75

其他信息来源

尽管治疗中大部分信息都是由患者提供的，但其他来源也很重要：其他资料提供者、行为的现场观察和生理数据。

其他资料提供者

采访其他人也许有帮助，因为：

● 他们有患者没有的信息——例如，一个患者可能觉得他在社会情境中行为古怪，其他人的观点能提供有用信息。

● 问题对其他人有影响——例如，一个强迫症患者在他的惯例行为中牵涉到了亲人或其他重要人物。

● 他人对患者的问题的回应方式可能与其维持有关。

● 他人对问题的信念可能很重要——例如，吃药可能是唯一有效的解决办法。

记住，问题可能对其他人有较大暗示，因此，应该和患者受到相同的对待，认识到他们应该参与其中，被寄予希望，可能的话还要学习认知行为疗法。使用苏格拉底式提问法的原因同样也适用于他们，如同适用于患者一样（见第 7 章）。

尽管访谈是从其他资料提供者那里获取信息最普遍的方法，但也可用与对待患者的相同的方式要求他们提供更多直接的观察材料。频率计算、评估、日记和问卷在某些情况下都可能有用。

应该同患者和其他信息提供者讨论一下关于保密的事项，以便确定有没有一些事是双方都不愿暴露的。应该检查一下他们的理由是否充分，或许建立在了错误的信念上。例如，家属担心谈论自杀可能会将这种想法灌输给患者，其实这是多虑的。

角色扮演和现场观察

在问题发生时对患者进行观察可以提供许多意义重大的信息，这些信息是患者忘记或者没有意识到的信息。例如，一个有着复杂的洗手惯例行为的患者想当然地认为其中包含了一些细节——完成惯例行为的每一步后用肥皂洗手再把它放进水槽中；一个有社交恐惧症的人没有意识到他在非正式的社会交往中非常爱逃避他人目光。

有时，你可以在自然的环境下观察患者的行为：比如，一个治疗师陪同一个有社交焦虑症的患者去商店，在他询问货物或者付钱时观察他与别人的互动。还有些时候，你可以设计情境：例如，治疗师让一个强迫症患者触摸门把手来"弄脏"她的手（通常她会避免），接着她会执行她的惯常行为来确保安全。 76

当然，你在观察患者时可以用以上所有的测量方法，包括频率计算和评估等级表。

生理测量

许多研究报告，尤其是与焦虑症有关的研究报告，都包含了生理状况的测量，而且，最让患者感到不安的确实可能是生理症状，例如在恐慌症中。尽管有些测量工具简便而且易携带，比如心率仪或皮电反应仪，却很少运用于临床实践之中。通常，患者对生理变化及其对于他们的意义的感知足以作为反应系统变化的指标。

一个患者害怕焦虑时昏倒，为了给他看血压（BP）状况的信息，要求他把注意力集中在心率（HR）上。当心率加快时，治疗师问他血压和心率之间的联系，然后向他解释晕倒是因为血压降低了。

因此，重点是间接进行生理值的测量，而不是直接地进行生理记录。

 ## 充分利用数据

既然我们花费了时间和精力收集信息，就要确保信息得到了很好的利用。首先，仔细查看这些信息是否支持需进行检验的假设。这可能涉及对数据某种方式的整理。例如，如果患者在很多周内做了一系列问卷，你就可以将结果用图表表示出来并找出变量。图5—4就是一位正在接受治疗的抑郁患者的贝克抑郁量表（BDI）分数。

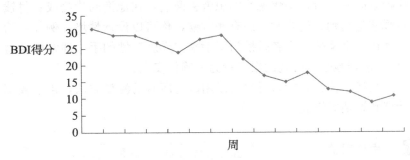

图5—4   治疗中 BDI 得分的图示

　　然而，日记可能会很难总结，尤其是如果患者尝试的任务越来越难的话，他的焦虑得分不会降低。表5—5呈现了一位有严重幽闭症的患者的数据。也许在疗程中要求他将任务按困难等级分类会有帮助，因为他可以看到行为焦虑在相同困难等级上取得的进步。

随着治疗的进行，整理与解释信息的责任应该逐渐移交给患者。你可以要求患者评述他自己的日记和确定讨论的主题或最重要的事件。它有助于患者提高评论和统筹的能力，这对有效解决问题很有用。

表 5—5　　　　随着任务难度的增加而增加的焦虑值记录

日期	情境	焦虑值（0~10*）	困难值（1~5**）
11 月 12 日	小房间，门开着	5	1
11 月 14 日	电梯中，上升了 1 层	7	2
11 月 15 日	礼堂后面，最后一排	4	2
11 月 16 日	小房间，门关着	7	3
11 月 17 日	小房间，门关着，充满烟雾	8	4
11 月 19 日	小房间，门开着	3	1
11 月 21 日	礼堂后面，中间一排	4	3
11 月 23 日	小房间，门关着	5	3

* 0＝一点没有；10＝我可能出现的焦虑最大值。
** 1＝想象着可以这么做；5＝觉得永远不会去做。

 使用测量中的问题

患者不重视测量的潜在价值

与患者讨论他的疑虑很重要，而且有必要的话，在得到他的同意的情况下尝试着做一些测量，比如实验性质的测量。

患者无法读或写

如果您无法读或写，那么你得发挥聪明才智去寻找别的记录方式——例如，利用录音机。

问卷的信度或效度很低

经常检查问卷的信度和效度值，常模数据对患者很重要。

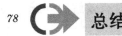 **总结**

78

对问题的特质进行测量，并随着治疗的进行去评估变化，是认知行为疗法中至关重要的部分。当你使用才智去设计测量方法时，它会成为治疗中有趣、富含创造性和合作性的部分，并且会是应对异想天开或者治疗悲观主义的一剂良药。

第6章

帮助患者成为自己的治疗师

 引言

> 心理治疗的学习模型中最强有力的部分之一就是患者开始吸纳治疗师的许多治疗技术。
>
> （Beck et al.，1979，p. 4）

在认知行为疗法中我们教患者成为自己的治疗师，掌握应对旧病复发的技巧。本质上，认知行为治疗师的目标就是使自己变得多余，这意味着要彻底地教会患者认知行为疗法的模式和方法。这不仅仅是简单与患者分享认知模式和策略，还包括许多能让治疗技术更易学易记的方法和让患者长期独立处理困难的方法。在第3章中我们探讨了治疗关系在帮助患者发现和学习中发挥的重要作用，以及合作对学习认知行为疗法技术的必要性。这一章我们着重谈论有关如何让患者进一步巩固学习成效和试图应对旧病复发的方法。

帮助患者学习和记忆

只有当患者记住了认知行为疗法的模式和方法，才能承担治疗师的角色。有许多诠释学习的模型，但与作为治疗师的我们关系最密切的一个也许是勒温（Lewin，1946）和科尔布（Kolb，1984）的成人学习理论。

成人学习理论

这一模型强调经验学习的重要性和思考的价值。这一模型认为有效学习包含了四个必要步骤：

80

- 体会。
- 观察。
- 概念化。
- 计划。

这些形成了一个如图 6—1 描述的周期。真正有效的学习需要完成周期中的所有步骤。

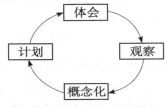

图6—1 成人学习周期

资料来源：摘自 Lewin，1946 和 Kolb，1984。

对有效学习的元素的理解可以在许多方面帮助治疗师：例如，决定什么时候提供信息和什么时候使用苏格拉底式方法，什么时候安排任务让学习变得更不易忘记。下一章节着重研究苏格拉底式方法，但值得注意的是苏格拉底式方法包含了学习周期的元素。使用时，我们给患者一个仔细回想他们经历（观察）的提示，以此来建立对他们问题的新理解（概念化），然后创造新的可能性和未来的方法（计划下一次经历）。第 8 章和第 9 章分别着重研究认知和行为技术，你同样会看到这些重要的认知行为疗法元素是如何通过学习周期联结起来的：认知技术帮助患者树立新的观点和"实地"（体会）被检验的可能性（观察—概念化—计划）。

以学习周期为例，你可以展示认知治疗的模型，或者阐明情感、思维和行动之间的相互作用，以便患者熟悉四种元素。

体会、观察：

治疗师：你觉得怎样？

患者：很焦急，我吓坏了。

你想到了什么？

我想到了自己很难堪——像个傻瓜一样。

你做了些什么？

81

我告诉老板不能做演讲因为我将休年假——然后我预定了年休。

所以你没有做演讲。那使你感觉怎样，当时你又在想什么？

稍作镇定之后，我觉得更糟了。我仍然没有直面做公共演讲的焦虑，现在我害怕老板会意识到我骗了她。

似乎你感觉很害怕并且认为自己会很尴尬，所以你在逃避害怕的东西之后又后悔了。

嗯，是的。

概念化：

那么，你从中学到了什么？

我觉得如果我感到恐惧，显然就应该勇敢地面对。逃避只会让我感觉更糟而且让我更焦虑。

计划：

面对自己的恐惧……关于怎么做到你有什么想法吗？

接着可以计划一个行为实验，实验中的体验可以用于评估等等。经验与认知的结合比纯粹的言语干预更能引起认知、情感和行为的改变（Bennett-Levy，2003），而且更有助于弥补患者常有的"思维—信念的缺口"（"我心里知道但就是感觉不到"）（Rachman & Hodgson，1974）。

人们认为，我们每个人在使用和理解信息时都具有自己偏好的方法。霍尼和蒙福特（Honey & Munford，1992）把这些偏好映射到学习周期中，并区分了四种偏好类型：行动活跃者、思考者、理论家和实用主义者。当你在读到周期里每一阶段的描述时，考虑一下你自己的偏好。

体会：行动、安排、"做事"的阶段。这是行动活跃者最爱的四个周期，他们喜欢从事某些切实的东西。在治疗中它可能包括角色扮演或设定一个行为任务。

观察：这是对发生的事情进行反思的周期部分，是思考者最爱的部分，他们花时间去领会事件并且反复琢磨。治疗中它可能包括评述患者的思维记录或收集每次会谈之后的反馈的过程。

概念化：在过去的经验和知识的基础上，搞清楚现在所发生的事情。这一分析阶段是理论家最爱的，他们喜爱寻找事物的真理。82 在治疗中，这可能是对问题程式的反思过程，是概括经验和抽象原则的过程。

计划：考虑新观点的实际影响的部分，受到实用主义者的喜爱。这标志着制订计划，为进一步的体验打下基础。在治疗中这是准备下一步、在新的理解基础上设定目标和任务的阶段。

个人偏好导致周期元素强调不足或过分强调。例如：

● 行动活跃者可能不恰当地停留在任务中"做"的那部分，比如患者会参与行为任务但不强调对其进行彻底的回顾。这意味着很难领会体验的含义，汲取经验。最坏的情况是，白费了这些经历。

● 思考者可能会回顾任务但不能将之与先前体会联系起来以发展形成自己的原则。在这种情况下，计划可能会变弱因为它缺少理论基础，并且不大可能与患者问题的程式联系起来。

● 理论家会制造联系，但如果观察很少，她将会几乎没有可联系的东西。如果计划阶段也很少，将会失去重要的学习机会。

● 最后，实用主义者着重制订具体计划，但除非她适当地参与到行动及观察和理论化中来，否则计划将鲜有成效。除非四种状态皆有，否则即便有最好的计划，也不能学习或记住新技巧。

你的个人偏好和患者的偏好之间可能产生无益的交互影响。例如，一对反思者—理论家可能会惬意和积极地进行探讨但行动却不够，以致不能进行经验学习。一个对抗性的组合也会出现问题，例如，一个思考型或实用主义的患者可能会给行动—理论型的治疗师带来挫败感，治疗师可能出现令人泄气的反应迟钝和强迫行为。因此，在某些情况下，偏好的不同会加剧治疗联盟中的问题（见第 3 章）。

由此可见，很明显，学习风格关系到认知疗法对患者的训练，也关系着治疗联盟的发展。因此，这值得我们花时间去深思。

记忆

学习不只是获取知识；信息不仅要被保持也要可提取。因此需要患者记住治疗的要点，对记忆的了解和帮助患者记忆就成了我们工作的一个有价值的附属部分。有很多有用的资源能帮助我们理解有关记忆和信息—加工过程的知识，但其中最有教育性和通俗易懂的要数艾伦·巴德利的《你的记忆：用户指南》（*Your Memory：a user's guide*，Alan Baddeley，1996）。本章观点大多来自于它。

与记忆有关的主要系统有：

83

● 短时记忆（STM）。这是信息的"暂时储存场所"（20～30 秒）。如果信息是无关的或没有足够重复到能被转换为长时记忆，它将会被遗忘。

- 长时记忆（LTM）。这是"保管处"，信息在这里会被无限期保存。与某些观点相反，记忆并不像录像机那样保存信息，能在我们回忆某事时重放。它更像一个拼图玩具，散片被存储在大脑的不同部位，等待着在我们回忆的时候重组。这是很重要的一点，因为它让记忆很容易混乱。

它在临床实践中重要吗？接下来的例子解释了为什么对学习和记忆的了解能帮助患者最大限度地获得技术。

在教患者放松技术的时候，患者在治疗师办公室的椅子上靠着。他的感觉记忆处理着言语指令，就是治疗师的声音，告诉他放松身体或呼吸缓慢的躯体知觉。当患者执行指令并反馈放松的效果时，这个过程将被储存在短时记忆中。如果认为练习很重要，它们则更可能被储存于长时记忆之中。

如果认为练习是无关的，或者不怎么去留意，它们将会被遗忘。

让我们假设一下，一开始他们便相信放松练习的基本原理，执行了指令，并在家练习了，而且在治疗会谈中对练习给予了反馈。然而，却发现他的练习并不如治疗师期望的那样。尽管他记住了一些放松法的要素，但忘记了一些，还有一些与其他练习指导混淆了。总体而言，练习并没有帮助。讨论揭示了可能的原因：

1. 他没有记住练习的基本原理并且难以理解其中的关联。

2. 练习只在疗程中做过一次，很少有任务报告，并且无记录，因此他对练习的记忆便很差。

3. 在回忆放松训练时，患者无意识地记起了多年前学过的瑜伽技术，干扰了记忆。

4. 治疗师和患者倾向于"行动活跃者"学习类型并且不重视计划。

患者的记忆力如何提高？

- 关联。重要或有意义的材料可能比较好记。这是为什么告之以基本原理——并且确定患者理解和同意该基本原理——
在治疗中非常重要的原因。

● 集中。分心使记忆力变弱，因此集中注意力有益于记
忆。治疗师应将分散因素降至最低并使患者对任务保持注意。

● 重复。重复使我们更加容易记住信息或者经历。这样，
治疗师便可以进行多次有效的放松练习的复习。

● 积极参与。从患者处获得反馈同样有帮助。

● 记忆帮助。我们都会忘事，因此便条、清单等能给我们
带来帮助。为这一类的患者提供一份记录基本原理和技术的资
料，或者用磁带录下练习对他们会很有帮助。

● 熟悉。我们倾向于基于先前的经验与信念"重组"记忆
（Bartlett，1932）。因此，治疗师应该核查患者对一项特定技
术的反应和联想。通常，早期经验能够得到有效融合，熟悉的
瑜伽技术能融入练习中去，帮助它们更易记忆。

● 在整个学习周期中练习。引导患者对练习进行思考是有
益的，让他们思考学到了什么以及如何运用。学习周期的概念
化及计划这两个步骤为解决问题和为练习制订具体计划提供了
机会。

有效学习原则适用于我们介绍给患者的每一种认知行为技术，
从简单的记日记到复杂的行为实验。通过这些能帮助患者学习处理
症状的技巧；你肯定希望患者能够长期地处理自己的问题，他们必
须熟练掌握处理复发的技巧。我们现在来探讨这个。

复发处理

如前所述，患者必须学会独立，那意味着他们需要记住认知行
为疗法的技术并且能够在困难情境中和挫败之后使用。关键在于患
者能够有效地处理挫折。你可能想知道为什么这章叫做复发处理而
不是预防。尽管一些治疗方法致力于消除旧病复发，但对于某些患

者的某些病状，要在某种程度上预防几乎是不可能的。那些期望自己能完全康复的患者后来很可能会失望。然而，学习如何处理这类事件并重新获得已经失去的成效是有可能的。

我们建议在治疗早期就应该引入复发处理，这样它才能作为一项技术在治疗过程中不断地完善。复发处理最基本的形式包含患者在挫折后问自己的三个问题：

- 我怎么理解它？
- 我从中学到了什么？
- 有了事后认识，我该怎么换种方式去做？

在这种方式下，患者建立起一种分析挫折并从中得益的习惯。例如：

85　　　　卡罗尔一直在与饮食障碍抗争，她有暴饮暴食的历史。一天晚上她买了很多最爱吃的食物，独自回家并吃光了它们，当她觉得很饱时，只是引吐出来一些东西，却不能停止进食。在这段时间她无法使自己停下来。夜晚通常标志着堕落的开始。第二天她醒来觉得身体不舒服，她认为自己是个毫无希望的失败者，她的心情也显然很抑郁。作为一个"毫无希望的失败者"，她觉得毫无力量去抵制吃东西的强烈欲望。然而，在这种情况下，她问自己：

- **我怎么理解它？** 她意识到最近自己总是觉得工作上有压力，并一直逃避不去思考她糟糕的人际关系。此外，为了减肥她又开始了整天饿肚子的旧习惯。一旦她思考了自己的情境，便会说："难怪我又复发了。除了因为我压力过大，还因为我一整天没吃东西，所以大吃大喝。"

- **我从中学到了什么？** "我意识到，对我而言，把饿肚子作为控制体重的方法是危险的——它会适得其反。同样，我需要随时检查自己的压力水平：当它太高时我便会很脆弱，需要食物来安慰。"

- **有了事后认识，我该怎么换种方式去做？** "虽然很难，但我会试着'理智地'吃东西并避免饿肚子。回顾往事，我以前犯了个错误，我不该假装自己并未遇到人际关系问题然后投入到工作中，借此转移注意力。如果回到当时，我就会承认自己的问题，或许应该与某个人聊聊此事，而不是忽略它们。"

这不仅给了卡罗尔一个未来的应对计划，而且她还了解到自己更多特别的需求和脆弱之处。每经历一次挫折她就会继续"微调"对困难的理解，建立更宽广、更个人化的应对方式。

在认知行为疗法中研究复发的先驱是马勒特和戈登（Marlatt & Gordon，1985），他们最先在对上瘾行为的治疗中建立了模型和策略。然而，他们所理解的心理障碍中的复发风险和处理方式被证明是相关的。他们认定了很容易造成患者复发的几个因素。一个尤其有说服力的是挫折的二分观点，即"全或无"解释。他们观察到，那些觉得症状已经得到了完全控制或者控制失败的患者在一遇困难的时候其症状就会复发：他们的感觉在完全控制和完全失败之间轮换。一旦陷入"失败"的思想状况，患者则倾向于被一种无望的感觉主宰着，这促发了诸如借酒浇愁之类的无益行为。取而代之，应该鼓励患者树立一种得到控制和失去控制的连贯性的观念，它可以使患者适应小的甚至是重大的挫折，而不会自动假设失败（见图6—2）。

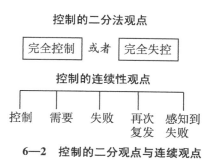

6—2 控制的二分观点与连续观点

得到控制和感觉失败之间的这种连续体验模型，能够让患者更容易觉得挫折和复发是暂时的，并且能够得以纠正。为了进一步鼓

励快速恢复的能力，患者应被督促考虑整个连续体的不同阶段并
发问：

- 我什么时候会处于风险中？
- 信号是什么？
- 我该怎么避免失控？
- 如果我失控那么该怎么办（损害降低）？

以此方式，患者可以辨认出"早期预警信号"并试图避免失
误，同时还要有一个考虑周全的后备计划。所以，一次失误可以被
理解为一次为解决办法而生的预期事件。

除了二分观点，还有哪些因素让患者倾向于旧病复发？马勒特
和戈登鉴定了一系列系统地增加复发可能性的事件。它们是：

- **处在高风险情境中**。例如，一个抑郁的人被社会孤立，
或有饮食障碍的人很久没吃东西。
- **缺乏或没有应对策略**。例如，缺乏情绪管理技巧或不懂
得用可控的方式处理饥饿。
- **自我效能感缺失**。例如，认为"我毫无希望，抑郁是我
自己的错"或"抵抗没有用：我就是做不到"。这类想法给人
们一个不坚持或妥协的"许可"。这种想法可能会因为物质滥
用而加剧。
- **无用行为**。例如，更加退缩或大吃大喝。

马勒特和戈登认为最糟糕的是：他们发现，许多在问题行为中
坚持节制的患者一旦停止节制，便开始陷入一种无益想法和行为的
强大循环中。他们称之为"破堤效应"（abstinence violence effect，
AVE），并将其视为真正的复发——一种由于强迫性负性思维而无
法避免问题行为的状态（见图 6—3）。

鉴别出向破堤效应发展的几个步骤的好处是它们能为干预提供
明确的指向，来中断走向复发的过程。由于记忆和表现通常会因痛
苦而减弱，所以鼓励你的患者写下他们将减少复发的个人计划是明
智的。接下来我们为导致复发的每一步列出了一些策略。

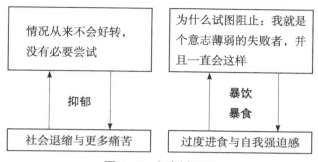

图 6—3　复发循环图

● **处在高风险情境中**。关键是（通过监控）鉴别、预测，87 可能的话，避免高风险情境。比如：如果一个抑郁者得知当他被社会孤立时会更容易痛苦，他就需要努力维持社会联系；如果一个有饮食障碍的女人压力过大或饥饿就容易处于暴饮暴食的风险中，她就需要避免那些情境。然而，困难情境有时候是不可避免的，因此脆弱的患者可能会发现他们自己处于一个高风险情境中。这使得复发难以避免，尽管患者可能具有一些简单的处理策略，或者对这种改变已经存在着矛盾情绪（在此情况下通过激发动机的会谈尝试激发患者可能会有用；Miller & Rollnick，1991）。

● **缺乏或没有应对策略**。鼓励患者建立正确的认知行为应对策略并计划如何将策略付诸行动。尽管这是认知行为疗法中一个例行的环节，但保留对患者有用的提醒物是有益的。一些有抑郁倾向的人，可以列出所有他认为易感的且能尝试的社会活动和联系；处于暴饮暴食风险中的女人该用一个提醒物控制她暴食的欲望。

● **自我效能感缺失**。这是复发过程中具有认知性的元素，因此认知行为疗法完全有条件帮助患者形成对现实充满希望、能被承认的自我陈述。比如："我的这种思考方式会带来失败，我也可以'训练'自己再次摆脱它，就算很困难。而且还有很多支持我的朋友。"或者："我可以抵抗。我过去曾抵抗过。我

88

不是说这很容易但我知道对我而言这有可能。"此外，患者需要预计他们什么时候可能使用这些陈述，而且可以用角色扮演或者想象来演练一下是很有帮助的。它同样也为治疗师提供了机会以检查自我陈述并非是无用的威胁或是危险的。

● **无用行为**。例如，更严重的社会活动退缩，或者暴饮暴食。如图 6—3 所示，患者会陷在强有力而且无益的认知—行为循环中出不来。你可以用认知重组技术（第 8 章）来打破这个模式，以支持行为改变（第 9 章）。相应地，改变反过来也会支持进一步的重新的认知评估。见图 6—4。很显然，患者越矛盾，形成这些有用的陈述越困难。

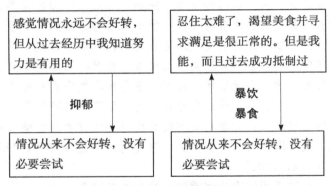

图 6—4　打破复发循环

值得注意的是对改变的矛盾心理（在第 11 章的治疗过程中有详述），会让病症更容易发作或者复发，你需要追踪观察患者的动机改变。

"自助" 阅读 （阅读疗法）

患者的进步与维持可以通过阅读相关文章来巩固。第 16 章综述了传授认知行为疗法的多种方法，其中有阅读治疗法。如果你打

算用这些文献来完善认知行为疗法，那么你自己要先阅读这些手册　89
或书，这样你可以在推荐给患者之前评估文章的质量或要求。

可能的问题

■ 治疗师总处在专家的角色，而患者总把自己当病人

首先，找出哪些假设可能与该问题有关：有什么意义？比如，
也许你在想"为了胜任这个工作，我必须比患者懂得多"，或患者
会认为"我永远不能帮助自己，所以尝试是没用的"。下一步显然
是评估和质疑这些无用的假设。可请督导来帮助指出并纠正这种
僵局。

■ 治疗过程中对学习周期缺乏思考

审视你和患者的学习周期与偏好，有机会的话和督导讨论一下
它们对你的工作和克服问题的方式可能造成的影响。

■ 患者希望被"定位"或"管教"

一些患者不乐意接受合作和自助的观点。有时，在会谈中让患
者习得认知行为疗法，就足以改变他们对消极被动或长期治疗的期
望。但有些患者仍然会觉得自助的目标很乏味，甚至令人反感。我
们要试着揭开造成这种态度的假设——这是在你的患者参与认知行
为疗法之前不得不弄明白的假设。这是需要时间的，所以你得确认
自己具不具备要求的时间和技巧（更多关于处理复杂患者的情况请
见第 17 章）。不管怎样，必须坚持定期复查的原则。还要指出没有
帮助的模式，如果对你而言用认知行为疗法帮助患者不可行的话，
就要考虑一个更合适的疗法。

复发处理需要持续到治疗结束

意识到个体易感性及其应对方法从治疗一开始就有着重大的意义。所以治疗初期就应该注意这一点，你可以问："什么时候你会想象在与之抗争？"或者："你何时觉得自己处于挫折的风险中？"如果你的患者犯了错误，那么用此机会彻底地检查（给予足够时间去做），鼓励患者在与你的合作过程中从挫折里吸取教训。

治疗师觉得有压力并在复发处理上不够用心

复发处理是对时间的投资。如果当困难来的时候患者看不到或无法处理，那么他对复发会毫无招架之力——即使他对认知和行为技术很在行。

第7章

苏格拉底式方法

 引言

苏格拉底式提问法一直以来被称为"认知疗法的基石"（Padesky，1993）。在本章中，我们将了解为何人们认为这种方法如此宝贵以及你如何用它来提升技巧。

苏格拉底式方法起源于苏格拉底，他是一位生活在公元前400年左右的雅典哲学家。他终日在市集上鼓励雅典的年轻人质疑大众观点的真实性。他独特的方法在于用诘问来帮助他的学生学会总结，而不是直接传授。苏格拉底式问题在学生的能力范围之内——尽管学生也许都没意识到。因此，苏格拉底鼓励学生使用他们自己已有的知识，形成自己的观点，发现新的能实施的可能性。

在认知行为疗法中，苏格拉底式提问为治疗师和患者提供同样的机会：揭示患者已经知道的但是还未仔细考虑的、已经遗忘的东西。通过灵活的诘问，鼓励患者用他们知道的东西，发现不一样的观点和解决办法，而不是让治疗师告诉他们怎么去做。

那么，什么问题才是好的苏格拉底式问题？如果你做到以下两点，就算提了一个"好的"苏格拉底式问题：

1. 你的患者能回答它。
2. 回答展现了新的观点。

一个"好的"问题能够让患者关注与正讨论的话题相关的信息，这些信息也许他当时并没有注意到。这有助于澄清问题的含义，同样可以帮助患者利用新的信息重新评估之前的结论以及构建新的计划。

然而，在某个时间对某个人有用的苏格拉底式问题，换个时间或者换个对象则不一定恰当。问题是："什么是一个好的苏格拉底式问题？"显然，如果我问一个不知道答案的人肯定没有用，但如果我问一个能想到答案的同事会怎样呢？他会很好地回答吗？

91   如果我问了一个毫无困难就可以回答这个问题的同事，她只需简单想想就说"那又怎样？"，那么，这就不是个好问题：因为她早已知道答案，且无法从此过程中学到任何东西。但是假想一下我的同事对她自己传授认知行为疗法的能力失去了信心，她告诉我她一无所知，而且对训练项目也毫无贡献。在这种情形下，回答我的疑问也许能帮她认识到自己具有专业知识并对训练是有贡献的。这样，询问就激起了能启发问题的答案。

 ## 为何选择苏格拉底式问题？

为何认知治疗师要极力发展一套娴熟的苏格拉底式提问技能？答案就是他们能够有效地鼓励患者审视情境，改变相关的态度、感觉和行为。

大卫·伯恩斯（David Burns，1980）在他关于自助的书中写道："通过思考问题的过程，你会找到击败自己的信念。通过不断重复以下问题，你会发掘出问题的源头：'如果那个负性思维是对的，那么对我而言意味着什么？为何会让我不安？'没有加进治疗师的主观偏见或个人信念或理论偏好的影响，你才能客观、系统地看到问题的本质。"（p.239）

虽然说说教式的教导在认知行为疗法中有价值，但苏格拉底式问题鼓励患者回顾详细情况并得出自己的结论——更容易记住的和有说服力的结论。

苏格拉底式问题在治疗的许多方面都有帮助，见下面所述。

评估和程式

在鉴别与患者困难有关的认知、影响、行为和知觉过程中，苏格拉底式对话可以详细阐述"患者脑海里可能在想"但之前不完全承认的东西。简单的问题诸如"你感觉怎样？"或"你在想什么？"，可以帮助患者澄清和清楚地表达感觉与思想。其他有用的评估问题有：

> 它发生时你做了什么？
> 当你想到/做时对你而言意味着什么？
> 你第一次有这种想法时是什么时候？
> 你还有其他的感觉吗？

你也可以问一些问题，以使你检查之前程式产生出的假设，形成新的程式，例如：

> 当它发生时，你感觉怎样？
> 当你那样感觉时脑海中在想什么？
> 在那么做的时候你倾向于怎么做？

这些促成进一步的探索，从而可以建立和修改程式。

教育

认知疗法一个至关重要的部分就是传授患者认知行为疗法的技巧。其中一些通过说教式方法就能很好地完成：例如，传授自信技巧和呼吸技术。然而，思维和感觉之间的联系以及它们对动机和行为的影响，在苏格拉底式方法的协助下，能更好地被探索出来。检查这些联系的一个标准方法是鼓励患者想象不同的想法会带来的结果。例如：

> 想象一下你认为狗是危险的并且你看见了一只狗：你会想到什么？
>
> 你感觉怎样？
>
> 你会做什么？
>
> 想象一下你觉得狗很可爱并且不会伤人。
>
> 你感觉怎样？
>
> 你会做什么？
>
> 它显示了思维和感觉，或思维和行为之间怎样的联系？

如果有必要的话可以详细说明这项特别的技术。可以加入更深的问题，诸如"……如果你做了会怎样"，从而促使深层推测的继续，这推测可以促进对联系的进一步探索。

挑战无用的认知

苏格拉底式方法是促使患者思考现有观点之外的各种可能性的理想工具，因而构建选择性的有关情境或事件的新观点。下面是可以用于此目标的几种类型的问题：

- 问题的"后果"。
- 支持问题的"证据"。
- 反对问题的"证据"。
- 问题的"其他观点"。

询问现有观点（和其他观点）带来的结果会引发对现有信念的利弊思考，并且为改变奠定理论基础。

抱有此特别的信念有怎样的帮助，或阻碍？

持有此信念有何好处？

这样看待事物会有什么不良影响？

如果你这样看待世界，你会感觉怎样，其他人会如何反应？

在对情境形成正确认识的过程中，所提出的问题，要能够引出支撑问题认知的证据，这是很重要的；它们也可以使患者明白"怪不得我会有这种想法"，因此将自责的可能性降至最低，比如"我会这么想真愚蠢"。这样的问题包括：

你有什么经历符合这种信念，什么经历让它看起来像真的　93
一样？

为何我们中的每个人在那种时候都可能有此想法？

在寻找与问题认知相矛盾的证据时，你须将患者的注意力引向挑战原始信念的事件或经验上，由此逐渐削弱无用认知的作用。你可以问：

你有没有不是那种情况下的经历？

有没有什么似乎与那种想法格格不入？

其他人会怎么看待这种情形？

是一直都如此，还是有那么几次不同？

一旦患者审视自己为何持有这个观点（即使可能是无用的），并发现信念中那经不住细究的部分，他们就会被这样的问题引入其他的可能性：

既然你纵观了全局，你如何看待原先的担忧？

根据你刚才的描述，你认为如果发生最坏的情况会怎样？

你以这种方式鼓励患者去客观地审视情况，全面地思考呈现出来的局面。如果患者决定成为自己的认知行为治疗师，那么这将是至关重要的训练，更多内容详见第8章。

问题解决与制定解决方案

你可以用苏格拉底式方法提升患者认识问题的正确性，而后提升创造性，从而将其引入好的问题解决方式。

> 那么，你到底害怕会发生什么？
>
> 你的朋友会如何处理这类困境？
>
> 假设你认为回避是你获得信心的障碍，那么你会建议朋友如何处理此类障碍？

这可以挖掘出尽可能多的应对选择。同样，你还可以用苏格拉底式方法让患者考虑解决办法的可能带来的结果，从而梳理出利与弊。而且可以促使他设计出后备或者保留的计划。

> 如果解决办法行不通的话，那么最坏的局面是什么？
>
> 你会为此做怎样的准备？你会如何预防它发生？如果发生了你会怎么做？

由此你可以指导他通过这些步骤定义问题，尽可能多地归纳解决办法，计划将解决办法付诸行动，并设计应急方案。

94 设计行为测试

一旦患者有了新观点，他就需要去落实并检查其有效性。所以，苏格拉底式提问引发的深刻见解需要进行行为测试（见第9章）。例如，治疗有恐惧症的病人，我们通常假设直面恐惧是有益的。你可以依照这样的线索使用苏格拉底式方法来引出行为实验的基本原理：

> 你觉得如果你坚守阵地没有逃跑，那么会发生什么？
>
> 你头脑中会想到什么？
>
> 如果你能够继续待在那里，那么你头脑中会想到什么？

你感觉如何？这对你来说意味着什么？

这能导出一些有助于设计行为实验的问题，诸如：

我们可以如何塑造一个发生这件事的情景？

你会如何更容易地应对挑战？

你如何评估自己的成功？

这样的话，实验就能协力进行。同样，问题解决就会成为一次合作性的尝试，例如：

哪里可能出了问题？

最糟糕的情况是什么？

如果它发生的话，那么你该如何准备/处理？

如果它发生的话，那么你的朋友会如何准备/处理？

我们从中学到了什么？

有一点很重要，实验要尽可能衍生于治疗的内容，并且和洞察力的发展密切相关。所以，如果一位患者得出了一个新结论，比如"如果我在那种情境下坚持住，像我曾经那样，我就能重新拾得自信"，那么你可以问，"你是如何得知的？"同样，通过提问，会谈中的新发现可以跟行为变化联系起来："依据今天我们所谈论的内容，你将如何实施下一步？"

实验之后，苏格拉底式提问可促进对所发生之事的分析，突出问题和疑虑，接着重建新的概念和进一步的行为实验。

督导

最后我们还需知道，苏格拉底式提问不仅在治疗中有用，在督导中也很有帮助。正因为它可作为督导工具，所有有关它可作为治疗工具的观点都能站住脚跟了：它巩固学习，促进合作，检验假设。（参见第 19 章的督导与认知行为疗法）

我们何时使用苏格拉底式提问？

在认知行为疗法中苏格拉底式问题不是唯一的"好"问题。治疗师有许多任务：建立合作关系，收集信息，得出程式，训练技巧，等等。不同形式的问题会引发不同的结果，不同的结果在完成不同目标的治疗中各有不同的特点。例如，直接提问有时是最好的搜集信息的方法（如："你现在工作吗？"），然而要建立一段温暖共情的关系则需要引导式问题（如："你看上去很痛苦——这让你很不安吗？"）

不论我们选择哪种类型的问题，贝克等（Beck et al., 1979）都建议："必须小心地掌握询问的时间和措辞以便让患者识别和反思自己的想法——以便客观地评价自己的想法。"他们还提醒："如果问题让患者'陷入'自我否定"，他"可能会感觉被盘问或被攻击"。

这提醒我们好的苏格拉底问题还需在具有和谐的治疗关系的情况下提出。你的目标是传达温暖、共情和无批判的态度，同时将患者的焦虑和无望降至最低，以促进参与、全面思考、创造力和回忆。患者应该觉得自己的观点是有趣的而非"错误的"，你应该重视和尊重他对新的可能性的探索，而不是消极评判。患者回答问题不仅需要知识，还需要信心。

 ## 如何完成？

有一个很常见的误解就是，人们以为有效的认知治疗师像一个圆滑的法庭律师那样，从不问自己不知道答案的问题，并且通过两三个聪明的问题，揭示"真相"。有趣的是，贝克因此将银幕侦探可伦坡（Columbo）描述为他的角色模型。这位电视英雄温柔的问询风格——从不一意孤行或表现得无所不知——反映出一种有礼貌且诚恳的询问方式。这种态度对优秀的苏格拉底式问题至关重要。

帕蒂斯基（Padesky，1993）仔细地评述了认知疗法中的苏格拉底式问题的风格和目的。她强调，在改变想法和引导发现之间使用苏格拉底式提问存在重大区别。归纳起来，她认为那些"改变想法"的治疗师证明了患者想法是不合逻辑的，而那些"引导发现"的治疗师揭示了新的可能的想法。她认为真诚的求知欲是达到后者的关键。蒂斯代尔（Teasdale，1996）对帕蒂斯基的观点作出评论，他认为在心理学层面上，"改变想法"是证明某种特别的想法或含义没有意义，而"引导发现"是创造一个替代性的心理构架。因此，认知治疗师应该努力地引导发现，不仅要充满好奇还要谦虚。谦虚让我们立足于向患者学习，而不是假设我们总是知道（或应该知道）答案。这样的话，我们就能避免陷入"改变想法"的困境。

隐喻和类推法有助于苏格拉底式提问。它们都鼓励患者去想象一个类似的情境，这样焦点就能暂时地从个人观点中转移开来。这样一来，对个人境况的强烈情绪就会得到缓解，并且患者可能会更具创造性地思考。要鼓励患者创造自己的隐喻，以便他们探索更多的问题和解决办法。例如： 96

> 你说感觉脑海中就像有一个储物架，收集和储存着所有过去的伤害和背叛。如果你同样有一个收集良好关系记忆的储物架，那么会意味着什么呢？
> 我们该如何为积极的记忆建立一个储物架？
> 我们该如何确保你定期地检查那个储物架？

检查类比法同样能促使患者站在自己立场之外思考一个类似的情境。例如，"如果你的儿子面对类似的困境，你会如何建议他？"，这样的问题能够让患者转变到一个更充满希望和实际的观念模式中去，可以让他得出应对类似问题的新办法。诸如"朋友会如何看待这样的情境？"或者"侦探会如何着手搜集证据？"，这样的问题能让患者转变"思维"，用不同的眼光看待事物。

苏格拉底式提问是一种不需过分尝试便能自然掌握的技巧。在许多社交场合中，你会构建假设然后你会提出一些有促进作用但没有引导作用的问题，或者一些很灵活且能够引出真实回答的问题。例如，想象一名男子来到一个派对，受到一位充满魅力且热心友好的女士的欢迎。他假设："她对我有兴趣。"他的问题会沿着这样一个方向促使他收集到支持或反驳他假设的信息，并给对方机会反馈对他的欢迎：

你好，我叫比利——是主人的朋友。你呢？

根据得到的回应，他能判断出女士的兴趣所在，并进一步提问，弄清她的兴趣与意图。例如：

乐队真棒，他们是本地的——你有没有在外面听过他们演出？

或者，他谨慎地认识到最初的假设并不成立，他也许会修改。例如：

她是主人家里的一名成员，来帮忙让派对顺利进行的。她很礼貌并且爱交际而并非想和我约会。（摘自 Westen，1996）

向下箭头

你可以用这样的问题开始一系列的询问：

你感觉如何？
当时你头脑里在想什么？

97　　这类问题能够帮助患者关注相关的认知，治疗师在询问时应该注意节奏和措辞，不要让患者觉得在受审。同时，治疗师也要发自内心地感兴趣。"向下箭头"技术是一种用来帮助患者逐层"解剖"或分析无益和令人痛苦的认知的深层含义的方法。问题应该逐步深入，这有助于患者挖掘出思维或表象对个体的特殊意义——问题诸如：

我想知道什么看上去那么糟糕？

依你看，那说明什么？

对你来说意味着什么？

关于你的生活/将来，那意味着什么？

别人怎么想你？

你要给它贴上什么标签？

你能描述下可能发生的最坏的事吗？

通过这些问题，你和患者可以探索出更多与特定问题相关的信念系统。这些信念接着可以用认知质疑和行为实验来进行检验。你也会发现更多的正性信念，诸如"总体而言，人们看上去是喜欢我的"或者"如果我努力的话，事情就能办妥"推动进步的信念。例如，认为自己可爱并有能力的且能够与你相处得很好的人，可能会承担极具挑战性的社会任务并积极地完成家庭作业。

通过向下箭头法，患者的基本信念系统通常会显现出来。这有时被称作"底线"（Fennell，1999），尽管有时更类似于一个"底部三角形"，即由贝克等（Beck et al.，1979）提出的认知三角：对自我的信念，对他人及世界的信念，和对未来的信念。这些元素互相联系，如果发现自己在三角中绕圈，那么通常是说明触到"底线"了。

治疗师：……你对自己有什么看法？

患者：我很糟糕。（自我）

治疗师：……那对你而言意味着什么？

患者：没有人想要了解我。（他人）

治疗师：……如果真是那样，那么对你而言意味着什么？

患者：我会永远孤单和不幸。（未来）

在试着判定是否达到底线内容时，问问自己："如果有人像我的患者一样坚信此信念，那他会不会有同样的思维方式？"如果你的答案是"有"，那么你可能发现了核心信念。

揭开核心信念体系需要好几次会谈，有时候它不是那么容易获得的。实际上，实施有效的认知行为疗法并不总是必须揭示本质内

容（或三角），有效的治疗也可以在与核心信念相联系的规则和假设

98 的基础上展开。当然，找出核心信念还是有许多好处的。首先，掌握
了核心信念可以帮助患者理解反复出现的易感性成分："难怪每次觉
得自己很差、不受欢迎时，我就会很没有社交信心，而且感到沮丧。"
其次，如果必要的话，鉴别出核心信念可以为以图式为中心的治疗奠
定基础，因为核心信念是许多图式的关键部分（见第 17 章）。

如果在一个假设中，你坚信自己能够简单地通过向下箭头技术
让假设得以验证（直至"改变想法"），那通常是有危险的。记住这
一点很重要：无论我们多么见多识广，有时还是要犯错的。苏格拉
底式对话的一个优点是，假如加上好奇心和谦虚，它就能引领我们
得出预计不到的结果。一则有用的使用经验是提出可以反驳你假设
的问题。当你认为自己证实了假设时，再问一两个证明你的理论是
错误的问题。它们都可以帮你拒绝一个错误的假设并且避免关注点
的窄化。

苏格拉底式提问的步骤

帕蒂斯基（Padesky，1996）为苏格拉底提问定义了四个步骤。
它们是：

（1）具体的询问。有结构的、能收集信息的问题，可为你关于
患者困境的假设提供信息。例如：

你多久感觉到情绪低潮一次？
你多久暴饮暴食一次？

（2）共情的倾听。细心，不加评论地关注患者说的话和说话的
过程。患者通过声调或面部表情可以传达许多内容，这可以进一步
影响你的假设以及随后提的问题。

（3）总结。反馈概要，以核实假设，澄清信息或重申观点。例如：

你说感觉抑郁有三个月，但是感觉情绪很低落已经有几
年了。

　　　你刚说你很可能每晚都暴饮暴食了，但有时又不能确定是
否真的那样做了。

　　（4）综合或分析问题。鼓励对观点或主题的解释和形成（综
合），或者提炼关键信息（分析）。例如：

　　　回顾过去几年，你的人生低谷似乎发生在：与保罗分手
时，凯伦诞生后，以及觉得婚姻不幸福时。有没有什么能将这
些事联系起来？（综合）

　　　尽管暴饮暴食会发生在很多情境下，但你觉得哪天晚上欲
望最强烈？（分析）

　　苏格拉底式提问可以帮患者尽可能广泛地检阅相关证据。保持 *99*
好奇心，不要太拘泥于假设，不断问"还有其他的吗?"，这样才能
纵观"全局"。如果被死板的期望束缚住，你就有可能在没有搜集
到足够的信息时就结束了咨询。来思考一下下面这个例子，其中用
了好几种方式了解乔，乔是一个 14 岁孩子，学校心理医生认为他
由于在某些学科上表现不好而产生了焦虑和痛苦。

　　方法 1：心理医生问了乔有关学校作业的情况，总结得出问题
确实与学习有关。她假设乔在专业课程方面遇到了困难，提问的焦
点也集中于此：

　　　请告诉我更多有关你学得不太好的学科的情况……
　　　数学和物理：你在这些学科上是否经常感觉很费劲？……
　　　所以数学和物理对你而言一直都很难，现在要赶上去更难
了。（总结）……
　　　如果你的朋友在努力学习某课程，那么为了帮他你会提什
么样的建议？

　　这样，治疗师很快确立了制定更高效的学习策略的目标。

　　方法 2：这次心理医生同样假设乔在专业课程方面遇到了困难，
并在一开始问了一些相似的问题。不过，她用一种探索式的询问追
踪了几个焦点问题：

也许我能帮你提高学习技巧，稍后我们会讨论一些策略——但是首先，我想知道你费劲地学习时，心里是否还有其他想法。

接着心理医生得知乔认为数学和物理老师史密斯先生对他有意见。心理医生聚焦询问，发现了有关他与老师的关系的更多信息。原因变得渐渐清晰，乔学习费劲是因为当他与这位老师在一起时觉得非常焦虑和不自然。心理医生接着建构一个新的假设，乔对史密斯先生有着特别的人际交往困难。她接着又问了许多探索性问题以弄清关系的本质：

你觉得史密斯先生如何看待你？你脑海里在想什么？

乔接着透露道，他觉得这位极其传统和严格的老师认为他应该对他父母关系的即将破裂承担责任。为父母的婚姻问题乔也责怪自己，并且觉得愧疚，甚至是罪恶。

现在程式与当初的假设大相径庭。乔因为他的父母即将离婚而感到不安和痛苦。他越来越觉得自己该为此负责，但他也觉得很孤单而且不能与父母讨论此事。羞愧让他无法与朋友分享烦恼。他就这样硬着头皮撑着。然而，在史密斯先生的课上，他觉得受到了批评，并想起了自己的"罪过"。这阻碍了他在这门课上的表现能力。

关注点狭隘不一定是治疗硬伤，因为干预的界限会变得清晰，而且可以重新界定程式。不过，尽早开始着眼全局是有好处的，它不仅能传达共情——治疗师真的"理解"了——还能激发希望。同样，能更详细地了解程式，引导进行更多的相关干预或更主次分明的问题安排。

谨慎并且有同情心的苏格拉底式提问

一个熟练的治疗师会越来越擅长于"揭示"认知，确定关键、重要的信念。然而，如果你过度地把焦点放在弄清问题的本质而不带有共情的传递——这样的一种实践曾被称为"心理爆破"——治疗就只会起到反作用。那会让患者觉得你很冷漠，让你失去教患者学习认知角色和认知管理的机会。如果合理地安排探索并及时地总结，就能得出一些有助于揭示"底线"的信息，而且也能够促进有疗效的对话。

　　下面是一个有关内尔的案例，内尔是一名抑郁的离异男性，30岁。尽管有着不俗的教育背景，却从来没能在一个岗位上工作超过几周。他满怀希望和热情地开始工作却持续不下去。他在情感上有很强的自我防御并且倾向于将自己的情感回应降至最小，通常表现得非常高傲。然而，如果不谨慎地使用向下箭头法会让他觉得痛苦。由于他的脆弱，治疗师没有直接着手寻找"底线"。在这类案例中，应该这样来问：

　　　　我继续问这些问题合适吗？

　　　　你需要休息一会儿吗？如果需要的话请告诉我。

　　像内尔这样的患者需要花很长时间来消除由核心信念引起的痛苦，治疗师不能低估揭示信念给他带来的恐惧和痛苦。总之，以下是他的治疗师的做法：

　　　　治疗师：你为什么放弃那个项目？

　　　　患者：我不够优秀。

　　　　治疗师：那是指？

　　　　患者：没用的。我必须得做到最好，否则就一事无成。

　　　　治疗师：你能告诉我更多关于做到最好的重要之处吗？

　　　　患者：如果我不优秀的话，就是在浪费时间。

　　　　治疗师：浪费时间有什么坏处？

　　　　患者：浪费时间就是失败。

　　　　治疗师：想象一下你浪费了时间而且你感觉自己是个失败 *101*者。对你而言意味着什么？

　　　　患者：如果一个人失败了，他就是可悲的。

　　　　治疗师：你能否告诉我对你个人而言，那意味着什么？

　　这时，内尔已经显露出关于自身的核心信念。然而在此之前就揭示了许多假设，为深入探索作了充分的准备。内尔揭示的这些假设使我们有机会找出他的思维偏见，考虑持有特定假设的利弊，构想解释假设维持的恶性循环，寻找支持和反对它们的证据，质疑信念，实施行为试验，引介一些诸如连续体的技术（见第 8 章的认知技术介绍）。例如，"没用的。我必须得做到最好，否则就一事无成"这一陈述，就凸显出了二分法思维方式和严格的高标准，我们可以以此为契机探索存在这些思维会对行为、情绪、职业引发什么后果。

　　当内尔揭示出令他痛苦的核心信念时，他泪流满面，很显然这对他来说是一件需要勇气而且很困难的事。他最害怕的是被人看出自己是"棉花糖"。由于不是很清楚为什么会如此苦恼，治疗师让他描述一下"棉花糖"是怎样的人。他说这是他家庭对最可鄙的性格的称呼：软弱、脆弱、多愁善感。随着详细的描述，说完"棉花糖"式的人会受鄙视、不受人待见、孤独地终其一生时他就完整揭示了三角关系。有趣的是，当他这么说时不再那么苦恼。"软弱、脆弱、多愁善感、受鄙视、不受人待见和孤独"这些表述没有引发被"棉花糖"触发的情绪。这提醒我们揭示对患者而言的独特含义的重要性：这些词或短语承载着痛苦，影响他理解问题。

　　当然，提问时所用的语调也会向患者传达出信息。想一下常用的向下箭头的语句："什么让你觉得那么糟糕？"如果用一种无礼的方式来表达，患者就会推测你在暗示他是无病呻吟，由此危害了治疗关系。如果你用一种温柔、充满求知的方式来提问，或许可以这样开始："听上去也许是个愚蠢的问题，但是……"，那么患者很有可能放下被批评或评判的惧怕来回答你。吉尔伯特（Gilbert，2005）研究了认知疗法里"充满同情的语调"的作用并论证了使用充满同情的内部语调对患者的好处。你可以成为推广这种语调的好榜样。你应该用支持性的措辞和语调以及非判断性的语言来以身作则。

苏格拉底式问题和自助

最终，患者必须成为苏格拉底和他的学生。他们需置身事外，评论并建立新的观点。要学会这一点，一个宝贵的帮手是每日思维记录（daily thought record，DTR）（见第 8 章）。对关键事件的记录可以引导患者完成确认关键情绪/认知、探索认知的正确性以及归纳新观点等各个阶段。经过练习，这一过程就会习惯成自然。

有人曾发表了注解过的每日思维记录（DTRs），它在记录的每个阶段用特别的苏格拉底式问题提示使用者（Greenberger & Padesky，1995；Gilbert，2005）。例如： *102*

> 我脑海中在想什么，我对此有多大程度的确信？
> 什么在支撑着它？
> 什么反驳了我的结论？
> 别人会如何看待这种情况？
> 我会怎样建议别人？
> 支持另一种想法的证据是什么？
> 我能确认出哪些思维偏见？
> 我的想法是如何帮助或阻碍我达成目标的？
> 相信另一种想法会有什么后果？
> 会发生的最坏情况是什么？
> 我该如何应对？
> 问题的情境会改变吗？
> 我该如何换种方法来做？
> 我如何检验？

还有人发表了关键问题的清单作为患者的提示（Fennell，1989），鼓励患者记录对他们而言有特殊价值的问题，诸如：

> 哪种询问思路曾经对我有所帮助？
> 想象一下治疗师会在这时问我什么问题？

使用苏格拉底式问题时的困难

下面是苏格拉底式提问中较常见的困难，以及处理建议。

患者在会谈中无法获取关键思维或表象

鼓励患者在问题发生时或将要发生时记录下相关认知。这有利于谈论近期经历，如果必要的话使用意向或角色扮演，以唤起与关键认知相关的情绪：强烈的情绪有可能会使相关认知更易得到。正如第8章中所说的，在会谈中留心情绪的显著改变是有帮助的，因为它们可以反映出有关的"热认知"，可围绕事件对之进行探索。

患者回避痛苦的认知

首先应做的是处理好治疗关系。发现患者的需要以便能让他感觉"安全"，试着确定他害怕的事物。放慢速度，阐明揭示认知的基本原理。鼓励对情感（你在情绪上有怎样的感受？）和/或感觉（你身体感觉怎样？）的研究。注意患者可能会在关键认知出现时为了避免体验"热思维"而使其无效："……但我知道那很愚蠢。""……尽管我确信自己会很好。""……但那没有使我不安。"识别出这种情况，并试着揭示患者对负载情绪的思维和表现的恐惧。在开始治疗前就应该处理这类恐惧。行为实验（见第9章）能帮助患者检测出隐藏在回避行为中的消极预测。

103

关键认知会转瞬即逝

一些患者发现很难鉴定重要认知，因为它们似乎不可捉摸、"狡猾"并容易忘记（见第8章的认知特性的全面描述）。你可以鼓励患者进行每日思维记录或思维日志以便在关键认知出现时更容易地捕捉到。此外，留意会谈中的情绪变化，因为它能帮助我们理解与问题相关的想法和表象。同样，也可以在会谈中回忆近期的一次体验，这样会更容易获取相关的认知。

重要的含义存在于非言语形式中

当患者似乎无法用语言表达关键含义时，可以试着从感知觉入手进行探索："它在你身体的什么地方，有形状和纹路吗？有颜色吗？有温度吗？""你可以在想象中描绘出来吗？"这些问题可能引发出这样的描述："它是红色的硬块，在我胃里。""它是一种柔和的、紫色的感觉，在我体内逐渐扩散。"你要有所准备，有些非语言的信息是隐喻性的而不是平铺直叙的。例如："……我的身体充满了红色、沸腾的果浆，还有金属碎片在切割我的皮肤。"（痛苦）"我觉得恶心，体内一股黑色的潮汐正把我冲开。"（厌恶）完全可以将这类信息融合到程式中，建构起新的含义。

患者废弃新观点

一些患者配合引导发现，但目的只是用"是的，但是……"来否认新的结论。首先，这也许暗示着你已不慎走入了提供建议的误区，而没有坚持苏格拉底式提问：自省一下看看是否真是这样。另外，患者也许需要行为改变来证实他的新观点。行为实验对于达到信念的"根本"改变是有效的。其次，"是的，但是……"也许暗示着坚定的信念系统正在起作用，进一步的苏格拉底式提问可以帮助揭示。有时这样的信念系统可反映出计划有问题，改变计划的干预法可能会对治疗有利（见第 17 章）。

治疗师的问题没有方向，或走向一个徒劳无益的方向

尽管一直强调求知欲的重要性，但假设和程式应该保持对苏格拉底式提问的引导。没有这一基础，你也许会颇有成效地收集信息

104 但却无法建构起来，很难聚焦于出现的问题，或发觉自己身处死胡同中，毫无目的地从一个话题跳到另一个话题。这种情况下，回过头查阅工作程式，能为我们提供一个必要的构架，这个构架可将新信息合理化并让谈论回到正题。话虽如此，但死胡同偶尔还能提供相关的深层信息，前提是存在某种构想能够解释死胡同现象。

治疗师说教

治疗师很容易陷入说教之中，尤其是你很清楚想把患者引向哪里或者哪些东西他应该知道的时候。我们已经谈论过合作、求知和谦虚的重要性，会谈录音带可以帮你找出你何时丢失了这些品质。重要的是要尽早发现说教的风格，不然治疗关系将会陷入危机。有时候，你也许会发现因为治疗联盟中的紧张关系，自己无法维持一个"好的"苏格拉底式风格。所以应时刻注意治疗关系的发展并及时解决问题。

治疗师探索，但并不整合和得出结论

尽管一直强调求知的重要性，但苏格拉底式提问应该保持假设导向并且以形成程式为目标。治疗应该定期总结，以便汇总信息并将信息融入构想之中。也许你需要规定一个定期总结的提示物，或者要求患者每 10 分钟归纳新结论。确保工作程式可以随时用于参考——最好能直接在疗程中展示出来，这样可以一直有个结构来帮助你和患者。

第8章

认知技术

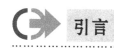 引言

　　这章中介绍了一系列的认知技术，这些技术可用于回顾和重新评估与患者思维和表象有关的问题。就治疗中运用的干预技术来说，一个清晰的治疗计划必须包含这些技术的使用，在向患者介绍的时候也要说明其基本原理。即使治疗手段基于实证，仍有必要问这些问题："此时为患者做干预合适吗？鉴于此患者问题的程式，我能证明用这种干预适当吗？"

　　请记住，不是所有消极想法都是不恰当的。例如，患者可能在进行治疗时感到极大的不安，因为他在一天或者两天内要参加考试并且还没完全准备好。他可能认为他失败的概率很高，那样他将失去攻读研究生的机会。这种想法可能很现实，这时你的工作就不是引导他产生不切实际的积极想法。相反，你可能要帮助他运用问题

解决技巧来降低失败的可能性，或者你可能要引导他考虑失去机会的意义，以及该如何去处理。

此外，时间也很重要。例如，贝克等（Beck et al.，1979）认为："很多抑郁的患者太专注于负性思维，以致深入的反省可能触发这种固执的思维讨论。"（p.142）在直接关注与沮丧有关的认知之前，贝克和同事们提倡关注目标导向的活动，这种活动能改变对能力的消极评估。我们还是要认识到，认知干预是庞大的认知行为治疗方案的一部分。

 ## 说明认知工作原理

患者需要了解认知工作的原理，因为你会经常要求他们关注生活中最可怕、最令人沮丧，或是最羞愧的方面和多年来一直被忽视或回避的认知。从根本上来说，原理依赖于患者个人的程式，它论证了个人思维、情感和行为之间的联系。需要让患者知道你不会要求他立即诉说并细细地回想他能想到的最糟糕的事。虽然他最终可能需要面对令他痛苦难耐的想法或表象，但也须发生在一个具有尊重、合作关系的情境中，并以适当的步调进行。

相当明显和重要的是：你的患者要明白"认知"这个词的意思。贝克等（Beck et al.，1979）把认知定义为"一种思维或者一种视觉表象（此表象你可能无法意识到，除非高度集中注意力）"（p.147）。这种定义很好地说明了认知的瞬时性，且患者可能须相当努力地去把握它。这也提醒我们：表象与思维相关。

你必须提防患者将无益认知看成错误的或不合理的认知。这可能灌输消极信念，诸如"我很愚蠢"或者"我总是做错事"。即使这种信念在当前无益，但在其他情况下不总是如此。例如，坚信"信任他人是危险的"这一信念，对于一个受虐的孩子来说可能有益且恰当，尽管在长大和远离受虐环境之后，这一信念可能并无益处。

识别认知

认知治疗师的基本任务就是协助患者观察和记录出现在他们头脑中的思维和表象。你会不难发现有的患者会抵御这个任务，有时还报告他们没有认知或没有混乱的思维和情绪。你不能认定自己能够提出一组结构很好的苏格拉底式问题，并且发现某一问题的认知性本质。你的第一步将会是帮助患者学会"抓住"相关的反应，区分情绪和思维，然后将它们联系起来，这样情绪才能成为认知性探索的线索。表8—1列举了一些例子。

表 8—1　　　　　　　　　　**情绪与思维的普遍联系**

情绪	思维
抑郁	我绝望了；未来没有希望，我无法改变现状。
焦虑	我处在危险中。一些糟糕的事情即将发生。我无法应付。
愤怒	我不被人尊重。人们对我很不友善，我无法容忍。

如表8—1所示，思维和情绪的最大区别就是情绪通常能通过一个单词就表达出来——即使很粗略，然而认知则需要更冗长的描述。患者最初往往更容易注意到情绪，而不是思维和表象。这为接近思维提供了一个有用的垫脚石。如果你鼓励患者以情绪为出发点进行探索和阐述，那么你将发现认知会被不知不觉地逐渐识别出来。

　　患者：我不知道我脑子里在想什么。

　　治疗师：你能在头脑中重现当时的自己吗，即在头脑中形成一幅图像？

　　患者：是的。

　　治疗师：现在你能尝试记住那时的感觉吗？

　　患者：是的——身体不舒服。紧张。

　　治疗师：停留在那些想象以及感觉中，能否看到更多关于你在那晚的一些经历。

患者：我真的感到紧张、焦虑。我的心受到严重打击，我很害怕，真的很害怕他会再度回来伤害我，我认为他将会伤害我。

在这个例子中，患者首先回想起生理状态，继而确定其情绪状态，最后阐明其认知状态。对于那些表达认知有困难或者声称自己没有任何认知的患者来说，关注生理感觉通常会有所帮助。

热认知

贝克等（Beck et al.，1979）强调捕捉热认知（hot cognition）的重要性，即那些似乎与患者最重要的情绪联系最直接的认知。认知干预若能指向这些热思维将会成效显著。当试图揭露这些关键认知时，提出如下问题则应有所裨益："如果有人有像患者一样的信念且对其有同样的确信程度，那么他们的感觉也和我的患者一样糟糕吗？"如果答案是肯定的，那么你可能已经寻找到了热认知。

保持记录

认知的记录如果发生在思维产生之时或将要发生之时，可能是最准确无误的。记录范围可包括简单的计算思维（或许可以使用一个高尔夫计数器）和十分复杂的思维和/或表象的记录（见第5章）。

要求患者做记录并不只是要求他们收集一些有用的例子，也是在向他们介绍一种基本的练习技巧。我们鼓励患者协调相关想法，置身于这些想法之外，最后，对它们进行评估。这是一个极具挑战性的任务：正如外语词汇的学习一样，要经过反复的读写练习才能牢牢地掌握，或者如只有通过一遍一遍刻苦的音阶训练才能掌握钢琴演奏技巧一样，这种认知疗法的基本技巧是通过不断的练习而习得的。

诸如此类的记录不能随意填写。你应该要求患者不时地记录那些能阐明问题的认知。例如，以下内容可能会有助于思维记录：

- 有自我伤害的冲动。
- 抑郁的程度在 10 点计分中超过 6 分。
- 有检查的冲动。
- 有过度饮食冲动的一段时间。
- 自我意识的程度在 10 点计分中超过 6 分。
- 满意程度在 10 点计分中超过 6 分。
- 某天的特殊时间。
- 特殊的环境。

　　请记住，这样的记录必须是为个体量身定做的。尽管有一些不 *108*
错的思维记录模板（Beck et al.，1979；Greenberger & Padesky，
1995），下面也给出了一个思维记录的例子（表 8—2），但重要的是
要保证你使用的记录考虑了患者搜集资料的能力，以及你和患者需
要的信息类型，以便于更好地理解问题。患者对如何填写记录的理
解也很重要。所以有必要在会谈中进行一次演练，让患者回想一个
最近的事例，并与你一起填写相关的表格。

表 8—2　　　　　　　　　每日思维记录（DTR）的示例

日期和时间	情绪 你感觉到什么样的情绪？ 情绪强度从 0 分（没有） 到 100 分（最强烈的）	思维 你的大脑在想什么？ 你在多大程度上相信这种想法？ 从 0 分（一点也不相信）到 100 分（绝对相信它们是真实的）

　　下面你将看到朱迪的案例，她一直与恐慌感作斗争；这是她的
治疗师对保持记录任务的介绍：

　　似乎有两个迫切的任务摆在我们面前。首先，我们需要较清晰地知道你感到不舒服时发生了什么——记录下当时发生的事件将会帮助我们完成任务。其次，你曾说恐慌感是突然发生的，我们认为需采取一种方式帮助你发现恐慌的激发物，避免遭受太大的冲击——用日记记录下这种感觉会帮助你逐步解决问题。但请记住，这是我们的首次尝试，所以我们实际上只是在尝试——看看它将如何进行，或者我们是否需要修改任务。所以，现在就行动起来吧，运用你在会谈开始时谈到的那个事例，看看如何来做？

　　表8—3是朱迪第一次思维记录的例子，是作为一次家庭作业完成的。记录表在会谈中已事先草拟好，如果她能够关注自己的情绪变化，通过这个草案就能清晰而容易地表达出她的想法。对她来说，思考自己的感觉和思维充当了一个提示物，提示她自己正处于痛苦之中，这样她的想法就很容易浮现出来。她还能对自己的经历进行评估，并对自己的情感和思维的强烈程度划分等级。当她对使用等级量表有很好的理解之后，思维记录就可以省略掉这一步，并可以在患者感到更有信心之后一气呵成。在她还不能捕捉到思维之前，记录表可由项目一和项目二组成，项目三可以在她能够捕捉到自动思维以后引入。如果她感觉保持记录任务太繁重，就可以试着只计算每天感到恐慌的次数。如果患者想要在资料中获得自信，那么很重要的一点是他们认为自己有能力完成你交给他们的任务。

表 8—3　　　　　　　　　　　　　**朱迪的第一次思维记录**

1. 情景	2. 情绪	3. 思维
周二午休：等待付账，结账后离开。这是一个大商店，很多顾客在商店附近转悠。	热且有点紧张不安。头晕且感到心跳加速。**不舒适程度**（8/10）	我将惊恐发作，所有人都盯着我，他们觉得我疯了。**对这些想法的相信程度：**惊恐发作（7/10）每个人都在注视（9/10）认为我疯了（9/10）

续前表

1. 情景	2. 情绪	3. 思维
周六上午：给汽车加油。	紧张、晕眩、热、发抖。**不舒适程度**（9/10）	在场的人都注意到我是个有问题的人，我就是个有问题的人。我将惊恐发作。**对这些想法的相信程度：**被人们注视（9/10）惊恐发作（9/10）

对生理、情绪或者认知反应的程度进行等级评定的优点是可以帮助朱迪形成区分关键反应的能力，同时也提供了一种衡量变化的方法。

毋庸置疑，你必须反复审阅患者的日记。尽管有些患者发现保持记录很有趣，但对于其他人来说，它却枯燥乏味、令人生厌。如果没有成就感和进步，患者就很容易放弃记录，因此关注这一点很重要。保存记录是另一个要求你"不折不扣"地完成的治疗任务。如果记录完成了，你就能获得很多有用信息；如果记录没有完全完成，那你需要探究是什么原因导致的。

把问题转换为陈述

患者的思维有时会以问题的形式出现。通常是这样的反问形式："为什么我如此愚蠢？"或者他们会问一些"如果……会怎样"形式的问题："如果我失败了会怎么样？""如果这是一个坏消息会怎样？"这种问题本身并不会引导他们重新评估和检验，因此他们需要被转述成清楚的陈述，且需记录相信的程度。因此，"我为什么这么愚蠢？"可能导致你这样问："你该怎样回答这个问题？"回应可能是这样的："我为什么如此笨？这是天生的，这就是我。我非常愚蠢。"这样，我们就确定了一个明确的陈述，这种陈述能进行相信程度评定，并最终受到挑战。

同样地，你能够利用这样的方式探究"如果……会怎样"的问

题，你可以问："如果……会发生什么——结果会怎样？""对那个
问题最坏的答案是什么？"典型的回答可能是："如果我失败了，那
么我将永远得不到合适的工作了，也将无法谋生了。""如果真是最
坏的消息，我将无法应付了——我快崩溃了。"接着，你可以更进
一步探索这样的陈述以便弄清楚患者的惧怕。

111　　　有时候患者很不情愿回答他们自己的问题，因为对他们而言这
些问题不像其背后的事实那般令人难受。这是认知和/或情感回避
的一种表现形式，所以不言而喻，你应小心地揭露这种痛苦。

▌通过表象和角色扮演来增强回忆

不是每一个人都像朱迪一样能够捕捉到自动思维。这时，使用
如表象和角色扮演这样的唤起性干预会很有帮助，它可以帮我们生
动地再现重要情境，以使我们更容易获得当时的想法。最普遍运用
的技术可能就是要求患者详细描述最近经历的一些问题的细节（或
者，如果焦点是一次特别的经历，那么回忆具体事件）。询问这样
的问题可以提高回忆的清晰度，诸如："试图在你的脑海中想象一
下：能向我描述一下你周围发生了什么吗，你感觉到什么，反应
如何？"

朱迪在第一次来接受治疗的时候很难用语言描述清楚她的经
历，而意象促使她意识到她为何会对自己的经历有如此强烈的
反应。

治疗师：你能回忆起你最后一次感到恐慌是在什么时
候吗？

朱迪：在接待室这儿，几分钟前。

治疗师：我们也许能更进一步探究。你能想象再回到那几
分钟里吗？你能想象得出来吗？

朱迪：是的。

治疗师：如果你能，停留在这个表象中，尽可能多地告诉
我你的感觉。全神贯注于你在那里的感觉，尽可能多地观察自

己的反应。看看你能否描绘出当时的情景。

朱迪：我很好，但随后另一个人走上前来。我感到面红耳赤、很紧张并且有点晕。我觉得她可能认为坐在这里的我是一个精神病患者。我感觉我的身体变得发烫，我知道她一直在看着我，我知道我将出丑。然后她站起来出去了——她无法容忍和一个怪人待在同一间屋子里。

要求朱迪描述当时的情境，是为了让她有机会捕捉到促使她恐慌的热思维。在早期的治疗过程中很难把握热思维，因为朱迪会运用像这样的陈述使它们合理化："我认为她在看我，但她可能在想别的事情。"虽然这对挑战她的负性自动思维来说是一种有益的想法，但在这一点上并不能帮助我们解释朱迪的极端反应。

有些在成年或幼年时经历过创伤的人，会遭受痛苦重现或其他令人不快的精神入侵的折磨，对于受过这些创伤的成年幸存者们来说，表象是特别重要的干预方式（例如，Ehlers & Clark，2000；Arntz & Weetman，1999）。

表象不必限定为视觉的："内脏"或"感官"反应也同样重要。例如，一个有限制性厌食的女人可能无法用言语表达为什么她不能吃少量的食物。然而，促使她想象吃东西的问题可能会揭示出答案，尽管她意识到自己可能不会增加体重，但当她体会到臃肿和发胖的感觉，便会使她对吃感到恶心。

表象的运用是一项强大的技术，但在某种情况下它具有过分的 *112* 唤起性。例如，一个经历过严重创伤的人在没有被创伤性记忆击垮之前是不能运用表象技术的。在此案例中我们可以小心谨慎地逐步开展表象技术。首先讨论使用表象技术的原因，然后训练患者的承受力。避免使用第一人称，在现在时态下的回忆中，要将过去时态中的主人公描述为第三人称。然后随着患者愈发坚强，才可逐步地回归到"此时此刻"的角色（Resick & Schnicke，1993）。

角色扮演也能唤起重要的情感和认知。最近朱迪试图去支付汽油费时，经常会感到恐慌，但她无法确定是什么导致了这种感觉的产生。当她的治疗师扮演收银员的身份，且朱迪重新进入这种情境时，她识别到这种想法："我将做一些让我看起来很愚蠢的事情；她认为我是愚蠢的；每个人都认为我是愚蠢的。"

治疗会谈能够成为热认知的有效来源，因此，需观察患者姿态、面部表情和语音语调的变化，这些可以暗示着负性思维。

例如，朱迪一贯愉快而幽默，但会谈中有段时间她一脸严肃，姿态变得僵硬。这时如果询问"刚刚发生了什么？你想到了什么事吗？"，常常使她识别出令人害怕的热认知。在朱迪的案例中，快速捕捉这些认知是至关重要的，否则她将倾向于忽略或摈弃它们。

另一名患者约翰，偶尔会注意力不集中，游离在会谈之外。通过即时询问得出，他正在脑中重现童年经历过的创伤。

当运用表象、角色扮演或者会谈中的行为实验时，在谈话中能够抓住热认知的机会明显增多。

负性思维往往并不是很具体，这使它们很难被评估。如果是这样的情况，那么要求你的患者通过一些具体化的语言或表达阐明他的真实想法是很有用的。就拿一个学生的陈述为例："我很没用。"这引出的问题如：

> 在哪一方面没用？
> 你感觉什么样的问题你完成不了？
> 哪一类的问题你能完成的？
> 你如何评价你的成功？

通过反思这样的问题，这个学生可能认识到她并不是一点用都没有，其实她已经完成很多领域的学习，只是英语还难以达到很高的水平。

有些人认为："事情到我这里就总是进展不顺。"对这样的人应该以这样的问题作为回应：

> 你能告诉我更多激发这种想法的事件吗？
> 那时你还想到了什么？
> 在相同的情境中，有没有哪次事情进展得很顺利？

113

　　显而易见，尽管此人深感悲观，但很多方面的事情进展得相当顺利。然而，在人际关系方面，他的确存在困难，每次出现问题，他就会被失败的人际关系的回忆所困扰，并会陷入极度的消极中。

 分心

　　这种基本的认知策略基于这样一种观念，即我们每次只能关注一件事情，所以如果我们专注于某件中性或愉快的事情，就能避免卷入负性思维和冲动中。从而能够达到两个目的：

　　1. 打破无益的思维循环，否则可能导致负性情绪，从而导致更严重的心情沉重。

　　2. 改变对负性认知的态度。使用分心技术能够帮助患者远离这种认知，而不是卷入其中，将其看做一种"想法"，而不是有关事件和世界的真理。

　　研究者认为分心在减少不必要的认知方面比压抑更有效（Wenzlaff & Bates，2000），当患者形成一种积极的、不与消极想法相关的分心技术时，分心技术会更有效（Wenzlaff er al.，1991）。所以，思考事物的积极方面比避免思考事物的消极方面能更成功地分心。对于分心技术，患者的练习包括：

　　● 体育锻炼。如果一个人过于沉重，很难接受心理方面的挑战，或者患者是儿童或青少年，他们在心理和身体之间更倾向于身体，在这些情况下体育锻炼会非常有用。活动应趋向于外在的（例如，跑步）、独立的（例如，自由体操）、挑战性的（例如，瑜伽练习）、日常的（例如，家务劳动）。重要的是能够使患者参与进来。

● 转移焦点。这通常意味着关注外部世界和其中的人和物，而不是自身的内部世界。鼓励患者描述自身所处环境的品质，诸如形态、颜色、气味、质地等等。描述的细节越多，就更能分心。

● 心理练习。心理练习包括从 1 000 隔 7 倒数，或者背诵诗句，或者对你喜欢的电影的音乐或场景的细节进行再现。另一种有效的分心就是患者在头脑中呈现一幅想去的地方的画面——海滩、美丽的花园、滑雪场——只要能吸引患者就行。为了能达到有效的分心，充满生动细节且经过很好排演的表象应该具有吸引力。

● 简单地数这些思维，反而能帮助患者远离这些思维——不再过多注意它们。数这些思维的时候，要带着那种"数数邻居有多少只鸽子"的心态："哦，一只，两只……那儿还有一只。"

114　　**当为患者设计分心练习的时候，要记住以下几点：**

● 这个练习必须适合患者。心算和海滩画面对于一个讨厌数学和对沙子过敏的人来说是不起作用的。只有当这种分心技术容易运用且吸引人时，你的患者才能够参与其中。要以患者的兴趣和优势为基础。

● 患者在不同的环境下可能需要不同的技术。例如：任务在公共场合下可能是不连续的，而在私下场合是公开的；当精神高度集中的时候，体育策略最易达到，而在注意力不集中时心理策略更有效。

● 分心可用于行为实验中以检验预言，诸如："我无法停止思考。""我不能把烦恼抛在脑后。"

● 如果长期作为一种回避或安全行为，分心将适得其反。

● 分心技术不能从根本上改变无益认知，因此长期运用的
话，通常不是良策；由此我们需要在接下来的部分介绍其他
策略。

识别认知偏见

当患者能够越来越娴熟地识别相关的表象和思维时，他们便能
够有效地识别认知偏见（见表 8—4）。在情绪唤起状态下，我们都
会时不时地体验到一些夸大的错误想法，这是信息加工风格的正常
波动，只有当偏见长期存在或者过于极端时，才成为一个问题。
例如，在下面的列表中第一个偏见是"二分思维"——"全或
无"风格，它未能考虑到两个极端之间的可能性。这种信息处理
风格会随着紧张度的提高而更显著，的确，当我们受到威胁时它
可能是适当的。如果一辆车突然变向朝我驶来，我会很自然地想
到"要么生要么死"，然后迅速将自己的车转开——而花宝贵的
时间去思考那些毫不实际的可能性则是不合适的。然而，如果这
是我对适度紧张情形反应的惯常方式，那么我可能会很快陷入与
焦虑有关的问题。

表 8—4 包含了四组认知偏见：极端性思考、选择性注意、依
赖直觉和自我责备。注意，组间的具体描述并不互相排斥。

我将表 8—4 的副本给了朱迪，她笑着说："我能做到，我能
把所有的偏见都标注出来！"和很多患者一样，她很容易地辨别
出认知偏见和"扭曲的想法"（Butler & Hope，1995）。识别的乐
趣让她能够置身事外或"去中心化"（见下一节），当她高兴的
时候很难再维持害怕的状态，她更容易发现另外的更加积极的
可能性。表 8—5 是她日记的摘录，其中识别了与她有关的认知
偏见。

表 8—4   一般的认知偏见

1	极端性思考
二分思维	以"全或无"的眼光看待事物，而看不到在两个极端之间的那些可能性。事情是"要么好要么坏"、"要么成功要么失败"。通常，消极的占据上风。 **例如：从没有任何事情做起来很顺。我不能相信任何人。我是一个彻底的失败者。**
不切实际的期望/高标准	对自己和/或者其他人使用言过其实的评价标准。使用"应该"、"应当"和"必须"。 **例如：除非这是最好的，否则什么也不是。我应该获得满分。错误是不能接受的。我必须取悦每一个人。**
灾难性	最糟糕的预期，有时甚至开始于一个良好的开端。这可能发生得很迅速以至于患者似乎能立即得出最糟糕的结论。 **例如：我犯错了；我的老板将会非常愤怒；我的合同将得不到延续；我失去了工作；我失去了家庭；我的妻子离我而去；我将贫穷和孤独。**
2	选择性注意
过度概括	看到个别负面事件就暗示着每一件事都是消极的。 **例如：我面试失败了——我将找不到工作。我的人际关系太差——我找不到任何伙伴。她让我失望了——没人可以相信。**
心理过滤	选取个别的负面特征加以仔细关注，而不能看到其他更多积极的方面。只关注其中一件糟糕的事情，而其实其他方面都很成功。除了仔细考虑个别批评外忘记成就和赞赏。 **例如：我考试的分数很低——这很糟糕——我真的不擅长任何事情。**
否定值得肯定的地方	拒绝、贬低、不考虑一些积极事件，认为不重要。 **例如：他只是说得好听。她可能试图从我这探听一些消息。这只是小小的成绩——其他人做得更好。**
放大和缩小	夸大负面事件的重要性和低估正面事件的重要性。 **例如：我把这件事搞得一团糟，我得到了连我老板都梦寐以求的项目，但却没有好好把握它。**

续前表

3	依赖直觉
妄下结论	在缺少证据支撑的情况下作出解释。妄下结论的例子分两类。（1）读心术：**我就是知道他们看似友好却都在嘲笑我。**（2）算命：**当我遇到他时，他会不喜欢我。**
情绪化推理	假设感觉反映了事实。 例如：**我感觉我好像无法应付，因此我先喝了几杯。当我生气时我觉得很可怕，因此生气是一件不好的事情。我感觉自己没有吸引力，因此肯定是这样。**
4	自我责备
独揽责任	在一些（被视为）坏的事情发生时，承担责任。 例如：**晚宴不顺利。**这是我的错，因为我太紧张，还导致其他人感到不舒服。两名学生在我刚演讲时就离开了，可能是我的演讲太乏味了。
自责或 自我批评	将自己看作坏事情的起因，无缘无故地批评自己。 例如：**我感觉生病了，一定是我自己传染上的。我不能跟上工作的进度，一定是我又蠢又懒。**
辱骂	给自己冠上难听、有损人格的名号。 例如：**白痴！我是如此之笨。我是多么傻啊！**

表 8—5　　　　　　　　　　　　　朱迪的极端思维

思维	认知偏见
我将惊恐发作， 所有人都盯着我。 他们觉得我疯了。	灾难性 妄下结论 读心术
在场的人都注意到： 　我是个有问题的人。 　我就是个有问题的人。 　我将惊恐发作。	读心术 辱骂 灾难性

概括一下，目前为止我们需要帮助患者的有：　　　　　*116*

● 理解和识别认知，如果需要则使用苏格拉底式提问加上表象和角色扮演。

● 记录认知。

- 联系情境、思维和情感，以使你们能够说："难怪……"
- 使用分心技术作为短期处理方式。
- 意识到认知偏见。

现在，你的患者已经做好了评估引发问题的自动思维和表象的准备。

评估自动思维和表象

置身事外，或者"去中心化"

贝克等（Beck et al.，1979）描述了"去中心化"，即一种能力，它让我们将认知看作一种心理活动，而不是真理性叙述，他们认为"去中心化"是认知疗法的核心部分。患者要避免卷入负载情绪的认知，而是置身事外来观察，认识到这种思想是一种观念，不一定是事实。去中心化也被称为"元认知意识"，元认知被定义为任何涉及认知评价、认知监控或者认知控制的知识和过程（Flavell，1979）。患者如果能够标注出思维过程而不专注于它的内容，那么就是达到去中心化了。你可能听说过这样的话："这又是我的全或无的思维方式。""我陷入了灾难性。""这是抛弃的恐惧在捣鬼。"诸如这样的反应意味着你的患者已经达到元认知意识。在过去的 10 年，从正念沉思引入到认知行为疗法的练习中后，去中心化在认知行为疗法中扮演着重要的角色——见第 17 章，里面重新回顾了这些发展。

了解认知的起源

当患者开始学习客观地去审视他们的认知时，他们很容易就觉得自己很"愚蠢"，或者"笨"。你需要让他们明白为什么他们拥有这种无益想法是可以理解的，或者为什么在那段生活中有其存在的道理。达此目的的一个途径是要求他们去寻找支持热思维的证据和经历。有问题的认知很少凭空而来，通常有一段早期的经历让他们可以理解。目的在于帮助患者认识到得出某一结论可能的原因，以便当他们审视自动思维时，能总结出："这难怪……"或者"我知道为什么……"。

在前面的例子中，有一个自认为"自己很没用"的学生，她进入一个要求很严格的学校，那里的孩子都被鼓励要擅长所有的科目。对自己高标准要求可以帮助她适应学校的氛围，因为她在学业上有相当的能力，所以也能让她得到更多的巩固和强化。后来，在她生活的不同阶段，这些相同的高标准激发了各种压力，而且通常情况下都无法达到，从而引发"我很没用"这样的信念。

有个年轻人认为"事情到我这里总是很不顺"，确实他经历了一些人际关系的破裂，所以他感到悲观也就可以理解了。他认为能保护自己免受这种破裂关系的伤害，所以在人际交往中总是持一种悲观情绪也就不足为奇。然而，他现在发现这种态度减少了人际交往的愉悦感和对友谊的承担。

以下是朱迪对她自动思维的解释。当评价"他们认为我疯了"的时候，治疗师问道：

> 你能回忆出没有这样的感觉的情况吗，也就是当你恐慌时没有觉得别人都认为你疯了？
> 你能回忆出你从什么时候产生这种想法的吗？
> 你能更具体点吗？

这透露出她妈妈对朱迪有很大的影响，妈妈告诉她在公共场合下不要表露情绪，以免人们认为她很软弱和奇怪。见表8—6。

表8—6 　　　　　　　　　　**朱迪的自动思维**

3. 思维	4. 为什么我得出这样的结论
我将惊恐发作，所有人都盯着我。他们觉得我疯了。 **对这些想法的相信程度：** 惊恐发作（7/10）	我能理解为什么我预期自己会惊恐发作——我以前曾经经历过。

续前表

3. 思维	4. 为什么我得出这样的结论
每个人都在注视（9/10） 认为我疯了（9/10）	难怪我认为每个人都在看我，因为感觉起来是那样的。 如果我看到别人惊恐发作，我不会知道发生了什么，我可能认为他们很奇怪，多半因为我母亲多年来对我的影响。
在场的人都注意到：我是个有问题的人。我就是个有问题的人。我将惊恐发作。 **对这些想法的相信程度：** 被人们注视（9/10） 惊恐发作（9/10）	难怪我认为每个人都在看我，因为感觉起来是那样的。难怪我觉得自己是个有问题的人，我是如此痛苦。 我能理解为什么我预期自己会惊恐发作——我以前曾经经历过。

权衡利弊得失

在认知治疗中，我们要寻找到无益的反应有其合理性的原因。所以我们会要求患者考虑不符合他们利益最大化的认知的好处。分别进行长期和短期的利弊考虑是很有用的，因为一些认知可能仅仅在短期或者仅仅在长期内有好处。例如："我没用，还是放弃的好"这样的授权许可思维，虽在短期内起到了抚慰的作用，但是长期这样将会导致问题；在饮食障碍中，"我将摆脱饥饿的痛苦"这样一种思维可能造成短期的不适，但是却能够得到长期的控制感。负性思维的好处是通常是感知到保护，例如，"如果我预料到自己将会惊恐发作，真正发作时就不会很惊讶"或者"如果我预料到来自人们最坏的评价，我就不会很失望"。当这些假设被考虑到后，负性思维的适应力变得更容易理解。尽管这样的假设可能有一定的道理，但往往也被夸大了。

接下来，我们探讨持有这些思维和信念的弊端（包括短期的和长期的）。这一步帮助我们瓦解信念，同时也能够增强患者改变的动机。在朱迪的案例中，预料（她将惊恐发作）的不利之处就是使她增强了身体不适感，她这样做更可能引发惊恐发作，在富有挑战性的情形下她总是很痛苦。认为别人总是消极地评价她的不利之处，同样是在富有挑战性的情境下总是很痛苦，且阻止了很多她很喜欢做的事情。

有时被称为成本效益分析的利弊权衡是激励患者开阔视野的一　*119*
种方法，当我们不可能评定出一件事的正确与否，而只能在权衡以后做最佳选择的时候，利弊权衡是最有用的。

另一种相关的策略是"重构"，重构是通过对另一面的反思来促进视野的开阔。例如，雄心勃勃的父亲花费大部分晚上的时间去工作，而错过了与孩子相处的时间。因此，减少工作量这个令人不快的事就可以被重构为花更多时间来跟孩子在一起。极端减肥者努力控制自己的体重和体型，她们可能意识到由于把精力都放在限制饮食上而失去驾驭社会和工作生活的能力：她可以把节食的明显好处重新理解为工作和社会生活的障碍。

当然，当探索利与弊时，你需要有非对抗性的、共情的、合作的意识。这些练习的目的旨在启发你的患者，而并非指出他们是怎么错的。以这样的方式贯彻此策略，对于促进和激励那些对于改变还存在矛盾心理的患者特别有帮助（Miller & Rollnick，1991）。

最糟糕的事情是什么，以及你将如何处理？

"会发生的最糟糕的事情是什么？"虽然对于患者来说难以预料，但这是一个很有价值的问题。提出这个问题可以促使患者指明惧怕（不能用其他方式得以解决），这个问题的答案则明晰了需要解决的终极问题所在。随之而来的问题是："那么，你如何应对？"这就是问题解决的开端。当最坏的情况都有了解决方案，就会减低对灾难性预测的热衷。

朱迪最担心的是她在公共场合下会惊恐发作。对如何处理的探究，就其本身而言，就是对她的一种启发。她从来没有考虑处理，也从来没有认为惊恐发作会结束——她投射出来的惧怕太隐晦。现在，在治疗师的帮助下，她能想出一些应对这种情况的办法：她要找个谨慎的地方，向自己谈论事情的经过，对接近她的人解释她的窘境。通过这样的练习，朱迪变得更自信了，她能够处理最坏的结果，并不再那么害怕。

识别认知主题

通常，我们会通过浏览思维记录来找出过程或内容的主题。认知过程主题包括二分法思维方式即最主要的信息处理风格，以及退缩即感知到的人际冲突后的反应。认知内容主题包括拒绝、威胁、羞辱、愤怒等等。一些主题在特殊的疾病中很常见：例如，对控制和完美主义的需要通常与饮食障碍有关联，丧失和羞辱与抑郁有关，威胁与焦虑有关。识别这种主题有着双重价值。

120 　　　首先，如果一个主题经常出现，就会形成主题化的挑战——也就是说，在应对普遍存在的羞愧和反复出现的失落感时会重复使用同一种挑战形式。这比起对每一个问题设计一种新的挑战来说，会具有更高效率。其次，主题能够让我们深刻地理解普遍而核心的信念。研究朱迪的日记揭示了两种主要的主题，一个是关注自我（我疯了），另一个就是关注他人（他们是苛刻的）。对核心信念的处理将在本章下文加以说明。

　　　总之，到目前为止患者已经学会了：

- 识别无助的认知。
- 识别认知偏见。
- 置身事外，将它们看做无益但可以理解的想法。
- 考虑它们的效用和正确性。
- 考虑最坏的结果，并且制定解决方案。

　　　至此，患者对他的负性思维和信念能够形成更客观和开阔的视野。

形成新观点

基础打好以后，就可以思考、重新认识问题认知了：还存在其他不那么让人难过的可能性，这种想法让人感到愉悦。在此有几种技术能帮助患者形成新的视角。

评估赞成和反对的证据：获得公正的视点

对情况有更准确的把握之后，患者就能回顾是什么支撑和瓦解了他最初的结论了。下面以朱迪的日记为例进行说明（见表 8—7），例子中考量了为什么她得出消极的结论是可以理解的，随后用不支持这个结论的证据加以平衡。

表 8—7　　　　　　　　　　　　　　朱迪的日记

3. 思维	4. 为什么我得出这样的结论	5. 什么和我的结论有冲突
我将惊恐发作，所有人都盯着我。他们觉得我疯了。 **对这些想法的相信程度：** 惊恐发作（7/10） 每个人都在注视（9/10） 认为我疯了（9/10）	我能理解为什么我预期自己会惊恐发作——我以前曾经经历过。 难怪我认为每个人都在看我，因为感觉起来是那样的。 我母亲多年来对我影响很大。	即使我有一股恐慌感，也并不意味着我将惊恐发作——我曾经有过同样的感觉但并没有惊恐发作。我知道镇定下来很有用。即使惊恐发作了，也会好起来，我掌握了很多处理方法。 **对这种想法的相信程度**（9/10） 这种别人都在看我的感觉并不是事实。 **对这种想法的相信程度**（10/10）

续前表

3. 思维	4. 为什么我得出这样的结论	5. 什么和我的结论有冲突
在场的人都注意到：我是个有问题的人。我就是个有问题的人。我将惊恐发作。**对这些想法的相信程度：**被人们注视（9/10）惊恐发作（9/10）	难怪我认为每个人都在看我，因为感觉起来是那样的。难怪我觉得自己是个有问题的人，我是如此痛苦。我能理解为什么我预期自己会惊恐发作——我以前曾经经历过。	即使我惊恐发作了，人们也不见得会认为我疯了。即使他们那样认为了，那又有什么关系？他们并不认识我。**对这种想法的相信程度**（10/10）这种别人都在看我或者我是一个有问题的人的感觉，并不是事实。**对这种想法的相信程度**（10/10）即使我有一股恐慌感，也并不意味着我将惊恐发作——我曾经有过同样的感觉但并没有惊恐发作。我这样只会持续一两分钟，我会好的。**对这种想法的相信程度**（9/10）

　　搜集证据来获得更加公正的观点，其有效策略是详细阐明去中心化，在这个过程中要求患者客观地对待这些想法，或者充分想象以形成很多不同的观点。以下的问题能够激发思考：

　　　　如果你关心的一些人有这样的思想，那么你想对他们说些什么？

　　　　如果关心你的一些人知道你有这样的思想，那么他们会对你说些什么？

　　　　如果你所认识的一些人有这种想法，或者与这种情况抗争，那么他们会对自己说什么？他们又将如何处理？

你有过处于类似的情况而又没有这样的感觉的时候吗？

有没有几次你同样经历了这样的情况但得到了处理？

当脱离了这种情形后，你想到什么？

如果现在你的生活快进五年，那么你会如何看待这种情形？

这些提示能够引发有关处理的观点，甚至是治疗方案。朱迪在治疗中回答这些问题时，比较容易产生有帮助的自我陈述（见她的日记，表 8—7）和策略，如自我镇定。她记得一个朋友曾告诉过她练习普拉提有助于减压。朱迪参加了普拉提课程，但随后却忽略了练习——过后她决定重新练习，也发现它的益处。这提醒我们熟悉、舒适、有效的策略最易于采用和坚持下去。

寻找认知偏见

二分思维确实可以通过引入一种观念得以缓解，即在两种极端之间存在着一系列的可能性。鼓励患者在这个范围之内举出一些不同的例证。朱迪容易认为自己要么镇定要么恐慌（意味着即将惊恐发作）。后来她发现了在恐慌感增强的过程中存在着不同的阶段：

1	2	3	4	5	6	7	8	9	10
镇静		中度紧张 甚至可能兴奋				易恐慌但实际 上不恐慌			惊恐 发作

这种练习有几项好处。它说明了一系列的可能性，并抑制了朱迪直接得出最具灾难性结论的倾向。这也再次确证惊慌感不一定发展到惊恐发作；并且，讨论她的紧张情绪的变化时，她意识到她可能把兴奋误解为恐慌的预警信号。

选择性注意最坏的可能性，可以通过激发患者寻找其他的可能性得以解决，即问自己这样的问题：

有其他方式看待这件事吗？

我有被忽略的强项/优势/资源吗？

朋友可能看到什么其他的可能性？

我错过了什么吗？

依赖直觉可以被抑制，前提是患者承认一些感觉或者未经证实的观念并不一定代表真实情况。患者可以想到很多支持这种观点的例子：孩子相信有圣诞老人并不意味着他就是真实的；我们祖先认为地球是平的并不能改变它是球形的事实；一个在情感上未受到良好教育的孩子感觉自己是坏孩子但并不意味着他就是"坏孩子"；"今天感觉趾高气扬"并不意味着必须弯下腰才能通过门！无论是读心术、未卜先知还是假设，只要认为一种感觉反映了一个事实，患者就可以质疑直觉的真实性并问道："……有证据证明吗？"或者："……有经验说明这只是个巧合吗？"或者仅仅问："……我怎么知道？"朱迪为自己制定了一种简单策略，那就是询问朋友有什么感觉或者他们说话的意图是什么，而不是反复思考她的朋友可能感觉或者想到什么。

自责和别人的严厉批评一样可以被削弱。它可以通过激发患者问诸如这样的问题而得到缓解：

真的那么糟吗？

我有没有不公正地责怪自己？还有谁有责任？

这话是谁说的？……他们是专家吗？

当朱迪反思她的想法——"他们认为我疯了"，她意识到这是她母亲发出的声音，她妈妈压抑家庭内部的情感表达，并且警告她的孩子：如果他们没有控制住自己的情绪，别人就会认为他们软弱和愚蠢。她迅速地意识到她的母亲不是社会心理学的专家，且她的这种观念是极其不利的。结果，朱迪能够完全排除这种思想的干扰。

123　　　　另一个患者杰夫，因为在学校里受到欺负，多年来一直谴责自己，想当然地把"古怪和软弱"扣在自己身上。在治疗中他思考，谁（或什么）可能也导致了这种欺负的行为。他列出了一条清单：尤其是捉弄过他的女生和男生们、没有注意到或者没有帮助他

的老师们、学校本身支持儿童中的暴力文化、他的父母亲也从来没有给他提供过可以依靠着哭泣的肩膀。到他编写完这份清单为止，对这种欺负行为的自身责备逐渐减少并且越来越倾向于同情自己。

使用表象和角色扮演

正如识别思维一样，表象和角色扮演的更多经验策略在改变无益认知方面极其有用。

排练新的可能性可在想象中进行。例如，朱迪想象自己走进公共场合并且情绪稳定，一个有飞行恐惧的人想象自己正在乘飞机旅行。

改变问题表象也很有帮助。对经常做同一个噩梦的恐惧能够通过反复想象新的结局而得以减轻（Krakow et al.，2001）；创伤性记忆能被重新改编（Layden et al.，1993）；一种有敌意的自我形象可以转化成一种富有同情心的自我形象（Gilbert，2005）。

与构建一种新的陈述的和/或视觉的形象一样，你能帮助患者通过图像处理技术去克服问题表象，诸如想象不尽如人意的表象出现在电视屏幕上，然后修整这些图像，比如改变音量、褪去颜色等等，或者在图像中使人物"变形"以便更容易让人接受。朱迪有一种无益表象，即人们带着挑剔眼光看她，通过缩小她想象中的旁观者，从而使这种表象的影响力降低了。

帕蒂斯基（Padesky，2005）近来倡导一种方法，要求患者创造一种视觉幻象，呈现他们希望中事物的样子，并鼓励他们让这些心理图像尽可能地栩栩如生，为了意识到这种幻象患者还确立了他们必须面对的假设。例如，朱迪的表象可能是走进公共场合并且保持镇静。促生幻象的假设是："知道我的人基本上能接受我，而陌生人却对我没兴趣。"行为实验在新的表象中能进一步帮患者建立自信。

表象中可以融入角色扮演。贝克等（Beck et al.，1979）描述了这样一对患者和治疗师，他们运用患者内心中批评和支持的两种声音，创造出一段对话以强化支持的那一种声音；帕蒂斯基（Padesky，1994）描述了使用"历史角色扮演"或者"心理剧疗法"来修整早先无用的交流；吉尔伯特（Gilbert，2005）倡导以完型疗法的双椅技术为基础塑造一个富有同情心的自我，以减少内心的批评。当朱迪意识到她母亲的影响是多么无益时，她感到轻松了很多，同时她非常生气，这种感觉让她很不舒服。会谈中她通过首次幻想空椅子上的妈妈消除了这种感觉。然后她"告诉"母亲她所持的态度造成的后果和她现在的愤怒。在这个练习中，她同意扮演妈妈的角色来对朱迪的话做出回应。在这个角色中，"她的母亲"解释道她试图保护朱迪免遭她曾经受到的伤害。这是朱迪第一次考虑她母亲的想法，这帮助她化解了心中的愤怒。

124 得出新结论

这时候，患者可以从多个角度来审视最初的负性思维，建立起广阔的视角，愿意考虑新的可能性。现在我们该从这种意识中提炼出更精练、易记、可信的结论了。朱迪的新结论呈现在表 8—8 中，每一种陈述都附带了相信程度。

表 8—8   **朱迪的结论**

6. 新结论

即使我有一股恐慌感，也并不意味着我将惊恐发作——我曾经有过同样的感觉但并没有惊恐发作。
相信这个结论（8/10）

这种别人都在看我的感觉并不是事实。
相信这个结论（10/10）（我知道这个问题但不知道是否在外出时拥有自信）

即使我惊恐发作了，也不见得人们会认为我疯了。即使他们那样认为了，那又有什么关系？他们并不认识我。
相信这个结论（10/10）

有趣的是，认知分析这个主要的智力任务致使她 100％相信自己的感觉并非事实，而且并不见得别人就会认为她疯了；然而，她对于恐慌感并不会导致惊恐发作的相信程度并不是太深（80％）。更有趣的是，尽管她形成了新的信念（"这种别人都在看我的感觉并不是事实"），并在会谈中坚信不疑，但在具有挑战性的情境中她就不是那么有把握了。

这提醒我们，改变信念这种智力任务的完成并不意味着治疗的结束。行为检验的目的是既要建立它们的真实性又要巩固现实的新观点。

总之，在重新评估认知和形成新观点的过程中，我们鼓励患者：

● 去中心化，客观地对待负载情绪的认知。

● 通过处理极端思维、选择性注意、直觉依赖和自我责备来应对认知偏见。

● 运用表象和角色扮演来加快这个进程。

● 得出通过现实检验的新结论。

检验自动思维和表象

在第 10 章中我们将详细讲述检验新的可能性或视角的重要性，这一章描述了认知疗法中行为实验的作用。如果新认知经得起"现实检验"，其正确性通常能得以增强。此外，如果患者能够从理论到生动的实验加以理解，那么这种新的认知将会被牢牢记住。

朱迪决定通过搜集能够证明或者反驳结论的信息来"研究"她的新结论，她预测恐慌感并不预示着惊恐发作，且打算激发恐慌感并记录下所发生的事。她开始体会到恐慌感不是"全或无"的，她设计出各种级别数值来评估恐慌感变化的幅度。她打算让朋友加入她的研究中，例如，通过邀请他们来观察他人的反应，同时注意朱迪是不是更多人关注的对象。见表 8—9。

125

表 8—9   朱迪研究她的新结论

6. 新结论	7. 研究它
即便我有一股恐慌感，也并不意味着我将惊恐发作——我曾经有过同样的感觉但并没有惊恐发作。	我将进入困难的情形中，但并不把注意力集中在我感觉恐慌和预期惊恐发作的情况上，而是注意感觉到"惊恐感"但没有惊恐发作的情况。
这种别人都在看我的感觉并不是事实。	我要求朋友在我感到惊恐时来观察我，我将了解产生我这种想法是否有充分的理由。
即使我惊恐发作了，也不见得人们会认为我疯了。即使他们那样认为了，那又有什么关系？他们并不认识我。	我询问朋友是否认为惊恐发作等同于发疯。然而，由于我意识到这种思维的来源，它真的不再让我烦恼了。

修正核心信念

一些文献中混淆了"核心信念"和"图式"的概念。一般来说，它们之间是不可互换的，因为我们认为图式比核心信念更加复杂，但核心信念反映了一种图式的"简易标签"。例如，核心信念"我是笨蛋"是一个有效的认知标签，用来概括与相信某人真的很笨的相关思维、情感、身体感觉。这节将集中介绍核心信念；在第17章我们讨论图式的种类。

我们不应认为核心信念总是难以识别，它们可能以自动思维的方式表现出来。在前面的例子中，那个学生很容易将"我没用"判断为重要认知，而它可能就是核心信念。如果核心信念没有以自动思维的形式表现出来，那么采用引导发现和向下箭头技术通常能够揭示它。

同样重要的是不要认为核心信念一定难以改变。当朱迪意识到她的母亲在个性分析方面并非专家以后，她迅速转变了一个长期存在的核心信念（即"我疯了"）；核心信念再一次将旨在改变自动认知的治疗得以改变也并不罕见（Beck et al.，1979）。然而，一些信 *126* 念体系根深蒂固，可针对它们专门设计拔高性技术（见第 16 章）。

在有关自助的书中，格林伯格和帕蒂斯基（Greenberger & Padesky，1995）描述了旨在修正核心信念的策略群。他们强调，核心信念很牢固，这些策略可能要实施好几个月以后才能产生重大的作用。因此他们应事先谨慎地与患者协商，以避免导致患者失望和沮丧。这些策略包括：

- 通过行为实验，检验对核心信念的预测。
- 记录证明核心信念不是 100%真实的证据。
- 识别其他可能的（更有帮助的）核心信念。
- 实施行为实验来检验对其他可能的核心信念的预测。
- 记录证明支持其他核心信念的证据。
- 新核心信念的历史性检验。
- 对新的核心信念进行相信程度评定。

朱迪认为她需要修正认为别人爱批评的核心信念。她设计的行为实验的任务是数据收集。几周里，她询问朋友如何看待那些曾经犯过错误或者在她面前表现出"愚蠢"的人。她的预测是朋友们对那些人的判断很糟糕。表 8—10 显示了她记录的两个例子。

表 8—10　　　　　　　　朱迪收集的数据

偶然事件	朱迪的预测	发生了什么事
哈里在系里的聚会上喝醉了，夸夸其谈，疯狂跳舞。	别人会认为他既软弱又愚蠢，他在系里的威信受损。	苏说看他喝醉的样子很可爱；罗恩说他很高兴看到哈里能让自己得到放松，因为他平时对工作太严肃。
一名中年妇女在街上摔倒，即使她看上去并没受伤却歇斯底里地叫。	苏（和我一道的女孩）会认为她很愚蠢，她是为了引人注意。	苏说她感觉为这位女士感到担心，想知道是不是伤到了体内。

　　然后朱迪对这些发现做了记录，标题是"证明我的信念不是100％真实的证据"。偶尔，虽然她的"民意测验"会支持她的预测，但她现在能依据这些数据证明：她的预测不是100％正确。当然，你也可能发现患者的预测得到不断确认。如果是这样，就应该进行检查：你的患者是否仅仅与志趣相投的人交往？你的患者是否可能在记录以前已经滤掉了那些不支持的证据？你可能认为以图式为中心的技术在这个例子中更能起作用（见第16章）。

127　　然而，朱迪回顾了她收集的所有回应，并得出结论：

　　　　诚然，确实有一些人爱批评别人，但是大多数朋友对别人的观点相当宽容。而且我发现那些更多以批判的眼光看待我的人并不是我最珍惜的朋友，我更倾向于忽略他们苛刻的评价。

　　随后，她确定一组新的核心信念：有些人会严厉地批判别人，但大部分人还是很宽容的。最初，她对此的相信程度处在50％的水平。为了加固新的、更恰当的信念，她开始记录支持她新信念的证据。她努力地寻求证据，几个星期后，她的相信水平已经上升到98％。

　　为了加固新的核心信念，以抗衡过去那些无益的信念，格林伯格和帕蒂斯基（Greenberger & Padesky, 1995）提倡对新的核心信念使用历史检验法，即患者重新审视他的人生经历以寻求与新的信念一致的信念。尽管朱迪已经在形成新的基本信念上取得一定的成功，但是她仍然渴望巩固她的进步，并且决定完成这项回顾性分析研究。到目前为止，她能够很容易地"发现"支撑新信念的证据，且寻找到很多早期的经历来加固新信念。

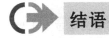 # 结语

　　本章稍长一点，因为认知行为疗法中的认知技术既重要又种类繁多。综上所述，我们已经了解了观察关键认知和分心技术，以及

分析认知和综合新的可能性的技术（这种可能性能够通过行为实验来评估）。同时我们也了解一些口头、视觉、经验的干预，以及聚焦于认知内容或者认知过程的干预。尽管主要的关注点在当前，但有些认知策略仍回顾了甚至专门针对过去。

尽管技术具有多样性，但作为治疗师，你的目的很简单，就是去帮助患者永久性地缓解由问题认知导致的痛苦。其要领在于把握何种认知方法在特定的时间内最为有效。要做到这一点的关键就是掌握将患者的情况程式化的技巧，并保持程式的活力。

 ## 问题

患者似乎会逃避对认知的探寻

有些时候，患者仅仅只是想谈谈自己的情绪。在这种情况中，支持性的咨询可能更为恰当。例如，当人们初次应对丧失或者创伤而认识到问题的严重性时，他们可能只是需要时间诉说这些事。然而，对治疗有矛盾情绪的患者可能需要"激发积极性的谈话"（Miller & Rollnick，1991）。

还有一些患者注重探索情感，因为他们认为这是治疗的用途所在，所以可能需要向他们说明认知行为疗法的方法和优势，以及这种方法和别的心理疗法的不同之处。

当患者惧怕自己的思维内容时，同样可能发生对探索认知的回避。有的时候，回顾认知总是不恰当的，因为患者有恐惧感，或者不愿意回顾那些会引发新的痛苦（如性虐受害者的羞耻）的认知。在这种案例中，你需要花时间在会谈中营造一种安全感，来让你的患者能逐渐地面对令人痛苦的想法。

128

认知转瞬即逝，患者很难识别

这是常见的现象，而且患者能够意识到负性自动思维难以把握的性质是具有积极作用的。激发而不是检验负性思维的行为实验能帮助更轻易地识别出负性思维（见第9章）。

一些思维不从语言中反映出来，却能被很好地描述为一种发自肺腑的"感觉"（Kennerley，1996）。例如，患有躯体畸形恐惧症（body dysmorphic disorder，BDD）的患者可能报告"感觉"很丑，患有强迫症（OCD）的人可能报告"感觉"很脏，或者患有厌恶性的创伤后应激障碍（PTSD）的人可能描述身体的"感觉"。这些感觉可以使用，但是大部分认知只要给予鼓励和时间就能明确地表达出来。

挑战少有或没有影响

这种情况下，首先必须问自己："治疗焦点正确吗?"这就需要再次审视程式，如果必要的话，还要进行校正。

和患者一起寻找是什么导致他相信陈旧思想，以及妨碍他相信别的新思想，这很重要。可能存在一些零散的证据、安全行为或者未得到充分处理的其他障碍。也可能你没有关注热认知。确保新知识是发自内心的接受而不单纯是知识上的吸收，对此行为实验非常关键。

最后一个可能性是这些问题被特别严格而刻板的信念体系所驱使，这种情况下我们提倡一种以图式为中心的方法。

第 9 章

行为实验

欧洲行为和认知治疗协会 2004 年召开了一次报告会，其中有 *129* 个讨论会题为"认知行为疗法（CBT）中的 B（行为）应放在哪里"。这一章将简要粗略地回答这个问题，即行为方法在当前认知行为疗法中的地位。我们将重点关注一个行为变化至关重要的特定领域：行为实验（BEs），一种对大多数问题都能起到显著效果的认知行为疗法策略（但并非对所有问题都是如此）。认知行为疗法中另外一种常见的行为技术——活动日程表——将在有关抑郁的那一章（第 12 章）中讲述，这项技术在那个领域中被广泛运用。

 ## 什么是行为实验

以下对行为实验的讨论吸纳了当今大量研究认知行为疗法中行为实验用途的文献，本书的三位作者都有所贡献（Bennett-Levy et al.，2004）。我们采纳了班尼特-乐维等对行为实验的操作性定义。

行为实验是有计划的经验活动，它基于实验研究和观察，由患者在会谈中或两次会谈间进行。他们的构思直接来源于相关问题的程式，其主要目的在于获得可能有用的新信息：

● 检验患者关于自我、他人以及世界的现有想法的正确性。
● 建构和/或检验新的、更合适的想法。
● 有助于认知程式的发展和核实。

(Bennett-Levy et al. , 2004，p. 8)

这意味着行为实验和其他科学实验一样，目的在于创造证据，以便帮助我们判别哪种假设能得到最有力的支持。不同之处是，认知行为疗法中行为实验的目的并不是检验科学原理，它搜集证据是为了检验由患者的无益认知推导出的预言，或者检验认知程式中的元素。第7章和第8章已经阐述了一些语言类方法，它们主要用于探究认知、扩大患者考虑证据的范围。行为实验可以使这个作用得到进一步升华，它不再局限于口头的讨论，而是通过行动和观察探究信念，而且它还能帮患者找到新的证据。因此，行为实验通常紧随口头讨论之后。在会谈中探究了某一个特殊的消极认知，形成新观点之后，行为实验将检验和加固这些结论。它能够帮患者收集到更有力的证据，判别到底是最初的消极认知，还是新认知更能够对情况产生好的（最准确或是最有益）认识。

一个有社交焦虑的患者认为：他看起来与众不同（因此，其他人会对他反感）。这个信念的一个支撑证据就是：当他走进公司的餐厅，他会觉得其他人都在盯着他。他的反应是低着头以避免和别人对视，坐下，然后吃自己的饭菜，并且把注意力紧紧地集中在他的盘子上。在治疗过程中形成了一种可替代的解释，那就是人们可能会看进入餐厅的某一个人，但只是出于好奇，而不是因为某种行为很独特，也不是因为某个人与众不同；此外，随后他避免看别人也许导致了他没有机会观察这是不是真实的情况。这个讨论导出了一个行为实验，可用来搜集证据说明哪一种解释更有说服力。行为实验认为他应像往常一样进入餐厅,但是这一次他要努力巡视周围,并粗略地数数有多少人在看他。在他坐下后,他须尽力继续环顾四周,并数数有多少人在看进入餐厅的其他人。有点出乎意料的是他能做到,还发现了充分的证据证明新信念。一些人似乎会抬头看任何进入餐厅的人,但没有迹象证明他比其他人更具吸引力。他发现行为实验有助于质疑那种信念,即他是"与众不同"的。

另一名社交焦虑的患者担心在社会交往中脸红会造成不好的后果。她认为如果她脸红,那么其他人肯定会对其做出负面评价:她是个胆小鬼,或者不正常。尽管她偶尔因为脸红而被人嘲笑,但却从没有人真正为此对其做出负面评价,而她总是基于"别人仅仅是同情她"的理由而难以接受事实。这个患者发现做调查实验很有帮助。她和治疗师精心设计了一道调查别人对脸红反应的问题,并且都认为这个问题毫无偏颇(即没有明显的对正面或负面反应的期望——例如,不能是这样的问题:"你认为这样的人很不好吗?"而是更加中立的问题:"一个人脸红会对你有关他的看法产生什么影响?")。然后治疗师把一张问题表发给同事和朋友来收集他们的回应——对于患者来说,重要的是接受调研的人都不认识她,因而他们的答案也几乎不可能有"同情"的因素。她发现大部分人认为脸红是可爱的表现,最糟糕的想法不过认为脸红的人可能是太焦虑,且倾向于同情他们。

行为实验与行为疗法的比较   *131*

行为实验是认知行为疗法的行为部分派生出来的,一些行为实验看上去像传统的行为疗法,诸如让个体亲历暴露于唤起焦虑的情境。然而,重要的是行为实验的目的和有关的概念架构不同于传统行为疗法。在后者看来,大部分的普遍概念模型是暴露至习惯化。简单来说(对学习理论家表示抱歉,他们的观点要比这复杂得多),

将人们暴露在唤醒焦虑的刺激中，当他们逐步习惯这种情景时焦虑反应就会逐渐消失。有时可以用一个类比来解释："如果我突然大叫一声，那么你可能会吓一跳，但是如果在接下来的 10 分钟里，每隔 10 秒钟我就大叫一声，你可能就不会再受到惊吓而且反应也不再那么强烈了。"

与这个模式相反，认知行为疗法中的行为实验是典型的认知策略，旨在生成信息和/或检验信念，而不是促进焦虑反应的习惯化。我们在考虑如何治疗患有广场恐惧症和超市恐慌症的患者时，传统的行为疗法和认知行为疗法可能都认为让患者逛超市会有帮助，但是运用此策略之后的目的以及思考（由此而确切遵循的程序）就完全不同了：

● 行为暴露针对的是希望对超市习得新反应的人，其中包括在超市中停留足够长的时间（反复充分暴露）以达到焦虑消失的目的。无需特别注意思维或信念；唯一必须思考的问题就是患者长时间克服回避，直到焦虑反应消失殆尽。为了加快进程，暴露通常分阶段进行，即确立逐渐上升的焦虑等级水平，竭力保证他在每一个等级水平上不太焦虑（尽管有一种方法叫做冲击疗法，患者在一开始就被暴露在唤起高度恐慌的情境中）。

● 如果使用认知行为疗法中的行为实验，逛超市时要对有关可能发生的事的消极预期形成认知性理解。逛超市的首要目的在于通过观察他们所害怕的事情是否真正发生了来检验这些负性信念：他真的神志不清了/死了/昏倒了吗，或者任何其他的可能？尽管焦虑水平理所当然是临床中的重要关注点，但行为实验将不会予以特别的关注——除非焦虑是他的负性信念的一部分（例如，"如果我变得非常焦虑，那么我将失去控制并且发疯"）。在后一种情况中，对一个很好的行为实验来说高度焦虑实际上可能很重要。因此，尽管以渐进的方式处理这一问题在临床方面是必要的，但对于一个行为实验来说，渐进和反复暴露都不重要：问题的核心仅仅是尽可能彻底且令人信服地检测我们的思维和信念，有时一个行为实验就能完成。

认知行为疗法中行为实验的优势之一是它提供了一种方法，用它可以解决口头干预中普遍存在的一个问题，即患者产生这样的反应："从理智上看，我知道这是更合理的看待方式，但我还是感觉 *132* 我的负性思维才是真实的。"行为实验是通过行动来检验思维和信念，而不仅仅凭借语言，这样能帮我们形成一种更多"内心感受"的学习。行为实验几乎对所有心理问题都有帮助，而暴露则只关注焦虑问题。

 ## 行为实验的类型

我们能有效地区分行为实验中可能变化的两个维度：假设检验式与发现式的行为实验、活动式与观察式的行为实验（Bennett-Levy et al.，2004）。把这些组合起来，我们得出一个合理的行为实验图解（见图9—1）。

患者作为活动者的主要任务（生成信息）	
例如，患者做一些行为，看看是否得到预期的结果	例如，患者做一些事情看看会发生什么（开放性答案）
检验明确的假设 例如，对他人反应的调查	开放式的发现 例如，治疗师在一个超市表现神志不清，患者可以观察会发生什么
患者作为观察者的主要任务（收集信息）	

图9—1 行为实验的类型

假设检验与发现

假设检验式行为实验可能与传统科学实验最为接近。在这种实验的过程中，我们可以从一个假设开始，也可以从两个相对明确的假设——通常叫做理论 A 和理论 B——开始。理论 A 是患者最初的信念或解释，比如："别人总是盯着我，因为我看起来很奇怪。"理论 B 是新的可替代的信念，它通常建立在认知行为疗法程式的基础上或者可能产生于治疗师与患者的认知行为治疗会谈中，比如："由于好奇心的驱使，人们会观察进房间的每个人——我没什么特别的。"如果我们能清晰合理地阐述至少一条假设，行为实验就有了必要条件，其实验过程就是为这些假设寻找证据。我们可能单独检验理论 A 或者 B（那么要检验的问题就变成了："该理论是否能正确预测该种情况的结果？"），我们也可以将两种理论相比，观察哪个能最好地预测到所观察的结果——正如上文提到的餐厅实验那样。其目的是发现假设中的预期结果，这些结果应该是可观察的，这样患者才能够辨别它的预言是否实现。

133　　假设检验实验是最常见通常也是最有用的方法，但是患者有时不能提供明确的假设，或者因为他们还不能确切地表达自己的负面认知，或者因为他们想不到一个可替代项。这种情况下发现式的行为实验可能更有用，它以一种开放式思维的方式探索"如果我做了某事会有什么后果"。例如："如果我更多地向别人袒露自己会怎么样呢？我会有什么感觉？他们会有什么反应？也许我会发现……"

活动与观察

第二种维度的区别在于：

● 在活动式行为实验中，患者是积极参与者，他们外出并积极行动，最终得到信息——通常是一些与他们平时的行为不同的信息。

● 在观察式行为实验中，患者观察事件或收集已可用的证据而不是主动做一些不同的事情。

餐厅实验是活动式实验的例子，而脸红调查是观察性实验的例子。

观察性实验包含治疗师示范，实验中患者观察治疗师做一些事，使患者可以在不太"冒险"的情况下观察到事情的发生。

例如，一个担心在超市失控的患者可能会发现观察事情的发生过程会很有帮助。在确定了他的消极预测后，治疗师可和他一起去超市，接着治疗师假装神志失去控制，患者可以观察发生的真实情况。

还有许多其他信息搜集的可行方法：

一个有社交恐惧症的患者总是担心自己的话题没有价值或不够睿智。他发现观察别人的谈话过程对他来说十分有用，因为他会意识到大部分日常谈话其实都相当无聊，不一定总是包含着意义重大的话题或深邃的思想。

患者从网上或书本里搜集信息也可能有用。

一位有幽闭恐惧症的患者从网络获取了相当详细的信息。封闭空间中窒息的危险性，其中包括一个人在密闭空间能活多久的估计。

大部分传统的行为实验属于图 9—1 中的左上象限（理论 A），但在其他象限也有许多有用的例子，请参见班尼特 - 乐维等（Bennett - Levy et al.，2004）的综合性分类。使用这里的一种或多种方法是为了找出患者在治疗中或两次治疗间可以做的事情，它可以帮助患者创造或收集有关负面认知的证据。

134 **行为实验的制定与实施**

周密的计划是大部分成功的行为实验的重要开端，下面是一些关键的组成部分：

● 确保你和患者清楚地了解实验的目的和基本原理，以便合作制定出实验计划。不能在一次会谈的最后两分钟才由治疗师单方面制定出行为实验，也不能仅因为治疗草案需要而制定行为实验，他们应该产生于疗程的需要，作为推动治疗进程的一种合理途径。记住：有必要让患者思考行为实验和家庭作业——"你认为从现在到下次治疗之前你应该做些什么来贯彻我们今天讨论的内容？"

● 特别是对于假设检验实验，应花时间搞清楚要检验的有关认知以及患者对于即将发生的事情的消极预期。这一步骤十分关键，因为针对定义不清的认知所做的行为实验很难取得好的效果。例如，你的患者害怕在没有安全行为的情况下接近某个特殊的情境，而他的初步预测十分模糊——比如"那太可怕了"之类的。在这种定义不明的情况之下，你不可能检验这条推测。你或者你的患者如何知道那儿是否"可怕"呢？具体是什么导致了"可怕"？再者，这种行为实验确实有可能证明那儿"可怕"，至少证明患者感到紧张。更好的办法通常是让患者提出一个清楚的预测，比如"我会失去控制"或者"别人会嘲笑我的"：这样一些预测可区分需检验的信念和可替代的信念，可成为清晰的标准，患者和治疗师能据此准确判断事情是否真的发生了。

● 对认知进行清晰的定义，并可用从 0～100%（0 为一点也不，100% 为完全肯定）的数值度量患者的相信程度，这样可提供一个基准线以衡量产生的任何变化。

● 选择最佳的实验类型去检验这个认知，比如，活动式实验或者观察式实验。这取决于患者在转变思维方式这一方面已达到的水平以及实验对他的危险性。观察式行为实验通常来说危险性较低，因而可先于活动式行为实验。

● 设计行为实验，使其尽可能不会失败，即无论发生什么，患者都能收集到一定的信息。消极预期未得到证实在某种程度上意味着行为实验起作用了，这时行为实验就是有用的；但是，同样地，如果部分消极预期得到了巩固，我们仍可以从中获得某种信息，并由此思考情况发生的原因，从而促进更有成效的探索和新的行为实验。

● 同样的道理，应对行为实验的结果采取真正开明的态度。在实施行为实验时不要暗示患者你已经很确定地知道即将发生的事。如果行为实验未得到你预期的结果，那么患者可能会对你失去信心，同时认为自己也是个失败者。最好是保持真诚地好奇——"我真不能肯定会发生什么，但也许不会像你担心的那么糟，去试试看？"

● 同样地，试着和患者共同预测可能出现的困难和错误，*135*寻找应对这些挫折的策略，并进行练习。如果你的行为实验中包含他人反应，就需考虑如果患者确实得到消极反应，那么他将会怎么做。如果行为实验中会让一个患广场恐惧症的人独自去超市，就要考虑患者若真的惊恐发作他该如何处理。如果你事先就考虑到这些问题，行为实验就更可能有益。

● 除了遵循了以上内容，还不能忽略自发性的行为实验的潜力，它们可能由发生在会谈中的某件事引发。比如，在与一位担心心脏问题的人讨论安全措施（比如避免劳累）的效果时，可以提议当场做个实验——例如沿着楼梯上下跑几趟，看看会发生什么。有时候，患者会更愿意当场受到激励后去尝试某事，而如果他已经为那事担心了一周他将不会愿意去做。显然，行为实验要小心翼翼地开展，也必须让患者知道若不愿意可以拒绝，但是实验会带来显著效果。

实验本身

实验可由患者单独完成，如将它作为家庭作业，也可与你一起完成——在会谈或者外部真实世界当中。后者亲历实验可能十分有用，不仅因为你可以在一旁支持鼓励患者，还因为这个过程可为你提供深入了解问题的宝贵机会：亲历实验中，通常会浮现出之前不知道的想法、信念、安全行为等。如果你陪伴着患者，那么会得到许多能促进治疗成功的信息。如果患者独自进行，那么你可以让他了解这些因素：

● 鼓励患者全身心投入实验情境中，而不是仅仅"完成这些行为"。他需要了解，如果一个行为实验没有令他觉得紧张（比如由于分心或没有真正尽力），行为实验效果就可能会不好。

● 治疗师和/或患者需要持续监控他的思维和情绪，以察觉任何变化（无论是好的还是不好的），同时也可确保行为实验沿着正确的方向行进。比如，患者在行为实验过程中感觉不到任何不适是非正常现象；如果他完全不受影响，那么就有必要检查他是否有巧妙的回避，或者履行了安全行为。另一方面，若在行为实验过程中患者的思维或情绪没有任何积极的变化，那么这可能表明他的认知并未受到触碰，这时就得考虑加深程度或者采取其他措施。

● 如上所述，行为实验就其性质来说存在某种程度的不可预测性，它可能会发生意想不到的事情。所以，你和/或患者要随机应变，随时准备好应对意外。

实验之后

为了能充分利用行为实验，花点时间去"总结"并帮助患者反思所发生的事情是十分重要的：

● 第一，你得和患者一起梳理实际发生的事情。他当时在 *136*
想些什么？他感觉到什么？事情是否如他预想的那样发展还是
有什么重大不同？如果有，那区别是什么？他是否仍在采取安
全行为来阻止意外后果的发生？（如果是，减少或取消安全行
为再做一次行为实验十分必要。）

● 第二，协助患者思考行为实验的意义也十分重要。这会
告诉他一些以前不知道的（关于他自己、他人或者外部世界
的）什么信息？他如何理解所发生的事？这些事对未来怎么处
理相似的情况是否有一些影响？需不需要做更进一步的行为实
验来帮他扩展和概括自己得出的结论？最后，患者是否重新评
估了自己的信念，从而使你们能察觉出其中的变化？

这种实验后的思考能帮助患者从实验中得到最大收获，也减轻
了由于贬低实验结果而重蹈覆辙的危险。

本章末附有一张记录表单（表 9—1），你将发现记录计划和实
施行为实验对你和患者均有帮助。

 ## 行为实验中常见的问题

行为实验在改变认知和情绪方面是一种非常有力的方式，但
是，如上所述，它的复杂性和不可预测性也意味着事情很有可能出
现意想不到的情况。周密的计划和准备能避免许多风险，这部分将
给你一些关于如何处理一些常见问题的意见。

治疗师的顾虑

与患者一样，治疗师对行为实验也有顾虑，认识到这一点很重
要。如果治疗师太过顾虑就有可能将之告知患者，从而加重了患者
的害怕心理。有时挑战自己的极限对你来说是可以接受的——甚至
是件好事，比如，在公共场合做一些事，激发自己的社交焦虑。而

以一种积极的、令人鼓舞的态度进行行为实验也相当重要："这可能是有点吓人，但天又不会塌下来。"

寻找一种优雅的放弃

即使具备了世界上最完备的计划，事情有时候也不能成功：检验过程会比你和患者预想的要难多了；别人的反应完全不对头；患者太过紧张。在这些情况下，你需要用治疗技术和创造力寻找一个优雅的方式放弃治疗，从而使患者感觉不到完全"失败"了。一般原则是在有所成功之时结束实验（无论那成功是多么微不足道）。如果发现一开始制定的目标太过庞大，那么试着将目标缩小，以便让患者在治疗结束前就可以完成。

137

"失败"的实验

如果消极预期真的实现了，我们仍可通过仔细观察所发生的事得出有用的信息。失败是不幸的巧合还是患者做了什么导致的结果？认知或行为是否还有我们没有完全考虑到的方面？是否有微妙的回避行为或其他安全行为抵消了实验的效果？建设性地利用这些"失败"也很重要——甚至负面的信息中也有东西能够利用以使治疗最终取得成功。

治疗师与患者之间的关系

典型的以办公室为主的治疗和认知行为疗法中的行为实验对于治疗关系有不同的要求，例如，在行为实验中你可能和患者一起进入超市并且在超市里跌倒以便他能够观察别人的反应。这引发了什么专业问题呢？当你在办公室外而不是"围绕任务"时，什么类型的谈话是可以接受的？有必要思考并在临床督导中探讨这些问题，这样你便能够在遵守基本的职业和伦理界限的同时，获得一种你和患者都感觉恰当合理的方式（见第3章）。

表9—1　行为实验记录表

	目标认知	实验	预测	结果	我学到什么
日 期	你检验的是哪些思维、假设或者信念？是否有可替代的观点？评估认知的相信程度（0~100%）。	设计一个实验检验认知（例如，面对一种你平时会回避的情境，放弃预防措施，采用一种新的行为方式）。	你预测将会发生什么？	确实发生了什么？你观察到了什么？使其符合你推测的结果？是否需要修正？如何进行修正？	对于你最初的假设/信念意味着什么？你目前相信它的程度（0~100%）。它需要修正吗？怎样要进行修正？

第 10 章

身体技术

　　本章将讲述一些身体上的方法作为认知行为疗法的补充：放松、控制呼吸、身体锻炼和应用张力。还讨论了睡眠问题的处理。

　　生理反应是认知行为疗法模式中相互作用的四个中心系统之一。因此认知行为疗法包括针对生理症状的干预。然而，这种技术的运用应当遵循程式。它并不是"焦虑处理"程序中的一个固定环节，而是仅当程式表明这种技术可打破恶性循环时才使用。

　　以一个年轻人为例，他在很多情境中都饱受焦虑症状的折磨，对将要进行的考试他感到有巨大的压力。图10—1呈现了一个有关他焦虑情绪的可能的维持循环，包括一些生理上的变化。

　　对于他来说一个可替代的观点是："如果我放松，就能更加集中精力，可能就不用学习这么长时间了。"这能够打破循环，减轻焦虑。

　　现在我们来看看一系列可能的身体干预法。

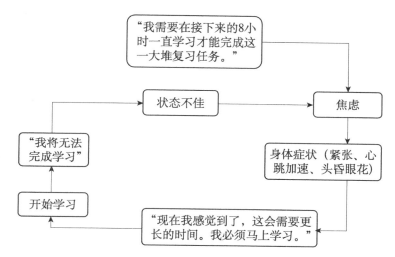

图 10—1　关于考试焦虑的可能的维持循环

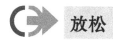

　　在很多问题中，维持循环都包括身体紧张这一环节——情绪失调、抑郁和睡眠问题等等。它属于唤醒水平普遍上升的情况，除上述之外还有其他身体症状，比如心率上升、轻微精神失常、四肢无力和发抖。放松情绪能够降低过高的唤醒水平（可以通过进行一些特殊的放松练习或者愉悦放松的行为，比如抚慰的淋浴或按摩）。

　　我们不该忽略放松的好处，但同时又该明白放松活动该如何与程式相适应。对这一点的强调是因为在其他治疗方法中放松训练是第一步，例如沃尔普（Wolpe，1958）的系统脱敏程序。因此，放松成为了许多不关注信念和行为相互作用的焦虑控制程序的组成部分（而对这种相互作用的关注是认知行为疗法的典型做法）。不管怎样，放松法对于认知行为疗法来说有其重要性，它是检验信念、直接减轻症状的有力工具。

140   教授放松法有许多方法，其中大部分依赖雅各布森（Jacob-
son，1970）所描述的渐进式的肌肉放松，或者依赖想象放松以及冥
想（或者三者结合）。证据显示针对独特的个体症状采用匹配的放
松法能取得较好的效果（例如，为患者提供主要的生理症状的放松
方法），但这些证据显然还不够明确（Michelson，1986），通过尝
试寻找最适合患者的方法也许是最佳做法。多种放松指导语可以在
磁带和 CD 中找到（例如，Norris & Küchemann, undated）。我们
建议为你的患者选择自己喜欢的一种。这里我们不能描述某个具体
的方法，只能给出教授放松技巧的一般准则：

- 向患者说明学习放松和学习其他技巧一样，需要定期的
练习。
- 在患者感觉平静或者只是稍微有些紧张或焦虑的时候开
始练习——在精神紧张时不管学什么新技巧都是比较困难的，
放松学习尤其如此。这点尤为重要。
- 最好选择一个与日常生活相似的情境开始练习——比如
舒适地坐在椅子上而不是平躺着。
- 当然，最好闭上眼睛进行，这样可以防止注意力分散。
- 对轻度或中度的焦虑或紧张信号进行监控是有益的，这
样可以在紧张情绪变得十分强烈之前利用放松加以控制。

141
- 选一个安静的地方，没有电话和其他分散注意力的
事物。
- 最好不要在饿着肚子的情况下进行，因为这会让患者紧
张。也不要在饭后进行，患者容易打瞌睡。

    尽管上文中提到有对学习放松法很有用的磁带，但证据显示最
好能与患者一起进行放松练习，而不要让他们自己跟着磁带学
（Borkovec & Sides，1979）。部分原因是你可以在一旁观察患者，
当患者开始练习放松时可以从一开始就指出错误——例如，一旦注
意力转移到另一个地方，便会两腿紧紧交绕而坐，或者紧绷双臂双
肩。患者提出问题或者表达自己的保留看法也很有帮助。例如，许

多患者担心他们无法一直将注意力集中在肌肉群上，而思想开了小差。你可以鼓励他们注意进入思维的所有想法，并温柔地鼓励他们把思绪重新回归到放松练习上。

如果把这种方法——比如应用放松（Öst，1987）——作为治疗的主要方法，那么在 5 到 6 次会谈中每次花 10 到 15 分钟来进行放松训练也许会最有用。而会谈余下的时间可被用于其他的治疗日程项目。除此之外，放松法可能只起着次要的作用，只需对放松流程进行几次复习即可。如果要检验这种方式的效果，可询问患者在练习环节之后是否感觉到轻松或者在各种情况下使用放松之后的感受。

认知行为疗法中放松的应用

病人过度恐惧，无法进行行为实验。一般来说，行为实验需要巨大的勇气，特别是如果被检验的预测涉及以下因素，对勇气的要求更甚。例如，"如果我这样做，那么我可能会觉得焦虑，但是我不会崩溃/窒息/失去控制……"（或者任何其他患者害怕的灾难）。在面对恐惧的情境时，可以利用放松来帮助自己——但是这必定只是权宜之计，因为放松可能会成为一种安全行为（见下文）。

一个患有恐高症的病人想检验这样的预期：如果他走上悬崖，可能就想从悬崖上跳下去。他觉得自己将会过于紧张而不能"突然完全"地实验，所以第一次他打算用放松法让自己走上悬崖。

检验有关"症状是由器质还是焦虑引起的"的信念。如果患者的无益信念聚焦于他症状的病理，那么通过使用放松来检验出这两种对立的假设就会成为可能。

一个女人担心自己的剧烈头痛是脑瘤的症状。她每天练习放松，逐渐熟练地掌握了渐进式的放松，并将之运用到压力情境中，她头痛的强度和频率就降低了。她认识到这种情况更符合与焦虑相关的解释而并非脑瘤。

142 　　　中断恶性循环（循环中逐步上升的唤醒水平干扰任务完成）。在很多问题中，身体的焦虑症状对任务完成或者功能发挥产生直接影响（见第 4 章，图 4—8），因此使用放松技巧能够对此有用。例如，在公众场合发表言论时的焦虑、勃起障碍，都可以通过放松得以缓解。同样，如果焦虑干扰了人们的吞咽反应，进食就会发生困难。在这些问题中放松都可以起到作用，减少唤醒，让任务在不受干扰的情况下进行。

　　　中断紧张/唤醒。放松法有一个明显的用武之地，那就是当增高的唤醒水平本身成为令人不快的症状之时。在一些长期焦虑患者的案例中，他们就觉得焦虑带来的身体症状本身就令人不愉快。但是，有必要核实一下这些症状是否具有需要评估的含义。例如，你的患者认为长期紧张意味着他在伤害自己的免疫系统吗？或者这是不是标志着他有先天的缺陷，不该怀孕？或者他并不希望改变现状？如果症状的含义被曲解，那么应该用第 9 章的方法解决。这样说来，对于你的患者，症状本身的不舒服会加剧问题，那么找到解决此问题的方法也许能够增强控制感，进而激励自尊，形成一个良性循环。同样，通过程式来对其进行核实。

　　　结束一段有压力的治疗。如果治疗十分有压力，例如重建创伤性意象，那么这时准备让患者回归现实世界会有帮助。

　　　提供享受快乐的机会。你的患者可能没有足够的机会享受快乐、做有益的事情。许多人喜欢完全的肌肉放松或其他放松，把这些项目加入到疗程安排中将可以改善情绪，让患者有更多的精力做别的事情。

　　　改善睡眠。在改善睡眠卫生的计划中，放松是非常有用的一部分，特别是当患者习惯在睡觉前保持亢奋时（见下文关于睡眠的内容）。

在认知行为疗法中运用放松的普遍问题

　　　安全行为。和许多其他被称为"应对技术"的策略一样，放松
143 中最普遍的问题是被患者作为安全行为。只有当患者陷入某种信念

的时候，这种情况才会出现，例如，认为"如果我不放松，我就会恐慌，然后我可能会失控/昏迷/发狂，等等"。事实上，患者是害怕如果放松不能让他勉强应对的话，他就会被问题击垮。这意味着他最终需放弃放松去直面问题，才能证明即使情况让他感觉很糟，也并不会发生灾难性的后果。

高度唤醒导致无法放松。如果患者因为种种原因产生了恐慌或者高度唤醒——例如创伤后应激障碍，则会无法放松。唤醒超过一定程度，就很难用放松加以克服，这时采取别的策略会更有帮助，例如正念疗法（见第 17 章）。

放松中体验到失控。一些患者在放松时体会到焦虑激发而不是焦虑减轻，这是因为放松感觉像失控。如果是这样，那么可以研究失控的意义，随后使用放松来检验患者的预测——如果他继续放松将会发生什么。

对身体的细微变化高度敏感。许多患者在第一次练习放松的时候，会注意到以前未曾意识到的身体的细微变化。有时候，这种察觉会造成或者增加对身体变化的注意偏差，认为这些变化预示着某种威胁。如果发生这种情况，那么应该用与对待其他歪曲思维一样的方法进行探究和测试，从而提供一个合适的机会评估疗程中的无益信念。

尽管可能会出现挫折，但是在认知行为疗法中仍会别出心裁地运用放松技术，以中断给患者带来压力的维持循环。

 控制呼吸

对良性身体症状的灾难性误解是已有的惊恐模式中的核心过程（Clark，1986）。经常出现的一种良性症状是换气过度，即呼吸粗而急。它可以导致类似惊恐发作的症状（例如，呼吸不畅、轻微头晕、感觉发热、身心不安），并容易被灾难性地误解为即将死亡、崩溃、疯癫等等危险的征兆。萨克维斯科斯等（Salkovskis et al.，1986）创造了一种控制呼吸的策略，让患者将症状重新归因于更积极的因素（即一种焦虑的特征），继而中断误解（正是这种误解维持了惊恐发作）的恶性循环。这种策略可以用于和患者建立一个共享程式，也可作为一种应对策略成为处理惊恐发作的渐进方法中的一部分。

认知行为疗法中呼吸控制的应用

建立有关呼吸控制的运用的共享程式。接下来要和患者建立一个关于换气过度对惊恐发作的影响的程式，可以遵循以下步骤：

144

- 在不解释原因的情况下让患者过度呼吸。
- 让他回想身体状况，说出与经历惊恐发作时的异同。
- 询问他对此如何理解：如何解释？如果独自一人经受这些他会如何反应？
- 同意造成恐慌感可能与过度呼吸有关。

通过控制呼吸缓解恐慌症状。患者掌握了有关呼吸的作用的程式后，可以按以下步骤缓解症状：

- 教其控制呼吸——开始时跟着指导磁带按一般的呼吸速度呼吸，随后速度越来越慢。
- 让患者选择最舒服的速度。
- 让他过度呼吸，然后通过控制呼吸减轻症状。
- 回顾呼吸在恐慌症状中的作用。
- 问他如何运用。
- 让他在家里一天练习两次控制呼吸。
- 让他练习用控制呼吸消除换气过度的影响。

此方面详见克拉克（Clark，1989）的描述。

控制呼吸在患者因为太恐惧而不能继续行为实验时运用：和放松一样，控制呼吸是促使患者完成实验的一种短期处理策略，不然患者将因恐惧不能继续实验。之后，他能够在不控制呼吸的情况下逐步地完成实验。

认知行为疗法中运用控制呼吸的相关问题

安全行为。和放松一样，患者不能将控制呼吸当作安全行为，而应该当作短期策略，这一点很重要。除非他同时经历了恐慌感且认为是可以忍受的，否则他可能会继续认为"如果我不控制呼吸，我就会崩溃/疯狂"等等。

感觉恐慌的时候运用控制呼吸。一些患者在感到恐慌的时候无法控制呼吸，但是反复练习后便可运用。

考虑身体疾病。在很多情况下，例如心房颤动、哮喘、慢性阻塞性肺病、癫痫，以及怀孕，除非有医务督导，否则不建议使用过度呼吸。

对身体细微变化的高度敏感。患者可能对呼吸中细微的变化高度敏感，所以要特别注意对这些变化进行良性的解释，而不能解释为功能紊乱或者恐慌的前兆。

太紧张而不能均匀呼吸。建议患者在开始时注意呼气能更容易 *145* 启动呼吸循环，因为肺部相对排空以后，身体会敦促吸气。

 身体锻炼

20 余年的大量研究证明了身体锻炼对治疗抑郁症有功效（Craft & Landers，1998），英国国家临床质量管理研究所在抑郁治疗指南（NICE，2004a）中建议每一位患有轻度抑郁的患者都应该被告知结构化锻炼计划的益处。锻炼使得体内内啡肽含量提高，从而对抑郁发挥作用，但也可能和锻炼带来的其他影响有关，其中很多因素成为焦虑患者程式中的重要部分（Taylor，2000）。例如，锻炼身体可以转移注意力，就像参加一场赛事一样。问题是锻炼的介入会不会中断患者的维持循环，有必要将这些症状区分对待，尤其是当患者掌握基本技巧时锻炼身体便成为自我维持的方法。

身体锻炼在认知行为疗法中的应用

情绪低落。身体锻炼的最佳用处是对付抑郁，除了内啡肽升高对情绪能产生的直接影响外，锻炼还可以提供一个从事愉快的、有益身心的活动的机会，促进情绪的改善。

低自尊。对于不自信的患者，从锻炼中得到的胜任感具有重大意义（Fox，2000）。

慢性疲劳综合征（chronic fatigue syndrome，CFS）。锻炼是慢性疲劳综合征逐步计划中非常重要的环节，患者可以通过它检验有关疲劳的预测。

缓解紧张。对于长期焦虑或者长期处于压力状态下的患者来说，检测在各种紧张水平下锻炼带来的好处是有益的。尤其对于年轻的没有采用放松策略的患者来说更有帮助。

睡眠紊乱。有很好的证据证明锻炼有助于睡眠，但是需要有规律而且不是在睡觉之前进行，因为它会趋向于使人振奋。

健康焦虑或恐慌症。许多患有健康焦虑或者恐慌症的患者认为锻炼对他们的健康不利。所以通过身体锻炼的实验消除这些信念十分重要。

愤怒处理。对于一些有愤怒问题的患者来说，检测在不同紧张水平下锻炼的作用是有帮助的，配上舒缓的活动，效果会更佳，如让人放松的沐浴。

146 认知行为疗法中运用锻炼的相关问题

过度重视。在一些疾病中，例如饮食障碍和身体畸形恐惧症，由于身体锻炼对于塑形和减肥有显而易见的效果，因此会被过度重视。在这种情况下，使用身体锻炼解决一些相关联的问题时，例如紧张或自我贬低，治疗师应该相当谨慎。

存在身体疾病。某些身体状况不宜进行身体锻炼。例如，如果患者患有心血管疾病，那么应当遵医嘱。

 ## 应用张力

　　尽管很多焦虑患者会感觉自己将要晕倒，但事实上只有对血液或伤口有恐怖性焦虑障碍的患者在面临令他们焦虑的事情时才会真正昏迷（Öst et al.，1984）。这是由血压刚开始上升而后又突然降低（这群人独有的特征）导致的。在欧斯特和斯特内（Öst & Sterner，1987）提出的应用张力中，患者被要求紧绷四肢和躯干的肌肉，几秒钟后恢复常态。然后教他识别血压骤降的标志（例如，让他面对有血或其他伤口的照片来刺激血压骤降），通过应用张力来消除这种骤降。这个方法对晕血症和伤口恐惧症尤其有效。

认知行为疗法中应用张力的相关问题

　　安全行为。应用张力的主要风险也是会充当安全行为。重要的是让患者将应用张力看作血压降低时的有益行为，就如过马路前应看看两边一样——也就是说，要对不那么做的后果保持合理的警惕。

　　考虑身体疾病。如果患者怀孕或者有身体疾病，特别是高血压或心血管病，运用应用张力前治疗师应当寻求医生的意见。

 ## 认知行为疗法与睡眠

　　我们现在来看睡眠的问题，这与很多精神健康问题密切相关，在普通人群中也很常见。

　　无论什么时候，失眠总是困扰着多达 40％的成年人（Espie，1991），包括入睡时间延迟、睡眠浅、易醒、早醒。心理干预的大部分评估都认为心理是失眠的首要原因，但也可能由于身体和精神性的原因引起。

很多早期的认知行为疗法利用放松来减少身体唤醒水平，但患者在报告失眠的时候强调精神上的唤醒——例如，"我安静地躺在床上，但是我的思绪在急转"，或者"白天的烦恼全都跑进我的脑子里了"。与此同时，人们越来越重视用认知的方法解决睡眠问题，其他生理和行为的方法也同样引起了人们的注意。因此，我们应该着眼于被普遍认为与低质量睡眠有关的认知过程，以卡拉为例，虽然在事业和对处于青春期的子女的教育都很成功，但她长期无法入睡，晚间常常醒来，睡眠时间相当短。

147

与低质量睡眠相关的过程

夜晚或白天无益的自动思维和信念。

卡拉认为，如果睡眠少于6小时，就不能进行有成果的思考，或者不能很好地与家人或同事交流；她应当控制睡眠，就像控制生活中的其他事情一样；白天经历的疲劳会导致失眠（而不是因为那天没有按计划休息或者没有时间休息）。

安全行为，包括内在和外在的监控。

躺在床上的时候，卡拉不断地看时间；她戴着耳塞，使用特别的枕头，她觉得这样可以增强对入睡的控制；她监控着自己是否有不眠的迹象。

白天，她试图避免复杂的工作，以免晚上睡不着；她监控自己的身体是否会出现疲劳和注意力不集中的迹象。

睡眠行为的不良刺激和时间控制。

卡拉上床睡觉时会带上一本书和一个iPod防止自己睡不着；她在床上看着书听着音乐，很长时间一直醒着（不良刺激控制）。

如果晚上没有睡好，条件允许的话，她会睡懒觉，并且在第二天晚上早早地上床，虽然她并不困（不良时间控制）。

较高水平的精神唤醒和可能的身体唤醒。

卡拉躺在床上的时候会担心很多东西，试着思考解决问题的方法（精神唤醒）。

不良的睡眠卫生。

为了让自己筋疲力尽，卡拉吃过晚饭后会去健身馆；喝一杯威士忌让自己稳定情绪，然后在睡觉前做家务活。

睡眠问题的干预

和其他问题一样，干预应该建立在细致的评估和程式之上，综合考虑与特殊患者的情况最适合的维持循环。常见的干预手段包括：

重新评估无益或歪曲的思维和信念，通过言语质疑和行为实验来进行。（具体解决失眠问题的实例参见 Harvey，2002）。

减少安全行为。和在其他问题中解决安全行为的方式一致（一些富于创造性的实例参见 Ree ＆ Harvey，2004）。

改善刺激和时间控制。继布特辛（Bootzin，1972）的论文之后，这种干预方式得到广泛的评估。这种方法基于一种理念，如果要让患者区分开环境和行为的睡眠暗示与非睡眠暗示，并让身体获得一个始终如一的睡眠节律，那么暗示的前后一致性是非常必要的。关于这种假设的正确性仍有争议，但是对于迅速地减少开始入睡的潜在因素已经显示出有效性，虽然做起来有点困难。程序的详细介绍参见艾斯皮（Espie，1991），主要元素包括：

1. 只有在感觉困的时候才躺下睡觉。

2. 除睡觉之外不要用卧室做其他事情，唯一的例外是做爱。

3. 如果不能很快睡着（大约 20 分钟），起床到另一个房间。做一些放松的活动，直到感觉困倦后才去睡觉。

　　4. 如果不能很快入睡，重复步骤 3。刚开始的时候每晚可能重复几次。

　　5. 每天早上设定同样时间的闹铃，不管睡得怎么样都要起床。

　　6. 白天或傍晚不要打盹，即使时间很短也不行。

　　减少精神唤醒。失眠可能是因为上床睡觉之前没能"把所有琐事做完"，所以白天未完成的事情就会闯入脑海。可以让患者在上床前抽出时间，试着把白天的事情写下来或者想一遍，包括对情绪的影响。如果这还不够，仍有些事会重复出现，这时练习对这些想法进行认知重新评估（见第 9 章）会有所帮助，以便患者事先做好准备。

　　减少身体唤醒。尽管高水平的身体唤醒会对睡眠产生影响的证据尚不明确，但是很多研究显示渐进式肌肉放松对于开始入睡的潜在因素、睡眠的总时间有一定作用，重要的是对患者能感知的睡眠质量也有所影响。而且，很多患者喜欢进行肌肉放松。和在其他问题中一样，用哪一种放松方法似乎并无差异。

149　　不良的睡眠卫生。对于大多数患者来说，基本的信息和建议包括：

　　　　● 关于睡眠类型、阶段和变化的信息，睡眠的功能和效用，关于失眠的事实和数据（参见 Espie，2001）。
　　　　● 关于身体锻炼的建议（也就是，可以进行旨在健身的有规律的锻炼，但是临近睡觉时不要锻炼）、饮食（避免食用咖啡因，不长期摄入或过度摄入酒精，最好喝点热牛奶之类的饮料）。
　　　　● 建议营造一个舒适的睡觉环境和床铺，将干扰降至最小化。

　　虽然这些因素不足以导致长期失眠，但是每一种情况都会加重睡眠问题。

睡眠管理问题

安全行为。最初有利于睡眠卫生的策略有可能发展为一种安全行为。鼓励患者尝试灵活地使用策略，挑战原来的信念，或许这对他们有好处。

未公开的药物使用。如果患者服用药物导致失眠，那么心理干预可能不起作用。

睡眠问题是另一个问题的附带问题。如果睡眠问题是另一个心理或者生理问题的附带问题，或者是不同于失眠的睡眠障碍（例如睡眠呼吸暂停、夜间肌肉痉挛、腿部多动综合征）的附带问题，那么心理干预可能不起作用。出现这种情况，应该处理首要问题。

 总结

关注身体干预在解决问题中的作用会有益，即使像扭曲的思维一样的认知因素也很重要。如果依据程式仔细地安排干预，那么用身体技术进行干预的话，对于一些疾病来说也能起到不小的作用。

第 11 章

治疗过程

本章将概述不同阶段的治疗过程、任务以及可能出现的问题。

 治疗过程的总体模式

本书描述的大部分简单的问题，通常只需 6 到 15 次时长为 1 小时的治疗。但是，对于每次治疗时长和治疗次数并没有硬性规定。例如，接近结束时所需的时间可能会越来越短，因为那时患者自己已经能够承担很多治疗内容；另一方面，如果治疗需要漫长的会谈内的行为实验，那么治疗持续的时间可能远远超过 60 分钟。同样，如果问题很复杂就需延长治疗的次数，如果问题极易控制就应缩短治疗的次数。通常来说，治疗最初是每周一次，随着治疗的进展，可逐渐延长间隔时间，在正式治疗结束后再进行几次随访。

在最初的两三次治疗中，你通常会集中评定患者的问题，目的是与他一起制定一个程式。与此同时，你要尝试对他进行认知行为疗法方面的训练，并培养他成为预期的角色，即在治疗过程中积极、熟练的合作者。针对目标问题的大部分有效工作发生在第 2 至

12 次治疗中，最后的几次治疗重点是为患者拟定一个治疗结束后的规划。

有一些特点始终贯穿于整个治疗过程中，它们包括：

- 日程设置。
- 自我监测。
- 从挫折中学习。
- 更新规划。

 # 日程设置

151

每次治疗开始前设置一个互相达成一致的日程，这是认知行为疗法的一个重要特点。由于这是一个相对来说比较短的疗法，确保时间的有效利用是非常重要的。可通过以下的日程设置来实现此目标：

- 在特定的治疗中按照轻重缓急来解决患者的问题。
- 不断完善结构，这是认知行为疗法的特点。
- 让你和患者都保持对相关问题的关注。
- 在治疗过程中协助患者积极地参与治疗。

在第一、二次治疗中确定日程设置，有助于和患者建立合作的治疗关系。你可以这样说：

保证治疗对你中肯、有益是很重要的，而且每次治疗时间有限，所以，我们通常有必要在治疗一开始就确定此次治疗要涵盖的内容。对于治疗内容，我通常会有一些意见，而你对于一周发生的事也肯定有话要说，或者想说说突然萌生的想法等等。对于这一点我们最好能花些时间统筹一下，你愿意在每次治疗的前几分钟考虑一下你希望有的内容吗？如果你愿意，那么对治疗会十分有帮助。我们可以共同约定一个日程，怎么样？你愿意试一试吗？

随后，在每次治疗刚开始时就可以询问患者希望日程包含的内容，然后你再说出希望治疗包含的事项（如果你先说，患者则可能很难提出他的意见）。此过程处在每次治疗的开始，大约需要 5 分钟——这是很有必要的，但你需要考虑还有多长时间可用于其他事项。

日程通常包括的事项有：

● 简要回顾过去一周发生的事情。不需要很全面，只需简要地说明被认为是主要日程项的事情。患者不知道如何简要回顾，而进行详述。那样的话你可以轻轻打断，并总结出重点，以示患者哪些才是有用的，例如：

也就是说这周的大部分时间你的焦虑水平在一定程度上提高了，主要原因似乎是父亲的结婚计划。然而，你仍然努力地让自己每天去上班，并感觉积极。在这点上你只需要给我一个整体概述，我所了解的总体情况正确吗？把他的婚礼安排在我们的日程里会有益吗？

152 ● 回顾上次治疗。这可能包括所讨论的问题，以及对某个问题的扩展等等。很多治疗师让患者把治疗的磁带带回去听，以此作为他们的家庭作业，患者可能由此产生新的看法。如果要求患者用治疗笔记簿对治疗进行记录，那他也能够在随后一周的治疗中进行回顾。

回顾中可能引发的问题可以安排到日程当中。例如，注意患者所提供的反馈到底是真实的，还是一些他认为你想要听的话。如果是后者，那么你需要思考如果当场提出，对治疗关系有弊还是有利。如果患者无法记起上次治疗的内容，那么也应该作为问题来处理，而处理的方法则需斟酌。

● 对当前情绪的评估。这可以通过标准化的测量来进行正式的评估，例如，贝克抑郁量表（Beck et al.，1961）或者贝克焦虑量表（Beck et al.，1988）或更多不拘形式的提问：患者的情绪由于上次的治疗得以改变了吗？这些方面需要作为日程事项吗？

● 复习家庭作业，可能会与当天的主题大量重复。（这通常被称为家庭作业，一些患者对这个词有不好的联想，例如来自学校的经验。可供替代的术语包括任务分派、行为实验、下周任务、项目，或对具体任务的描述，如"调查"。）

● 讨论治疗的主题。它包括症状（如情绪低落、焦虑、失眠）或当前的外部问题（如工作问题或交际困难）。你可能计划要传授一些特别的认知行为治疗技巧，例如学习如何识别负性自动思维或安全行为在某个问题中的维持作用，很可能与此同时，患者的症状或问题可得以解决。

● 家庭作业。这可以由讨论的主题产生，也可以是已经讨论过的主题。然而，你需注意安排家庭作业可能需要 10 分钟。

● 患者对治疗感受的反馈。例如，你可以说：

若你能对今天的进展情况作出反馈，那将非常有益。如果情况令你失望或者我说了一些让你不舒服的话，你可能很难开口。但在我们努力尝试处理你问题的过程中，非常重要的一点就是你感觉能够说出治疗有益或者无益。从今天的治疗中你有什么收获？……还有其他什么事情对你有帮助？……我说了什么妨碍你思绪或者无益的话了吗？……对于今天的情况还有什么其他看法？

显然，除去日程设置、布置家庭作业和反馈，一次治疗花在主题上的时间不会超过 35～40 分钟。这意味着，一次会谈通常不超过两个主题，否则要计划多加 5 分钟左右的时间。

为了在日程设置中确定议题的先后顺序，可以考虑以下因素：

● 对患者或他人，包括儿童在内，存在危险性的话题。
● 迫切的问题，例如可能失去的工作、即将到来的考试。
● 痛苦程度。

- 程式的中心话题。
- 改变的可能性。
- 与需要学习的技能的相关性。
- 问题是否需要和治疗之外的某人一起解决。

在治疗初期，解决令人极度痛苦和复杂的问题通常是无益的，因为患者不太可能掌握有效的处理技巧。同样，也应该避开一些和深刻的想法或核心信念密切相关的议题。

一旦日程确定，你就该努力遵循，并在有所偏离的时候明确指出。例如，如果患者跳到其他话题，可能表明他对于之前讨论的事情感到不安，你就不能认为患者希望先讨论别的话题。相反，你应该和患者讨论目前的困境，比如说：

> 这对你来说似乎很痛苦，这让我觉得它可能是一个非常重要的问题。你愿意按照我们在治疗开始时的协议花些时间思考一下这一点吗，还是更希望我们把重点转移到……上？

有时，允许患者作出选择会有出乎意料的结果。同样，如果讨论中引发了具有危险性的话题，那么你可能需要在日程的其他事项前优先考虑它，之后再回过头来讨论。

日程的处理需要小心谨慎，并且要尊重和理解患者的立场。有时候患者可能只是单纯希望释放一下在困难情境之下的情绪，并不期望能解决问题。但如果每次患者都以这样的方式占去大部分时间，那么这可能需要进一步探究，但是，只是偶尔出现在一次甚至两次会谈中是完全合理的。

为了遵循日程，若你要求患者经常对相关话题或问题的要点做出总结的话，那么将会非常有益。总结应该包括患者以自己的语言用一两句话来概括讨论的重点，例如，重要的负性自动思维。这有助于治疗师和患者保持观点一致，同样也可用作日程上话题之间的衔接。在最初的五、六次治疗中，每 10 分钟做一次总结并询问患者你是否准确理解了，这样的想法对治疗很有帮助。例如：

你似乎在说……和……我说得对吗？我遗漏了什么吗？

或

你能用自己的语言来说一下我们讨论的要点是什么吗？

日程设置中常见的困难

日程设置中常见的困难有：

● 日程内容模糊。主题的描述很概括，没有进行细节上的操作化。例如，如果患者说他想谈谈他与家人之间的关系，那么你需要让他确定是什么方面的关系。

● 日程包含太多事项。通常不超过两个主要事项。

● 首要事项没有优先考虑。首先考虑解决主要问题。

● 问题一提出就开始着手解决，而没有坚持完成日程设置：很多患者需要练习设置日程，他们可能会对第一个提到的事项立即进行详细的讨论。这时，需温和地打断并提醒他明确地商定要讨论的话题。

● 患者不诚心加入。可能存在这样的问题，即他会在会谈的后一段时间转而进行他所喜好的脱离日程的事项，或者根本就不按照日程行事。

● 误解患者问题的意思。不断地提问、用总结澄清意思，确保你的理解准确无误。

● 未经讨论就处理日程以外的问题。

● 在会谈之间，一个话题没有结束就跳到另一个话题上。确保有一个使会谈取得进步的整体策略。

定期回顾日程设置有助于识别和解决这些困难。如果你不习惯使用结构化的方法，那么最初也许会感觉不舒服，但是检验担心的后果是否真的发生是值得尝试的。

下面我们将关注治疗过程中的各个阶段，首先了解一下早期阶段的特征。

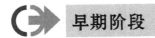 **早期阶段**

目标设置

在治疗目标上达成相互一致，是认知行为疗法保证在有限时间里达成有效治疗的另一个途径。这有助于使治疗结构化并维持治疗焦点。共同努力建立目标，这个过程同样体现出认知行为疗法强调的合作性：治疗的目标对患者中肯，且统合了治疗师的意见。

155　　目标设置强调改变的可能性，这可以让患者在面对看似不可克服的问题时，产生希望、减少其无助感。同时还暗示着治疗会结束的可能性，因此当即将结束之时，它可帮助你用开放直率的态度协商结束治疗。

如何设置目标？

目标应该"SMART"，即：

- 具体的（specific）。
- 可测量的（measurable）。
- 可行的（achievable）。
- 现实的（realistic）。
- 并有一定的时限（time frame）（即完成的日期）。

设置具体而详细的目标有助于增强患者的控制感，把问题整体分解成很多部分，就会感到更易于处理。可由一般性的问题作为开头，如：

在治疗结束时你希望情况变成什么样子？
你怎样知道治疗已经取得了成功？
在治疗结束后，你觉得会有什么不同？

　　例如，有一位女性感觉自己对健康的担忧操控了她的人生，这是治疗师与她进行的第一次讨论：

　　治疗师：你从何得知治疗已获得成功？和之前相比有什么不同？

　　患者：我将停止检查身体内的肿块；我不会让家人忍受我总在考虑癌症。我能够去医院看望别人了。我认为最重要的是每次提到癌症我不会感到恐慌。

　　这个患者的反应显示了一个常见的问题：她描述了她希望不会怎样，而不是她希望会怎样。这就是所谓的"死人的解决方案"，即目标可以由一个死人来完成——不再有恐慌的情绪，不再检查肿块，不再谈论与癌症有关的事情……要求患者描述他如何去想或者他想成为什么样的，而不是他要摆脱什么。

　　解决这个问题的一个好方法是运用所谓的"奇迹式问题"：

　　假如，今晚你正在睡觉时发生了一个奇迹，你的所有问题都突然消失了。但你睡着了，所以并不知道它的发生。当第二天早上你醒来后并度过这一天，你将如何意识到奇迹发生了呢？你会注意到自己或其他人有什么不同？别人又会如何发现奇迹的发生？

　　对于上文中的这位女子，经过最终协商，治疗目标确定为：她每个月只进行一次胸部检查；和丈夫95%的谈话是有关症状以外的话题；如果医院允许，她将去医院探望生病的亲戚；如果有症状出现她会冷静地反应。为了评估她在这些目标上的进展，治疗师会问她一些问题，如："能把实施的过程分成更少的步骤吗？""取得进步的首要标志是什么？"

　　你的另一个职责是确保目标的现实性。患者可能会有不切实际的极端目标，比如社交焦虑的人想要在治疗结束时找到一个生活伴侣；也可能目标太低，比如强迫症患者想要把一天洗手的时间减少到四小时。偶尔，医患双方可能会难以达成一致目标。例如：患有神经性厌食症的患者可能想减肥；配偶治疗中，有夫妻一方可能想让治疗师同意另一方对问题负全部责任；患强迫性神经官能症的人可能想从治疗师那里得到安慰。在这些情况下，需要进行巧妙的协商，而且这个过程可以让你和患者明白治疗能够或不能够达成的目标。

目标切实可行同样重要，其中包含的变化应该在患者可控的范围之内：尤其是，他应该着重关注他自己的变化，而不是他人的变化。例如，患者以求职为目标可能是合理的，但如果获得一份特别的工作并不最终取决于患者自身，那就不是一个可行的目标了。人们是否拥有资源——资金、技能、毅力、时间——去实现目标也是值得考虑的。

至于哪个目标该优先处理，可以通过考虑那些优先讨论的主题所具有的共同因素来实现。最初要处理一些改变可能迅速发生的目标，这样能增强患者的希望。其他该考虑的因素包括危险性和紧迫性、重要性和患者的痛苦水平，以及是否有特定的目标在逻辑上需要在其他目标实现以前得以实现。对于治疗师来说，其他需考虑的因素包括目标对程式的向心性和伦理上的可接受性。

家庭作业

有证据表明做家庭作业的患者比不做家庭作业的患者表现出更明显的进步，这可能是由于他们有更多机会把从治疗中学到的知识推广到日常生活中去（Niemeyer & Feixas，1990；Persons et al.，1988）。问题大部分存在于治疗之外，而不是之中，患者可以通过家庭作业收集信息、检验新的思维模式和行为，并在直接经验中学习。认知行为疗法的常规模式是向患者传授技能，而同样重要的是让患者有机会在实际生活中练习这些技能，不管是识别负性自动思维、解决如何减少安全行为的问题，还是在特殊情况下如何增加自信的问题。

治疗间的任务对认知行为疗法很重要，因此必须安排时间布置任务，这可能需要治疗结束前的 5 至 10 分钟。然而，家庭作业往往是对日程中的主要议题的直接延续，应该在会谈初期的讨论中设计出来。例如，日程的焦点是负性思维在引发焦虑感中所起的作用，显然，随后一周的家庭作业可能是让患者寻查与焦虑有关的诱因和想法。 *157*

家庭作业可涉及的范围非常广，要设置恰当的任务需依赖你和患者的智慧。它可以包括：阅读相关资料；听治疗磁带；对情绪、思想或行为进行自我监控；行为实验；练习新技能，例如思想记录或果断反应；对过去经验进行历史性回顾；活动安排。重要的是对患者要有意义，且对随后的治疗或特定目标的完成都要有帮助。例如，消除安全行为可能直接有利于下一次会谈，实验的结果可以充实原有程式，然后引入下一个安排。另外，针对低自尊，患者也许需要将记录正面信息作为一项长期任务，且对其的讨论会越来越少，除非被作为日程的主要议题。

可能会有许多原因让患者经常不完成家庭作业。下列原则有助于确保患者有效地完成家庭作业：

- 家庭作业应该符合会谈内容的逻辑。
- 家庭作业应该适当，且患者认为其适当。可以提出这样的问题对其检验，如："这个有意义吗？你能总结一下你认为这对你有何帮助吗？"当患者制定家庭作业的能力日益增长时，之后的治疗就很少会出现这样问题，但在早期，当由治疗师带头制定合适的家庭作业时，则可能出现更多问题。
- 要记住患者在治疗之外有自己的生活。虽然把治疗排在第一位很重要，但他们所期望做的事会受到很多限制，如果感到负担过重他们将不大可能去完成家庭作业。因此要向他们核实。
- 家庭作业应计划详细，说清楚该做什么、何时、何地、和谁一起，等等。必须认清困难和陷阱并进行讨论。

一名女子很担心会在和母亲及姐姐的关系中成为所谓的"受气包"。在治疗中进行角色扮演之后，布置给她一个建立自信的任务，以便之后的互动。然而，她说她在下个月都不大可能见到她的亲人。

可能会遇到很多困难，从上班时运用自我监控表格会感到尴尬，到没有钱在社会情境中进行行为实验。要注意一些可能会影响家庭作业完成的潜在信念。例如，一个完美主义信奉者可能会发现活动日程很难完成，因为他可能认为他的任何活动都不够好；再例如一个低自尊的人可能发现很难完成任何任务，其结果可能被解释为缺少治疗师的期望。在治疗早期阶段，预期的问题应该在当时就解决，而不是试图改变这些潜在的信念。

● 确保家庭作业"有效"，无论如何，它都可以作为有用的资源。例如，如果患者试图减少对特定情形的回避，设置家庭作业即使不能减少其回避行为，也可收集到关于焦虑思想和情绪的许多有用信息。

● 至少在治疗初期要提供相关资源，如日记格式和阅读材料。

● 你和患者都应该把协商好的家庭作业记下来。虽然你的记录肯定比患者更快，但这有助于在治疗中树立积极性，这是向完成作业迈出的第一步。

● 检查家庭作业应该始终列在下一次治疗的日程中。部分原因是制定家庭作业本来就是为对治疗有意义，但从更普遍的层面来说，是因为如果你从不对其进行跟踪检查，患者就很可能无法坚持完成家庭作业。

如果家庭作业已经完成或快要完成，就应该被仔细检查。例如，如果患者已经读完一本书的一章，那么就应该了解：什么对他是有用的？什么使他警醒？有些部分很难理解吗？如果他完成了活动计划，获得的喜悦和成就是什么？他学到了什么？接下来怎么做？

　　另一方面，如果没有完成家庭作业，重要的就是探究未完成的确切原因。可能有一些实际的原因（工作中有人生病，所以工作量突然增大）；患者可能忘了；可能没有经过详细的讨论，或没有记下来；任务在某些方面太难了。在这些情况下，此任务可以被修改作为下一次的作业，或者你和其他人可以协助他完成任务。

　　● 如果存在潜在信念妨碍任务的完成，那么如上所述，至少在治疗初期，应该讲究实效地去解决问题而不是过早地尝试改变其信念。例如，如果某个特殊的任务激发出患者有关控制和自主的信念，那么应该修改任务以便让他进行更多的控制。这不必专门去说明，除非在程式中对此信念进行过详细的讨论，或除非治疗进展到将此信念作为治疗焦点之时。

　　总的来说，从一开始就确立这种信念很重要，即家庭作业是治疗的重要组成部分，没有家庭作业提供的信息和反馈治疗就很难进行下去。尤其是当由于资源的限制导致实际可用的治疗有限的时候。精心设计家庭作业可能意味着非常有限的治疗可以让患者产生巨大的变化，因为大部分工作是在治疗之外进行的。

早期阶段中的问题

"改变低动机"

　　在治疗的开始，患者可能会缺乏动机，这时应该弄清楚患者为何不愿参与治疗，而不是对其进行类似"动机不足"的定性。这意味着应该尝试从思想、情绪和行为方面分析问题，得出解决问题的方法。以下是应该考虑到的可能性： *159*

　　● 对于改变的矛盾心理。普罗查斯卡和迪克莱蒙特（Prochaska & DiClemente，1986）定义了一个人为改变作准备的一系列阶段：前意图（没有改变的意图，可能没有意识到问题）、意图（意识到了问题并考虑改变）、准备（开始准备改变）、行动（成功完成认知和行为改变）、维护（防止复发）。需考虑的是患者处于哪一阶段。这需要不断检查，因为随着治疗的进展动机可能会有变化：例如，当患者获得更多成功经历时动机可能会增加，而当他发现他必须更加努力时动机则可能减少。

● 对治疗方法的性质的不当预期。尤其接受过不止一种心理治疗方法的患者，可能会出现问题。

● 对治疗程式缺乏了解或认同。如果患者在第四次会谈时仍与治疗师在程式方面达不成一致，那治疗很有可能会没有效果。因此很有必要花时间澄清程式、请求反馈、有效地倾听患者的忧虑并且努力体谅他们。如果患者和治疗师不能就程式达成共识，那么继续治疗就没有任何意义了。

● 绝望。绝望除了常见于抑郁症患者之外，也可能出现在有心理治疗失败经历的患者身上。这可以使用标准的认知行为疗法技术来处理，包括识别和评估负性自动思维以及聚焦绝望的行为实验。

"我没有任何想法"

如果患者没有意识到他们的想法，就很难让他们理解以认知为中心的程式。即使他们不能轻易识别自动思维，让他们练习发现想法、意象或试着识别某些情形对他们的意义也将会对他们有所帮助。第8章讨论了此问题的处理方法，但由于认知是该方法的重点，因此重要的是应对问题而不是试图回避问题。

健康信念的作用

患者对问题的解释可能会不同于认知行为的观点。在不抨击另一种解释的情况下用另外一种方法进行尝试性解释。例如，有躯体症状的患者往往从生理疾病方面去解释这些症状。对于这样的情况，可能有用的做法是与患者协商在某个特定的时间尝试使用基于认知行为治疗程式的方法，看看这种方法是否能比生理疾病程式做出更好的解释（即所谓的"A 理论或 B 理论"方法）。同样，一些 *160* 强迫症患者可能从宗教方面解释他们的症状，那类似的方法可能会有帮助。另一方面，对于治疗师与患者的角色和责任，有些患者可能会持有不同的看法（例如，"治好我是你的责任"）。意识到这点可以让治疗师制定某个特别的任务，例如强调患者可对治疗进展做出的贡献。

平衡利弊

我们必须记住，治疗对于患者来说有收获，同时也有付出：付出情绪的紧绷、投入时间，甚至金钱以及可能的其他生活状况的改变。有时，有必要协助患者考虑得失。例如，不愿做特定的家庭作业，不应立即把此作为不愿改变的证据，而应考虑是否有充分的理由让患者不能完成。我们经常会要求患者鼓起勇气作出改变，从平衡的角度来说，只有他们认为可能的收益超过可能的付出，他们才能做到这点。

  一个患有严重呕吐恐惧症的患者发现即使她了解了其中的原理，却仍然难以摆脱那些安全行为，如在包里放薄荷糖，开车时打开车窗，随身带一块湿巾，睡觉时开着灯（以便在她需要时可以找到卫生间）。为了减少安全行为，她的利弊分析使她区分出长期收益和短期收益的差异，如表 11—1 所示。这样安排这个分析，可让她在短期的恐惧与长期取得的结果之间形成比较，减少其安全行为。

虽然这通常会使患者有所进步，但你也应该明白，从平衡的角度来说，有时患者会认为目前治疗的付出已超过他们的收益，因此不能继续进行治疗。

表 11—1   患者为摆脱安全行为的付出和收益

短期付出	短期收益
将会在那段时间感到恐慌。 将会一整天都感到焦虑。 将会感到恶心。 认为自己可能生病了。 将会为一些小事而担忧。	将觉得我正在为这个问题做些事情。 将不觉得脆弱和失控。
长期付出	长期收益
将会觉得我必须去做越来越难的事情。 可能没有借口去回避我不想谈论的话题。	我将对自己处理问题的能力有信心。 我将会有更好的机会去战胜呕吐恐惧症，然后我就可以：随意外出；去更多地方旅行；吃更多东西；任何时候都不会感到焦虑；不会在正式场合感到尴尬；出国度假；在餐馆吃饭；感觉更成熟；享受家中的整洁干净。

 检查要点

　　由于认知行为疗法时间有限、重点突出、结构化，所以在治疗期间你需要定期进行检查，这有助于保证治疗的重点，确定进展是否足以保证治疗继续进行，或是否需要改变治疗方法。检查应该与治疗开始时制定的共同目标相联系，如果中期目标和终极目标都确定了，检查起来就比较容易。其他方法诸如问卷调查或自我监测也有助于检查。

　　最好在一开始时就约定好在进行了四五次会谈以后，要检查治疗的进展情况以便评估认知行为疗法是否有效。虽然如果决定不再继续进行认知行为治疗，对它寄予厚望的人们会感到失望，但在早期决定总比在治疗 20 次后却没有任何变化时再决定容易得多。

初期检查之后，应该每隔 5 次或 10 次治疗就进行一次深入检查。

　　在最初的一两次治疗中设定的程式只是尝试性的，因此做定期检查很重要，以便在治疗进展中纳入新的有用信息。这些信息可以在家庭作业，或是治疗中进行的行为实验等等中获得。即使程式的基本框架不会改变，但维持过程的细节可能会有所更新，还可能发现一些有用的干预方式。 *161*

　　　　一个患有广场恐惧症的男子因为长期避免产生这种想法的情境，所以不清楚其灾难性想法的内容。一旦发现他认为的"没有人帮助他"的想法以后，就可以由此组建程式，并可设计实验来对此想法进行检验。

　　如果几乎没有变化，或者治疗走入了死胡同，这时尤其要对治疗进展进行检查。那可能意味着程式没有起到任何帮助或有重大遗漏。对治疗关系进行检查也十分重要，注意寻找是否有事物妨碍了应用程式去解决患者的问题。这些问题可能包括你自己的盲点，因此需要跟你的督导进行讨论。如果没有发现解决办法，那就应该决定在此时停止治疗。

 后期阶段

　　随着治疗的进展，重点会从评估逐渐转移到干预方面；任何干预的结果都应与最初的程式联系起来看看是否需要修改。患者越来 *162* 越独立地决定一些事情，如要进行哪些日程事项，每一项需花多长时间，布置什么样的家庭作业；随着不断学习认知行为疗法的技能，患者在一些事项的治疗中占主体地位，例如，评价消极思想和设计行为实验来检验新观念。

　　在治疗阶段，你可能会将大部分时间花在当前的思想、感觉和行为细节上，但在治疗后期，你可能会在识别和评价无用的信念上花些时间，特别是当你认为如果信念不作修正，患者可能会有复发危险的时候。

　　强调技能的可用性，意味着患者应该思考治疗过程中所发生的事，因此提出诸如这样的问题是很有帮助的："我们在那做什么?""你能识别出你当时的那些错误想法吗?""在其他情况下你会怎样使用它?"很重要的是将进步归因于患者，尤其是当患者具有依赖性时，他很可能将变化归因于你的关心与技能而不是他自己的努力。

　　随着治疗的进展，治疗的频率可能会减少，隔两周进行一次或者两周三次，在治疗结束前也许还会减少到每三周或四周一次（见下文）。

 ## 结束治疗

　　如果治疗目标比较明确，并且已经取得了较好的治疗效果，那么结束治疗就相对容易些。同样，你要记住这样一种理念，治疗需在对目标和进展的定期检查中结束，因为这能够突出治疗过程的短期特征。患者将逐渐相信自己能够运用治疗过程中所学的技能并通过认知行为疗法解决自己的问题。

　　当治疗临近结束时，根据你们一起做过的复发管理工作，和你的患者建立一种处理未来可能遇到的任何紧急问题的"蓝图"。这包括：

- 在治疗期间学到了什么。
- 什么样的策略最有用。
- 以后什么情况是很难处理的或者可能导致问题的复发。
- 治疗过程中所学的什么方法可以解决这个问题。
- 如何处理一个严重的问题，包括必要时与治疗师进行电话交流。

　　应该强调这样的观念，即患者已经可以处理将会出现的大部分问题，即使在某种情况下她还需要寻求你的帮助。

　　治疗不能戛然而止，最好能在随后的一年里安排一到两次辅助治疗。这样你可以检查进展情况，提升患者成功处理问题的概率，*163* 看看他如何处理以前预期会出现的问题，如果有必要，还要核实无益思维或行为模式的再度出现（比如安全行为）。

　　尽管患者是逐步地退出治疗、逐渐强调对技能的习得，一些患者仍然担心在治疗结束后他们还无法独立应对。这可以通过标准的认知行为疗法来解决，即识别令人担忧的想法并帮助患者应对这些想法。这包括重新评估并设置行为实验来检验可替代的观点。如果患者有依赖性，那么正式治疗结束后一年内的辅助治疗可用于检验独立应对的信念（可以通过记录真实数据的方法）。

　　　　一名 59 岁的患者，由于一系列事件导致抑郁，其中包括在应对急速变化的工作方面困难越来越大。他对治疗反映较好，已经取得了持续数月的进步。然而，他有这样的想法："如果我面对一个现实问题，我将无法处理，一切都会在我面前坍塌"。他的家庭作业是考虑在类似的情况下他该对他的朋友说什么。他让自己回忆了前几个月他成功解决困难时的情形，其中包括获得一份新工作、应对妻子突发的疾病以及噩梦的减少。他还与治疗师探讨了一种危险性，即他会过分地关注艰难挣扎的时刻，为了缓解这种危险，他们一致认为他应持续数月地记录每一次成功应对困难的事例。

　　一些患者不能从治疗中收益，或者收益较少，如果他们接受认知疗法之前接受过其他的疗法而且收效甚微，那种这种情况将会非常难以处理。如果在早期阶段无明显进展，那么在那时结束治疗对患者来说还不会很沮丧，因为这时鲜有进步将会被归因为认知疗法的失败，而不是患者。例如，治疗师会说：

　　　　我们似乎仍未能给你的痛苦带来多大的改观。认知治疗已被证实对很多人有效，但也存在一些情况，采用此方法似乎并不能缓解患者的情绪反而加重他们的负担。我们还需要大量研究来探知如何找到改变信念或行为的新方法，让更多的人能够从中受益，但在这一刻，我们必须指出认知治疗对你没有什么帮助。也许我们应该考虑一下什么会对你有帮助，这样才能找出让你感觉好一些的策略。例如，我们发现你擅长将问题分解成不同的部分，这样你就更容易应对困境。你还能找到什么能在以后使用的吗？

虽然在治疗效果不明显时结束治疗是一件很困难的事，但明明知道不可能有效果却让患者抱有无谓的希望对患者来说是不公平的，继续治疗只会让他更沮丧。如果有更有用的方法，那就应该和患者商量：例如，如果有重大的婚姻问题，可以建议采用配偶疗法，也可以用系统疗法，如果以前没有试过也可以考虑药物的介入。不过，令人高兴的是，对大多数轴Ⅰ障碍的患者来说，认知行为疗法的效果都很好，同样对大多数患者来说，根据蓝图做出的计划将对结束治疗有更积极的意义。

第 12 章

抑郁症

认知疗法早期的成功很大程度上得益于贝克等（Beck et al.，
1979）出版的关于抑郁症书籍的影响，同时，一些实验研究也证明
了这种新方法的有效性。本章我们将介绍用认知行为疗法治疗抑郁
症的一些典型策略。在第 17 章中将会简短介绍一些抑郁症的最新
研究成果，其中包括正念认知疗法和行为激活。

 ## 抑郁症的特征

　　抑郁症除了有情绪低落的症状外，还具有其他许多抑郁症状。
在美国精神病协会的 DSM（APA，2000）中，这些症状包括：在
活动中丧失兴趣或快乐；体重和食欲产生变化；睡眠习惯的改变；
要么焦虑不安要么反应迟钝；没有力气；产生自卑感或内疚感；注
意力不集中；有轻生的念头。
　　经典的贝克抑郁症模式以"抑郁认知三角"为中心，也就是消

极思维模式，它们涉及：

- 自身（内疚、责备、自我批评）——"我很没用，有很多不足，懒惰……"。
- 世界、现在和过去的经历（消极的选择性注意、兴趣缺乏等）——"没有什么是有价值的，一切事情都很糟糕，没有人关心我……"。
- 将来（悲观、绝望）——"永远都会是这个样子，情况不会好转，没有事情是我能做好的……"。

对事物的感知、解释和回忆都可能存在消极偏见，因此抑郁的人更倾向于注意与他们的消极观点一致的信息，消极地去解释一些信息，记住一些消极事件。消极事件通常被患者归因于稳定的、整体的、内部的因素，这会对自我价值产生持久的影响（Abramson et al.，2002）——比如说："这是我的错。""我总是像这样把事情搞得一团糟。""这只是说明了我有多没用。"相反，积极事件则被归因为暂时的、特殊的、外在的因素，且没有持久的影响——比如："那不过是运气好。""这是例外，恰恰证明了普遍规律的存在。""因为得到妻子的帮助我才完成了任务。"

抑郁症的主要症状往往会因为对这些症状二次消极的或自我挫败的认识而加剧，从而造成恶性循环。例如：

- 没有激情、缺乏兴趣就会产生这样的想法："这个没什么意思，等到我感觉好一些再说吧。"
- 记忆力差、不能集中精力等，就会让患者认为"我很笨"或"我一定是正在衰老"。
- 对性不感兴趣、不兴奋，可能会被解释为"我的婚姻出现了严重问题"。

 一般的维持过程

图12—1介绍了抑郁症患者的一般维持循环（和前面一样，情

况存在多种可能性，不能强加在任意患者身上）。第一，对症状的消极偏见和解释与沮丧情绪之间可能存在一个恶性循环，这导致对自我的否定，从而维持了抑郁情绪。第二，负面偏见和抑郁症状可能导致活动的减少（"我太累了……毫无意义"），因为没有了曾经提供快乐和成就感的活动，使得低迷的情绪得以维持。第三，抑郁的偏见和症状可能导致处理和解决问题的能力降低，从而更加绝望、更加抑郁。

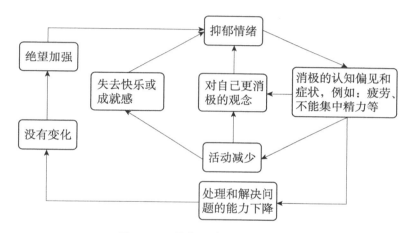

图 12—1　抑郁症的一般维持过程

从以上分析可以得出，认知行为疗法对于抑郁症的治疗目标通常可包括：

● 帮助患者消除消极的认知偏见，使他对自身、对世界、对将来有一个更公正的认识。

● 恢复活动积极性，特别是那些带给他满足感和成就感的活动。

● 提高参与和解决问题的积极性。

总之，作为治疗师，你的任务就是构建一个对你和患者而言有意义的程序，以及制定有助于打破维持循环的认知行为策略。有关抑郁症的认知策略和行为实验的主要方法与第 8 章和第 9 章概述的标准方法基本相同，因此，本章在此基础之上，对于活动和问题解决的干预措施，尤其是抑郁症的治疗特点进行重点讨论。

治疗过程

认知行为疗法对抑郁症的治疗通常包含以下元素，当然对于独特的患者要进行适当的修改。例如，重度抑郁症患者可能需要进行更多的行为治疗策略，尤其是在治疗早期。

167

1. 确定初步的目标问题清单（即具体问题的清单，而不是像"抑郁"之类的一般性描述；问题清单可包含如"睡眠不好"、"婚姻关系紧张"、"活动缺乏乐趣"等条目）。

2. 建立程式，从而向患者介绍认知模式以及如何将其应用于他的问题（如第4章所述）。

3. 通过行为治疗或简单的认知策略，努力减轻症状。

4. 治疗工作的重心是通过思维记录、讨论和行为实验来识别和挑战负性自动思维。

5. 在治疗结束时，有必要识别和修正不良的假设和/或核心信念，以减少复发的风险。

认知行为疗法治疗抑郁症的要素

认知行为疗法治疗抑郁症通常包含以下要素：

- 行为策略，包括活动安排和渐进式任务分配。
- 早期认知策略，包括分心和想法计数。
- 主要认知行为任务：监控和测试负性自动思维。
- 防止复发，包括修正不良的假设、核心信念以及早期策略。

　　贝克等（Beck et al.，1979）规定治疗过程应持续 15～20 次，　*168*
前几次治疗一周两次。很多普通的临床治疗将其修改为每周一次，
同时也减少了治疗的总次数。临床经验表明，该规定足够强大以至
于经得起这样的修改，但值得考虑的是在特殊案例中进行这种较频
繁的治疗是否可行。

 ## 活动安排

　　活动安排是认知行为疗法治疗抑郁症的核心治疗技术之一
（Beck et al.，1979）。它基于的理念是如图 12—1 所示"活动减少"
的恶性循环中体现出来的思想，即：情绪低落的一个维持因素就是
在情绪低落的同时活动减少，进而导致乐趣和成就感的降低，这样
就维持了低落的情绪。活动安排起源于有关增强积极性需要的基本
行为理念，随后又发展成为一种复杂的认知策略。事实上，目前的
理论倾向于将活动日程安排看作一种特殊的行为实验形式（见第 9
章和 Fennell et al.，2004）。

每周活动一览表

　　每周活动一览表（WAS）是进行活动记录的基本工具，见表
12—1。它主要就是一个简单的时间表格，表格纵向靠边一栏是一
天中的时刻，表格横向顶头一栏是一周中的每一天，以便于每天的
每一个小时都有地方进行记录。下面所示的表格，对于大部分患者
来说可有足够的空当来填写，但是有些情况就需要进行调整，例
如，一个严重早醒患者，其表格就可能需要从早上 4 点开始填写而
不是 6 点。还要注意的是，如果你正在制作每周活动一览表的模
板，那么最好是：（1）空格比这个留得更大一些，以便有更多空白
供患者填写——一张 A4 纸或信纸一般就够了；（2）空出填写"周
几"的那一栏，这样的话正如下表所示，患者可以从周三或者是随

后的几天开始完成每周活动一览表，并恰当地填写"天"那一列的抬头。

表 12—1   每周活动一览表（WAS）

每天的时间	一周中的每一天						
	周三	周四	周五	周六	周日	周一	周二
6—7							
7—8							
8—9							
9—10							
10—11							
11—12							
12—1							
1—2							
2—3							
3—4							
4—5							
5—6							
6—7							
7—8							
8—9							
9—10							
10—11							
11—12							
12—1							

每周活动一览表的使用

活动记录的第一个阶段是将每周活动一览表作为自我监测的工具，来收集有关患者活动的资料。这些资料有两种用途，如同第 9 章中描述的行为实验的两种方法：

● 每周活动一览表可用于发现，只需要找出发生了什么、患者如何度过他的时间以及哪些行为能够给他带来满足感或成就感（见下文）。

● 每周活动一览表也可用于假设检验。例如，有一位患者，他的消极想法让他否认了自己在摆脱"无用的"或者"可悲的"这些名号上的努力，对于这样的患者，每周活动一览表可以更准确地记录下他真正所做的事情，以检验他认为自己"无用"的信念。

在任何情况下，典型地指导患者运用每周活动一览表都应包含 169
以下几点：

● 在每个整点或最接近整点的时候完成记录（如果你记晚了，要避免负面记忆偏向的影响）。

● 每个小时的填写应包含：

（a）简要说明你如何度过这一个小时；

（b）两个标号，标明 P（快乐）和 A（成就感）。

使用数字来说明一段时间中你对所做的事情感到的愉快程度（快乐），也能说明处理某事对你来说的困难程度（成就感）。这些标号可以是从 0（没有）到 10（最大可能）之间的 170
任何数字。因此，P1 意味着只是轻微愉快。P8 就意味着非常愉快。在评价自己的满足感和成就感时，要用自己当前的活动水平作为标准。当你感觉很好时，可能不会获得很大的成就感（可能仅是 A0 或者 A1）；但当你沮丧时，就可能获得很大的成就感（有时甚至可能达到 A8 或 A9）。

● 请注意，标号"P"和"A"不一定必须联系在一起。有些活动让你感到愉快，但不一定能获得成就感（例如，吃一块巧克力）；有些能获得成就感，但却不一定让你感到愉快（例如，做家务）；有些活动既能使你感到愉快又能带来成就感（比如，参加你原本不太喜欢的社交活动，但最后你却很喜欢它）。

表 12—2 给出了整个每周活动一览表的一部分。

表 12—2   每周活动一览表实例

每天的时间	周一	周二	......
7—8	起床，打扮 P0 A5		
8—9	为孩子做早餐，送孩子上学 P1 A6		
9—10	遛狗 P3 A4		

用每周活动一览表作记录

当完整的每周活动一览表呈现出来时，你和患者应着重关注三个主要问题。

1. 首先，你能更好地了解患者的积极性如何。有时它能显示出患者做的比自己起初预期的要多，甚至可能是超额工作。另一方面，记录也能显示出患者的确做得很少（在这种情况下，随后增加活动就将是有益的）。

2. 其次，记录可以帮助你了解哪些活动能够给患者带来些许成就感和满足感。当你开始考虑到要有所改变时，就有必要增加这些活动了。

3. 最后，你可以使用这些信息来策划改变。记录中建议什么东西需要改变？除了情绪低落时，患者长时间无所事事吗？是否看起来好像有很多家务必须要做，但很少做让他感到愉快的活动？是否有活动能给他带来哪怕只是一点的快乐，或对他的心情有一点改善，又或者什么事他可以多做一些？

171　　　除了这些特定活动的观察报告，每周活动一览表还为你和患者观察负性自动思维提供了一个绝佳的实验室，以关注思维、行为之间是如何相互影响的，并以此鼓励患者在行动中识别负性自动思维（例如阻碍活动的负性自动思维）。你能够提防这些思维，并且通过讨论或行为实验进行克服。例如，如果某些类似"我不喜欢它"或

者"我只会把事情搞糟"这样的负性自动思维阻碍了你的患者完成某件特殊的任务,你就可以设计一次行为实验来检验这些思维的真实性。

■ 用每周活动一览表作计划工具

下一步是你和患者用所学知识来计划将来的活动。通过活动改善情绪有三种常见的方法:

1. 如果情绪低落,要提高活动的整体水平。

2. 要重点关注能给患者带来满足感和成就感的事情。如果目前没有事情给患者带来快乐,就要考虑患者过去比较喜欢什么,然后计划重拾那些事情。

3. 活动一览表可以作为行为实验的方式去检验有关活动的负面认知。例如,用每周活动一览表去监测和评估满足感和成就感,可使患者减轻"全或无"的思想,这种思想容易把成就感看成是完全的成功或者彻底的失败。

在这个阶段,不只是简单地监测患者想做的事,患者要把每周活动一览表用作增加活动的计划时间表,特别是可以带来快乐和成就感的活动。需要多少细节,以及计划多少目标活动要取决于患者的个体情况:一般来说,患者抑郁越重,计划就要越详细,初级目标也要定得低一些。在早期,你可能需要密切参与计划,之后更多可由患者自己完成。

■ 渐进任务分配

活动计划最好的基本原则是"渐进任务"。换句话说,就是力争逐步增加活动,而不是从没有任何活动突然转变为整天忙个没完。由于抑郁症患者对任何可能的失败都非常敏感,要求患者完成过高的目标,往往会适得其反。他如果没能完成任务,就可能会认为自己很失败,甚至心灰意冷。通常来说,最好制订一个较小且易于处理的任务。例如，如果因难以集中注意力而放弃阅读后患者再次开始阅读，那么直到下一周他都不大可能读完整部小说。最好商定一个他认为能够实现的目标，哪怕到下周只是读了一页（但要确保这一目标不能小到让患者认为没有意义）。

锻炼

有证据表明，合理的高水平体育锻炼——大约每周三次，每次45分钟到1小时——对抑郁症有很大的影响，有研究发现其效果相当于抗抑郁药（Greist & Klein，1985；Martinsen et al.，1985）。因此，有必要鼓励患者将锻炼纳入活动计划之中（见第10章）。

 ## 活动安排中的常见问题

缺乏乐趣

有三件事很重要。第一，认识到在抑郁症的早期治疗阶段，患者不可能和得抑郁症之前一样享受他所做的事。第二，让患者需做好心理准备的是最初他们会强迫自己做一些没有什么乐趣的事情。坚持起码会给患者带来一些成就感，最终就会感到快乐。第三，告诉他们快乐是一种连续体形式的，并非全或无。我们希望患者寻找到的是乐趣的一些增加，而不是瞬间的充分享受。

标准过高

让患者认识到成就并不一定要达到获得诺贝尔奖这个水平才有意义，这一点也非常重要。让患者花10分钟整理一个杂乱的厨房抽屉，这就可以让患者感到今天做了一件有用的事情，同时就可能会产生相当大的成就感。重要的是帮助患者用符合实际的标准来评价所做的任务和活动。当他正常时这是很容易的，但当他抑郁时可

172

能就很困难（因此需要更高的成就感分数）。

■ 计划模糊

　　活动计划最好是具体的。换句话说，尽量帮助患者将一些模糊的目标，比如"我必须做得更多"，转变成在具体时间做具体的事情，比如，"星期三早上去买生日贺卡"。

 雅各布森的分解研究和行为激活法

　　为了避免人们对用活动安排和行为疗法治疗抑郁症的价值产生怀疑，雅各布森等（Jacobson et al.，1996）进行了饶有趣味的研究。在这项研究中，雅各布森等在"分解"经典贝克疗法的基础上，对认知行为疗法治疗抑郁症的 3 种版本进行比较。一种是正规的贝克疗法，与其他两种"精简"版形成对比：一种是治疗师只使用认知行为疗法的行为治疗部分（包括活动安排），另一种是治疗师使用行为和认知疗法两个部分，但只用于无意识思维的水平，并没有直接针对假设或核心信念。他们发现 3 种治疗方法得到了同样的结果，在消极认知的变化的测量方面也得到了相似的结果。一个可能的结论是，不同的方法可以通过不同的途径最终得到在认知和情感变化上的相同的结果。根据这个研究，雅各布森的同事们将他们的行为疗法精心编制成治疗抑郁症的新方法，并将其称为"行为激活法"（见第 17 章）。 *173*

 抑郁症的认知策略

　　经典的认知行为疗法对抑郁症的治疗包括两个认知加工阶段。在第一阶段中，使用简单的策略减少负性自动思维对情绪的影响，从而减轻患者的症状（次要目的是为提供证据证明思维影响情绪的过程）。在第二阶段中，将更加直接地处理负性自动思维，以帮助患者更仔细地思考这些思维，并且，如果可以的话，还可运用本书前面章节提到的方法来找出可替代想法：寻找替代法，找到依据，制定行为实验等等。

早期认知策略

这些策略的目的是分散患者对于负性自动思维的注意，和/或改变对其的态度。设计其他一些练习可促进对负性自动思维态度的转变。其目的是与这些思维保持一定距离，而不是被它们所"吞噬"，让患者认识到它们"只是想法"，而不是公认的关于自己或世界的真理。数想法是很有用的——不给予他们任何其他的关注，只是数一数，带着数他身旁有多少鸽子的态度："有一只……另一只……哦，还有另一只！"用一个比喻来形容这种方法，就是把某人的思想流想象成一个相当肮脏并被污染了的河流，同时还伴随着各种污水和垃圾。最初，患者落入河中被河水席卷，并被各种垃圾所包围。新的意向就像是患者从河中爬上了岸，一切都过去了；而垃圾仍在那里，但它可能很少会影响到他。这类似于第17章中介绍的正念疗法。

主要认知策略

认知行为疗法治疗抑郁症的主要过程将采用第8章和第9章中概述的有关负性自动思维的方法。就是说，会谈会根据治疗的阶段和患者对治疗的反应而采取不同的比例。

- 识别负性自动思维，运用自我监测、思维记录、治疗期的情绪变化等。

- 口头讨论负性自动思维，检查其正确性和有用性。
- 确定现实的可替代思维。
- 使用行为实验，收集有助于患者检验负性自动思维和新的可替代思维的证据。

 ## 药物治疗

174

当然，认知行为疗法不是治疗抑郁症唯一有效的方法，在特殊情况下，对于抑郁症患者来说抗抑郁药物是很有用的。与抗焦虑药物相比，目前抗抑郁药物很少关注其依赖性和药物的戒除，药物治疗和心理治疗之间没有冲突。事实上，有证据表明，患有严重抑郁症的患者采用两种方法结合治疗的效果要好于其中一种（例如，Thase et al.，1997）。

 ## 处理自杀想法

不应高估抑郁症患者的自杀风险——绝大多数抑郁症患者并没有自杀——但很显然需要认真对待这个问题，你应该对有自杀意念的任何迹象有所反应，即使有时这意味着泄密。专家对自杀的危险因素达成的共识如下（Peruzzi & Bongar，1999）：

- 强烈的自杀意念。
- 自杀企图的历史，或家族自杀的历史。
- 先前医疗检查的结果很严重。
- 彻底绝望。
- 渴望死亡。
- 最近的失去或分离。
- 过度饮酒。

对有自杀倾向的患者的管理

你需要有一个基本的管理方案，以便你可以安全地继续进行认知疗法。这一方案可能包括如下内容：

● 确保患者有人监护或者在需要时能立即得到帮助。

● 采取措施让患者或他人撤走容易接近的自杀途径（如潜在的毒性药物、毒药、绳索、枪、车钥匙等）。

● 建立可能发生自杀危机的管理方案：例如，安排联系患者的朋友或家人，或联系危机小组人员。确保方案是具体而明确的，也许可以让患者携带一个书面复印件。

● 工作中加固治疗关系，以便患者觉得你是值得信赖的，可以理解他并能提供可信的希望。

● 试想，如果患者同意推迟自杀，这样就可以拖延一定的时间（比如在你们下次见面之前不会自杀）。

● 使用治疗方法"拖延时间"直到危机过去：例如鼓励患者参与治疗，使他对治疗产生好奇，在治疗结束时为下次治疗"做好铺垫"（"这很有趣——我们下次再探讨吧"）。

175 探究和应对自杀的原因

重要的是给患者谈论自杀想法的空间，不带感情色彩地谈论这个话题，并且要让患者清楚地知道这并不是禁忌话题。询问患者关于自杀的想法，并不会加大自杀的可能性，且公开谈论可让你有机会阻止自杀的发生。这一讨论将包括以下几个重要方面：

● 探究患者的自杀原因——其原因主要有两类：

（a）摆脱无法忍受的生活、抑郁等（"这是唯一的出路"），这可能是自杀最常见的原因，也是最危险的；

（b）解决外部问题（如维持关系、报复或得到关心）。

● 让患者罗列活着的理由和死的理由，包括过去活着的理由，这对将来可能仍有用。

● 探索导致绝望的信念，用引导发现帮助患者得出与那些信念不一致的信息。

● 迅速地解决很容易被解决的问题，以减少绝望。

● 解决"现实生活"中导致绝望的问题（见下文）。

结构化的问题解决

有证据表明，抑郁症患者在解决社会问题时有一定缺陷，教他们解决问题的结构对于抑郁症患者来说是一项有效的治疗（例如，参见 Nezu et al.，1989；Mynors-Wallis et al.，1997；Mynors-Wallis et al.，2000）。如果患者的程序中包含了如图 12—1 所示的无法处理或者令人绝望的维持循环，这种方式可能会尤为有益，并且对于处理上述的自杀意念也很有帮助。

患者解决问题需遵循的主要步骤如下：

● 确定他希望解决的问题。

重要的是确切地弄清楚问题的本质。例如，不只是认为"我的婚姻存在问题"，而是更多地关注问题的本质，如"我和妻子在一起交流不够"或"我们从未有时间一起出去"。

● 让他尽可能考虑用多种方式来解决这个问题。

这一阶段可能会很困难，尤其对于长期困扰的问题。患者对于提出的每一个解决方法都可能会立即否决："那样不可行"或者"我已经试过了"。为了克服这一点，用一些"头脑风暴"开始可能会有帮助，换句话说，试图想出尽可能多的办法，在这个阶段不要考虑它是否有用、合理或可行。无论它看起来如何疯狂或不切实际，其目的只是抛砖引玉。原则是记下可以作为解决方案的所有方法，无论它是多么愚蠢。这样做的原因是，疯狂的解决办法可能会引发其他有用的想法。如果抑郁症

176

患者的病情非常严重，完全不能思考，那么治疗师提出一些建议将会有所帮助。

● 列出可行的解决方案后，找出哪种方案或者哪几种方案的结合是最好的。

最好让这个过程结构化，这样患者能仔细考虑每一个可能的解决方案，而不会过早地否决其中任何一个。但明显不能接受的解决方案应立即放弃。

衡量解决方案的一个好办法是系统地考虑每一个方案的优点和缺点，并且要从长期和短期两方面来考虑。选出最可行的解决方案，列出它的优点和不足。然后分析下一个方案，再下一个，依此类推。使用这种利弊清单，挑选和排出最好的几个解决方案的顺序。

● 挑选出综合考虑最有利的解决方案。

这里可能出现两个问题。第一，可能真的不存在总体不错的解决方案：所有的消极因素都多于积极因素。这样的话，你要仔细检查每一个可能的解决方案，然后患者必须接受危害最小的方案，因为别无选择——它也许不是很好，但仍比其他方案要好。

第二，你可能会发现，当你检查清单时，所有的方案都差不多，患者也不知哪种方案更好。如果是这样，你要再次检查所有可能的方案，然后随机选取一种去尝试。有时这个过程会让患者意识到他其实更偏爱某种解决方案，因为他发现选出的那种正是自己所希望的。

● 确定了解决方案之后，使用"小步骤"原则。

与往常一样，小步骤通常比大的跨越更好，因为它们更可能取得成功，从而激发希望。要求患者考虑执行他的首选方案的第一步是什么。例如，如果他决定解决找一份新工作这个问题，第一步可能是购买当地报纸，看看目前可以找到什么样的工作。比起想象找到一份新工作的整个过程，第一步可能要容易得多。按部就班地来。

　　● 不管第一步结果如何都要付诸实践，然后评审发生过程。

　　这种解决方案是沿着正确的方向进行的吗？如果不是，原因是什么？你是否需要根据所发生的情况修改最初的计划？即使解决方案看上去很好，但在实践中却不可行。如果发生这种情况不要着急。通过试验，患者可能已经学会了一些有用的东西，能够帮助他找到一种更好的解决方案。如果当他将方案付诸实践时出现了一些重大问题，你要把它看作一个新的问题。然后重新开始整个过程以便你可以尽早找到解决那一问题的方案。

　　● 继续此过程直到问题解决，或没有任何可能的解决办法。

　　你要周而复始的鉴定问题，寻找解决方案，付诸实践，直到问题得到改善。当然，有些问题可能没有任何切实可行的解决办法——但不要轻易下这样的结论。如果实在没有办法，那么你可能需要回到认知策略，以帮助患者找到对某种情况作出反应的不同方式。

 ## 治疗抑郁症患者时的潜在问题

177

抑郁症的本质

　　显而易见——但无论如何要记住——抑郁症患者通常思想消极，缺乏动力和精力，对改变的可能性也不抱希望。抑郁症也可以导致"抑郁环境"，例如：患者的抑郁症导致他失去了工作，或使婚姻关系紧张，从而维持了他的低落情绪。这样你很可能发现自己很难再吸引住患者：他们可能很难采取任何行动，对每一种建议他们都会说"这行不通"，并在每一个阶段都想放弃或想象着"失败"。

在治疗抑郁症过程中治疗师也可能遇到困难。你可能会发现自己受到患者悲观主义情绪的"感染"，默默地认为他是正确的，事情确实和他想的一样糟糕。当然，他的观点可能是正确的，但你应该注意在没有足够证据时不要过早地采用它。尽管有时候患者真的遇到了莫大的困难，并且他的某些消极想法是正确时，通常仍会有地方可以质疑，从而寻找出可替代的办法。情况也许是很糟糕的，但通常不会坏到所有人都和患者有相同的感觉，所以可替代的观点一定有存在的空间。同样重要的是，不要让患者觉得你不信任他们，对他们没有感情和耐心。患者需要知道在你努力帮助他们找到去往的方向之前，你已经知道他从哪里来。

当在治疗慢性和严重抑郁症患者时，解决这些问题可能更加困难：参见摩尔和加兰德（Moore & Garland，2003）对这项工作做出的一些有用的指导。

绝望与"是的，但是……"

正如我们刚才提到的，严重的抑郁症患者不可避免地会把生活中的消极想法带到治疗中去。他们对改变不抱希望，容易对治疗产生消极想法，通常他们会用"是的，但是……"来逆转他们的思维。作为一个治疗师，重要的是不要太受这种思维方式的影响，要保持（真正意义上的）乐观并懂得患者对于治疗的反应是他抑郁症的体现。正如本章前面所述，渐进任务分配是取得较小成功的很好的方法，它有助于患者建立信心。通过行为实验可以很好地将口头讨论落到实处，这样，新的思维方式不只具有模糊的理论可能性，还能在实践中得到检验。诸如"是的，但是……"的表述有时反映了一些极其顽固的基本信念，因此考虑运用第 17 章的图式聚焦策略可能会有所帮助。

速度缓慢

178   抑郁症患者的思维和行为可能都会比较缓慢，即使不是，早期的治疗节奏和变化速度也应放慢。如果你有所准备并且这样去做，那么这是有益的，但不要因此而气馁。用一些比如贝克抑郁量表（第 4 章）的方法监测进展情况，有助于取得一些小的但却相对稳定的变化。

治疗的反馈

正如在第 11 章中所提到的，要求患者反馈治疗情况是认知行为疗法的基本组成部分。无论如何，鼓励抑郁症患者开诚布公地这样做是非常重要的，因为患者的消极偏见很有可能使你的话语和行为会被曲解为对他的批评和排斥。出于同样的原因，在治疗过程中要对患者明显的情绪低落应该给予关注和询问：这种情况发生时，患者心里在想些什么？

第13章

焦虑症

 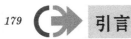 引言

第一本治疗焦虑症的认知治疗手册是由贝克和他的同事于1985年发表的，这是认知行为疗法发展过程中令人激动的里程碑。这预示着一场革命的开始，即学界已逐渐应用认知行为疗法去解决更加广泛的问题。

认知行为疗法已被广泛运用到焦虑症〔占美国焦虑症治疗人口的13.3％（NIMH，2001）〕的治疗之中，其治疗焦虑症的疗效已取得了令人信服的证据（例如，参见 Clark & Beck，1988；Heimberg，2002）。

焦虑反应

焦虑是对威胁产生的一种正常且至关重要的反应，认识到这一

点很重要。当我们察觉到危险时，体内会迅速产生肾上腺素促使我们对危险状况产生回应。典型的反应是"斗争"（直接挑战恐惧）或"逃避"（逃离或避免恐惧），"冻结"（身体或思想上停止）是第三种可能的反应。当面对能感知到的威胁时，我们会感到恐惧，同时思想和身体会做好应对的准备。思想上会考虑最坏的情况，身体会做好应对准备——呼吸加促以提供更多的氧气，心跳加速以增加血液含氧量流入关键肌，身体活动时，汗腺变得更为活跃以降低皮肤的温度，血液从皮肤移走，导致身体不适并且脸色苍白。

在第 4 章中提到，焦虑反应涉及情绪、认知、生理和行为四个系统。这种复杂的反应每天都在迅速而有效地发生，例如：

> 一个母亲和她的小儿子紧靠着站在路边。一辆公共汽车正向他们驶来。在她脑海中突然出现一个画面，她的儿子冲到马路中间快被公共汽车撞到，她感到恐惧。她的肾上腺素上升，她变得紧张、注意力集中并且准备行动。她快速地拉住她儿子的手臂使他靠近她，以确保车子开过来时他们的安全，尽管她的儿子并不太愿意这么做。

因此，焦虑反应是正常的，并且多半是无意识的，且有规律地出现在每个人的身上。只有在当这些正常反应过分夸张或在没有真正威胁的情况下发生时，焦虑才成为问题。例如： *180*

> 萨莉脑海中经常会出现她的孩子在街上受伤的画面和想法。她一天中会有好几次对此感到非常紧张。因此，她从不让他们单独外出，去任何地方她总是亲自驾车带他们去。

> 吉奥夫经受着惊恐发作的折磨，他随时害怕着下一次惊恐发作。为了减小这种发作的可能性，他试图控制自己的呼吸以避免换气过度；他行动缓慢以避免头晕；他竭力避免他认为会产生紧张情绪的情境。因此他的生活受到了许多限制。

在上面的例子中，恐惧被夸大或危险被高估，以致个体觉得不得不采取强有力的措施以缓解恐惧。如此一来他们各自都形成了焦虑症。

　　一个人对事件的诠释决定了他的反应。因此，贯穿本章前后你都将会注意到一个术语的使用，即"感知到的危险"或"感知到的威胁"。这意味着，两个人在完全相同的情况下，因预期的后果不同而作出不同的反应。想象一下，两位音乐家都在等待他们的音乐会开幕：

　　　　第一位音乐家充满了恐惧，她担心自己会犯错误或会遭到观众的敌视。她感到紧张，心跳加速，她认为这些都是不好的征兆。这进一步削弱了她的信心。另一个音乐家期待表演的机会，那是一个享受的过程。他感到紧张，心跳加速，他认为这给了他完成演出所必需的能量。因此，在相同的情况下，第一个音乐家感到担心，且把她的反应解释为一件坏事；而第二个音乐家感到兴奋，且认为他的身体反应有益。

 ## 焦虑和焦虑症的特征

　　通常情况下，焦虑是一个线性的发生过程：

　　　　触发物→感知到威胁→焦虑反应→成功应对焦虑反应→焦虑消退。

　　例如：

　　　　● 司机看见一个小孩跑到车前面→产生肾上腺素→迅速集中注意力使司机及时刹车或转向→焦虑消退。
　　　　● 学生即将应考→产生肾上腺素→集中思想提高能力水平使其有效学习→焦虑消退。

181　　　然而，焦虑症则呈现出一个循环的过程（图13—1），在这个过程中认知和行为反应起到维持或加重患者焦虑的作用。

　　例如：

　　　　● 患有焦虑症的司机看到一个孩子，他认为这孩子即将撞

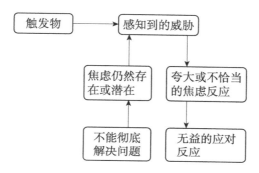

图 13—1　问题焦虑的循环

上他的汽车→他变得非常焦虑，肌肉紧张并且不能正确思考→他为避免撞到孩子而急速改变方向，而事实上这个孩子并不在路中间，却因为危险驾驶而使他遭到另一个司机的斥责→这加固了驾车是危险的这个信念，而他仍旧是一个高度焦虑的司机。

● 一个患有焦虑症的学生听说即将进行口试→她觉得很恐怖，并体验着高的焦虑水平→她的思想太过集中于考试，她变得紧张而不能进行有效的复习→她考试表现得不好；这激发了她觉得很没用的信念，她依旧是一个高度焦虑的学生。

恐惧循环的"本质"可能在于"对恐惧本身的恐惧"，在这个经历过程中，焦虑本身变得有害，因此在最初激发焦虑的因素减退很久以后，焦虑才得以避免。

罗格认为他经历了一次心脏病发作，但在医院他得到再次确认，他只是惊恐发作。罗格并没有完全放下心来，因为他发现惊恐发作是如此令人不愉快，以至于他一直生活在恐惧之中，担心它会再次发作。

如前所述，焦虑使我们的大脑和身体为应对危险做好准备：思 *182* 想集中于可能发生的坏事，且身体蓄势待发。因此，焦虑包括心理和生理症状，在焦虑症中这些症状变得夸大而无益。图 13—2 对此作出了概述。

从焦虑	到焦虑症
危机感	高估威胁和（或）后果；低估自己处理事情的能力或可利用的资源。
	聚焦威胁。
	反刍、过度担心、不能灵活思考、持久而且危险的想法和想象。
忧虑	担心失控、担心会疯、担心身体出问题。不断检查。
临时夸大想法	习惯性地夸大想法，如不断重复出现灾难画面，高度地选择性注意，渗透着"全或无"的想法。
躯体症状的变化过程	
从焦虑	到焦虑症
心跳加快	心悸。
肌肉紧张	疲劳、颤抖、肌肉疼痛；例如，胸腔、头。
呼吸速度加快	头晕、轻微头痛、现实感丧失或自我感丧失。
消化系统的变化	恶心，急切地想去厕所。
血液循环的变化	脸红或苍白，不舒服的皮肤感觉。
出汗增加	过度出汗。
此外，慢性焦虑与失眠和抑郁有关。	

图 13—2　焦虑的症状

亦如前所述，焦虑症的特点是扭曲地理解了某些经历的危险性。它可以被一些特殊的情境（如站在高层建筑上）或内部的刺激所激发（如胸痛或者一个恐怖的想法）。

焦虑症有很多类型，且相互之间并不容易区分。下面的列表中是一些在治疗中可能遇到的与焦虑症有关的问题（DSM-Ⅳ-TR；APA，2000）：

183

● **急性应激障碍**（acute stress disorder，ASD）。如果一个经历过创伤事件的人出现焦虑的症状，反复体验到那次事件，明显回避能引发创伤回忆的刺激，就可以判断为急性应激障碍。症状产生在创伤性事件发生的四周之内，最长持续四周。四周过后，将会被诊断为创伤后应激障碍（见下文）。

- **广泛性焦虑症**（generalised anxiety disorder，GAD）。表现为持续和过度的担忧、恐惧和消极的思想，导致痛苦或身体机能的损伤。一般来说，患者在生活的许多方面都有"万一……"的忧虑。

- **健康焦虑或疑病症**（health anxiety or hypochondriasis）。有以下特征：过度关注和害怕自己会在现在或将来患上一系列严重的疾病。患者往往会将正常的身体症状误以为是病症，并寻求验证。

- **强迫症**（obsessive-compulsive disorder，OCD）。特点是反复出现强迫观念（持久性和闯入性想法、意象或冲动）和/或强迫行为（强制性地不断重复某动作或心理活动，以纠正或消除强迫观念）。患者认为：他们应对自己或他人的安全负责，非常害怕有污染（例如不充分的洗手会滋生细菌）；忽视做一些恰当的事情会引发灾难（如关掉开关）；一些错误的想法会导致一些不恰当的行为（如幻想在教堂里说脏话会招来咒骂）。

- **恐慌症**（panic disorder）。被定义为一种反复的惊恐发作的体验，焦虑水平会突然上升，并且伴随着一些症状，如心律不齐、呼吸困难和眩晕。这种症状通常被误解为即将或目前健康欠佳的征兆，如心脏病发作或中风（Clark，1986）。恐慌症患者有可能存在广场恐惧症，即担心自己处在一个无法逃离的地方或情形下，或者在这种环境中惊恐发作或类似的恐慌症状不能获得有效的帮助。

- **创伤后应激障碍**（post-traumatic stress disorder，PTSD）。发生在自己或别人经历了一件被认为有严重威胁的事件之后。症状包括对创伤性事件的闯入记忆（噩梦、幻觉）、回避、麻木和反应过度。患者关注一种持久的危险感，虽然报告说对其很羞愧、厌恶和愤怒。一般说来，患有创伤后应激障碍的患者可以回忆事件细节的片段，但整个画面是杂乱的或不完整的（Foa & Riggs，1993）。

● **社交焦虑**（social anxiety）。其特征是对社会或工作环境存在显著而持久的恐惧，在这样的情境中他会觉得被别人彻底审视，或者害怕尴尬和羞辱。

● **特定恐惧症**（specific phobia）。被定义为对一个物体或情境持续的恐惧，往往只是对某一事物产生恐惧反应。这种恐惧通常会被夸大，但患者趋向回避恐怖性刺激（公开地或私密地），并且会引起功能失调。恐惧可以指向一系列的事物：动物、自然环境、血液、具体情形等。

在常规的诊断范畴之外也存在着其他的一些焦虑症，被称为"没有另行规定的焦虑症"（anxiety disorder not otherwise speci-fied, anxiety disorder NOS）（DSM-Ⅳ-TR；APA，2000）。这提醒我们，不应该假设患者会自动归为哪个类别，当然我们也不应该把他们随意地定性为哪一类。

183   **维持过程**

焦虑症为什么会持续？这个问题的关键（和处理问题的关键）是识别其维持循环，以解释其持久性。

焦虑问题的维持存在一个基本模式（见图13—3）。在对内部或外部刺激的回应中，焦虑症患者假定有威胁或危险，要么给出一个灾难性的结论（一件不好的事情发生了，这对将来会有可怕的影响），要么做出一个灾难性的预测（坏事会发生）。可以理解，之后患者会尝试让自己避开感知到的威胁。例如，患有广场恐惧症的患者逃到一个"安全"的地方或患有健康焦虑症的患者寻求确证和安慰。这样的反应可以使症状得以立即的缓解，但不能挑战信念的正确性。因此，患有广场恐惧症的患者并不知道在公共场所可能不会发生可怕的事情，患有健康焦虑症的患者不会相信自己的身体是健康的。总之，原来的恐惧仍然存在，随时可能复发。

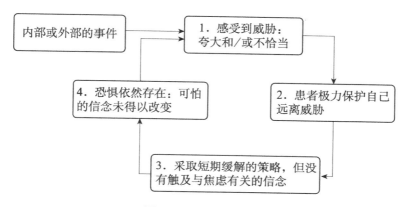

图 13—3　焦虑的维持

　　从本质上讲，焦虑症依赖于我们的感觉、思考和行为而持续存在。克拉克（Clark，1999）提出了 6 个过程，认为即使有证据表明世界是安全的，它们仍然会保持对某些（非理性的）危险情况的扭曲信念。这些概述如下，它们可能为你提供一些确定患者问题性质的假设。

　　1. 安全行为（Salkovskis，1988）。一些行为或心理活动的进行是为了减少或防止坏事的发生（见第 4 章）。当然，以安全的方式而作出的行为并不是功能失调：在过马路时左右看看是功能较强的寻求安全的行为。然而，站在街边反复检查车辆，不能冒着危险过马路，则是一种夸大且无益的寻求安全的行为——萨克维斯科斯对后者进行了描述。如图 13—3 中框 2 所示。这些反应让他们无法认识到他们对危险的高估，因为每一次"安全"的经历都被归因为成功实施了安全行为。例如，一个患有呕吐恐惧症的年轻女子可能有一天完全没有感觉恶心，也没有生病。这证明她没有处于呕吐的危险之中。但是，如果她将吃薄荷糖作为一种安全措施，她将会把这一天的舒适归因于吃糖的行为。另外，害怕自己得心脏病的恐慌症患者可能缓慢行走以确保安全；他可能会将自己的健康归因于缓慢的走动而无法意识到他的心脏很健康。

"有益的应对行为"和"无益的安全行为"之间的区别在于行为背后的意图。例如，一个人他感到很紧张，所以放松肩膀放慢呼吸，然后就平静下来。如果他把这解释为，"我只是感觉好些了，因为我和往常一样放松了，如果我不这样做将会发生可怕的事"，那么他可能无法产生信心去控制紧张，让自己不要再怕它："放松惯例"就是一个安全行为。然而，假如他总结出"如果我紧张，我就放松"，那么放松只不过是一种高效的应对行为，这就很可能增强他应对行为的信心。

2. **关注焦点**。可分为两类：直接指向威胁线索的关注和回避威胁线索的关注。前者的例子如，患有蜘蛛恐惧症的患者在打扫卫生时会仔细查看房间去搜寻蜘蛛网和蜘蛛粪便的迹象，或社交恐惧症患者反复思考他在聚会上的言行，而且只关注所有他不满意的方面。这会加强恐惧，因为搜寻威胁的人很容易错误地认为存在威胁。因此，墙上的细微裂纹会被他们认为是"蜘蛛网"，深绒毛地毯上的污点容易被认为是"蜘蛛"。这样，这个人会经历更多不应有的恐惧。

回避威胁线索的例子包括社交恐惧症患者回避目光接触，或者交通意外受害人不敢看事故现场。在这个过程中，患者无法面对根本的恐惧，从而逐渐不可能质疑感知到的威胁。

3. **无意识意象**。有研究指出，心理意象能加深恐惧（Ottavani & Beck, 1987；Clark & Wells, 1995）。例如，社交恐惧症患者可能会在头脑中产生一幅自己看上去很无能的生动心理画面，恐慌症患者可能会产生自己失去控制的灾难性意象。这些意象会增加焦虑。在创伤后应激障碍的维持中意象尤其重要，其中生动的闯入意象被认为维持了个体对当前威胁的感觉，从而阻碍了焦虑的消退。

4. **情绪化推理**。这涉及一个判断过程，即"如果我觉得这样，事实就是这样"（见第8章）。阿恩茨等（Arntz et al., 1995）的研究表明相比控制组而言，焦虑症患者会将情况评估得更加危险——即便提供了确保他们安全的信息。焦虑症患者之所以断定有威胁，是因为他们感到焦虑。因此，一个因为自己的感觉而变得高度紧张的女子，可能没有能力识别危险，但会假定危险存在；或许她会感觉不踏实、头晕，并认定其他人会注意到她的颤抖或摇摆。通常，这种假设会带来更高水平的焦虑。

5. **记忆过程**。克拉克（Clark，1999）认为，记忆扭曲是焦虑长期存在的主要原因：对威胁的选择性回忆和对激发焦虑情境的不完全回忆。选择性回忆意味着焦虑症患者倾向于比无焦虑症的人对自己的经历有更多负面的创伤性回忆（Mansell & Clark，1999）。当然，这促使患者维持了一种个人受到威胁的世界观。选择性回忆让个体不能看到事物的全貌。这样的话，恐惧就不能被客观全面地看待。这一过程最显著的例子是创伤后应激障碍，当患者对整个事件进行不确切的回忆时，就会产生会导致威胁感的强烈记忆和再现——而正常人会将这种强烈记忆放在背景中考虑，从而与镶嵌的危险相抗衡。

6. **对威胁事件的反应的解释**。处于焦虑状态的患者得出的结论会加剧问题。例如，一个对威胁有完全正常反应的人得出"我要疯了！"或"我快晕了！"这样灾难性的结论，这就会增强焦虑、激发预期的焦虑，导致患者采用回避策略，这有可能延长他们的恐惧。

与延长或夸大焦虑有关的另一心理过程是担心（Borkovec，1994）。虽然短暂的担心是有用的，因为它可以引导我们注意潜在的威胁（Davey & Tallis，1994），但长期担心却是徒劳，甚至会遭到严重伤害。例如，度假时我可能会担心护照丢失。这使我提高警惕：我会不时检查护照，考虑着把它放在安全的地方。有焦虑倾向的人担心护照丢失，但即使不断地检查他还是会一直担心。他可能会一直想，"……但是如果……"，并且每重复一次这样的疑问（通常不予回答）都会增加他的焦虑水平。这进一步加重了这个问题，因为患者一直在担心，所以往往不能集中主要的精力，从而阻碍了问题的解决。例如，汤姆非常担心他在非洲农村感染上生殖器疱疹，所以前来寻求帮助。他对恐惧的探索和挑战通常以下面的假设而结束："……但是如果我抓挠它，它过后又会长出来。"几次治疗后，他开始谈论如果得疱疹将会经历的耻辱，后来他谈到了当他看到军警车辆时便逃出了村庄的羞耻事。他后来知道，那天他的家人被军警开枪击中。

显然，第 8 章中描述的这一系列思想偏差（选择性注意、极端思维、依赖直觉、自责）也在问题焦虑的维持中起到一定的作用。

总之，了解主导问题焦虑的维持循环是解决问题的基础。这对于治疗有什么意义？维持循环的意义在于我们能够设计干预以打破无益的模式，下一节我们将会对此进行讨论。

 ## 治疗方法

187

正如在前面的章节中所提到的，在将患者的问题归类之前最好先进行一个彻底的评估，以便问题能清楚地归到一个可辨认的 DSM 类别中，这样你就可以运用已经制定好的认知模式和治疗措施对症施疗。在下一章中将对此作出详细的阐述。

先前我们概述了一般的焦虑循环：刺激物引发恐惧，患者用一种自我保护的方式作出回应（通常是逃避的形式），恐惧未受挑战，原封不动地准备下一次发作。

> 约翰患有特定恐惧症。他害怕密闭的空间，不能乘飞机或公共交通工具旅行，不能使用电梯，不能坐别人的汽车。他那惊人的预测是：在密闭的空间内，他将无法呼吸足够的空气，以至窒息。约翰尽可能地保护自己，例如：如果必须去旅行，他就会开自己的车；选择按照他的意愿可以随时停车的路线；他可以打开窗户，以确保能呼吸到足够的空气。他使用安全行为的结果是他避免了他所害怕的空气稀缺，但会发生可怕事情的信念却始终未变。

帕梅拉患有强迫症，她害怕自己和亲人受到污染，并有灾难性的预测，即有人可能会死于污染。像约翰一样，她尽力消除恐惧，进行仔细清扫的仪式性行为，并用塑料覆盖家具以避免灰尘。她还要求她的家人将鞋子放在门外，之后迅速进入门旁的洗手间，并且要"彻底清洗"后才能进入主居室。这些策略都可以使帕梅拉避免面对恐惧，因此，她从来没有获得能降低清洁标准的信心。她的家人与她联合起来避免，使她的问题更加严重。

从根本上说，如果约翰和帕梅拉要解决问题，就必须挑战自己的恐惧以打破循环（见图 13—4）。

约翰在治疗师的帮助下，同意放弃一些安全行为（放弃所有的安全行为太危险以至于无法做到），他试着关窗驾驶。他发现能够呼吸到充足的空气，只有几次感到呼吸急促是因为开车本身的挑战性致使他焦虑增强，而不是因为车内的空气用光了。这开始逐渐削弱他的恐惧信念，他敢于放弃更多的无益行为。他和治疗师制定了行为实验的方案，他开始在高速公路上驾驶，在那里他需要行驶数英里的路程后才能有机会休息一下。他逐渐开始接受越来越富有挑战性的任务，并能够在任何一段高速公路上舒坦地驾驶。到现在为止，他对灾难的可怕预期大大削弱，维持恐惧的循环也被打破。因此，他能相对容易地乘坐公共交通工具了。在约翰的案例中，行为改变的结果促进了认知的改变：他的行为结果改变了他早期的信念，并几乎不需要治疗师的介入。

帕梅拉的过分清洁和她对家人的要求，最终使家人无法忍受，她的丈夫和子女劝说她去寻求治疗。起初，帕梅拉既怀疑治疗又非常害怕改变。在没有一些强有力的保障来确保她值得冒险的时候，让她改变行为几乎是不可能的。于是，她的治疗从认知强调（见第 8 章）、数据收集和使用行为实验调查法开始（见第 9 章）。在使用这种方法时，她开始看到改变的好处，接着能够进行一系列的行为实验，系统地帮助她放弃她的安全行为。

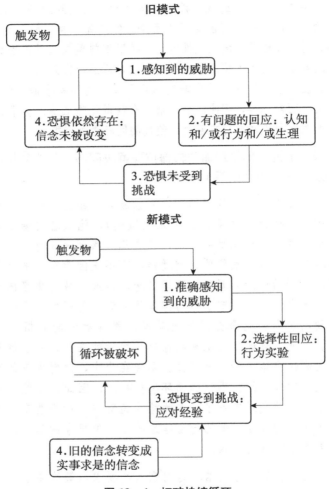

图 13—4　打破持续循环

　　当旨在打破持续循环时，你总会面临使用什么样的干预措施的问题。作为认知治疗师，我们将认知、行为和生理的策略集中支配（见第 8、9 和 10 章）。关键是确定与持续循环的有关组成部分以及相"匹配"的技术。

　　当焦虑的生理症状影响到行为，或者身体活动变得令人厌恶和需要避免时，身体策略是特别有用的。行为技术在处理"避免面对"的问题上是十分有用的，也可以像活动计划一样用于自我监测和规划。认知方法可以帮助患者客观地看待问题和识别维持循环的组成，帮助他们评估某种信息处理方式的有用性以及帮助患者重新评估无益观念。

另一个适用的技术是"理论 A 与理论 B"或者说"假设 A 与假设 B"策略。由萨克维斯科斯和贝斯（Salkovskis & Bass，1997）提出的这种协同干预技术可以促进治疗，因为行为实验为测验两种相对立的理论提供了机会。你不要认为患者持有某种信念是不正确的，相反，你应该认为患者可能是正确的，但可能同时也存在另一种可能性。随后的治疗过程可对这些可选方案进行探讨：理论 A 反映了患者预期的恐惧（例如，"我病重了"），而理论 B 陈述了另一种解释（例如，"这些症状是由于焦虑引起的"）。你可以和患者检测这个理论，包括回顾过去（通过审查以往的信念、行为和结果）和展望将来（通过制定行为测试）。这既能使患者认识到正确的假设，又能收集数据来支持它。

表 13—1 显示了几种技术和相关的实例。

总之，焦虑症反映了一种对压力和威胁的正常反应被高水平的生理反应、扭曲的思想和/或问题行为夸大的过程。这就形成了无益的循环，通过采用这些技术来克服不正确的感觉、认知和行为，可以打破这种循环。

表 13—1　　　　　　　　　　　技术和问题

技术实例	问题实例
身体 放松 运动	肌肉紧张影响睡眠或公共演讲。 预期会对健康造成威胁而避免运动。
行为 渐进实践 活动安排 行为实验 （理论 A 与理论 B）	避免感知威胁。 不能察觉到相关模式或者焦虑水平的变动。 聚焦最坏的预言。

续前表

技术实例	问题实例
认知	
去中心化	对维持的过程缺乏了解。
分心	长期无效的焦虑循环。
挑战认知	维持焦虑的扭曲信念或意象。
问题解决	无法做出决定并提前计划。

 ## 治疗焦虑症患者过程中的问题

自我实现的预言：认知

190   高度焦虑的心理状态通常会破坏思维。我们可能都遇到过这样的患者，他们报告自己的大脑一片空白，或者心里有很多担忧所以不能灵活思考。用渐进式方法面对困难情境，再辅之以降低压力水平的策略（如积极地自我对话）可以帮助患者系统地直面恐惧。

自我实现的预言：生理或行为

    同样，我们经常遇到这样的患者，他们报告称焦虑的生理反应影响了他们的表现：公开演讲、公众场合书写等等。同样，一系列的渐进和系统的行为实验能帮助患者搜集大量的正面数据以增强他们的自信。

回避的力量

    回避是最强有力的安全行为。它通常被认为是阻力最小而且能提供巨大短期回报的一种方式。回避可以是被动的，患者只是不与他们的恐惧接触（例如，不离开房子、不使用公共交通工具、不参加社会活动），也可以是主动的，患者竭力去避免自己面对恐惧（例如，强迫症患者进行仔细或费时的仪式行为，以避免遭受污染或者造成伤害）。回避也可以是微妙的，例如：在进行一项可怕的任务之前喝一两杯酒；一个患有社交焦虑的人帮忙尽一点主人之道，以避免加入正常的交谈；广场恐惧症患者使用一部移动电话作为联系他的安全基地的纽带。要弄清回避的复杂性需要彻底的评估——记得去问这样的问题："还有什么可以帮助你/你过去是如何度过这种时光的？""你会做些在没有这个问题时不会做的事情？" *191*
"因为有了这个问题你会避免做些什么？"

为了帮助患者重新评估回避的作用，我们可以：

● 鼓励自我监控——包括长期回避的后果。
● 共享程式——清楚地阐述做出这样的应对选择的缺点。
● 和特别不情愿改变的患者协商，逐步减少回避的运用（使用一系列行为实验）。对成功的积极回馈可以帮助患者进一步减少回避。

"我每时每刻都很焦虑"

这种普遍的陈述很难经得起自我监控。尽管患者的回顾性评价可能会是"我每时每刻都头痛"或"这种想法时刻伴随着我"，每日思维记录（见第 8 章）和活动网格（见第 9 章）可以揭示生理紧张和表象闯入的水平的变化。一旦明确了这些变化，模式和相互关系就能被确立，从而揭示维持循环，并最终得到有效的控制。

"我做了所有我们约定的事情，但我的焦虑并没有降低"

如果是这种情况，就需寻找微妙的回避方式和安全行为，包括迷信行为，诸如说一些话或做一些事从而"不违抗命运"。还包括分心的运用，让患者推断"我只能完成到这个程度，因为使自己分心了"，而不是认为"我要忘掉烦恼，使自己平静下来"。除此之外，你可能会发现考虑面对恐惧情境的频率很有益：尽管渐进练习很有帮助，但如果太温和谨慎，患者将会很难获得成就感。

没有足够的勇气面对恐惧

你和你的患者都可能遇到这样的情况。当患者不愿接受严峻的挑战时，你要问："目前对这个人来说这是合适的任务吗?"虽然鼓励患者从事挑战性的任务很重要，但也不应要求过高，因为这可能会导致士气低迷甚至放弃。然而，可能会出现治疗方式合适，但患者却不愿意配合的情况。这可能是因为他们有关焦虑的信念起了抑制作用，如："感觉焦虑是坏的或危险的，我必须避免。"所以要确保患者明白，这种感知到的焦虑并不代表失败，并且在设计面对恐惧的行为任务时我们期望焦虑的出现。此外，请确保你们的基本原理是相同的，即要解释清楚忍受任务带来的不舒适感的好处。同样，你可能需要处理有关行为任务的无益假设，其中可能包括检验这种假设的行为实验。

患者依赖药物控制焦虑

192 只有当患者真心信赖药物并且几乎不相信认知行为疗法并且参与动机极低的情况下，这才成为问题。即便如此，仍有必要考虑患者关于药物和认知行为疗法的假设，看看患者是否能参与行为实验，行为实验也许能够帮助患者树立对心理治疗的信心。即便具有良好动机的患者在治疗时采用抗焦虑药物也是正常的。他们通常很乐意学习认知行为技术，然后系统地减少药物——但必须一直进行医疗督导。

第 14 章

焦虑症：具体模式
和治疗方案

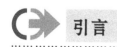 引言

患者所体验到的许多焦虑症状可分成不同的诊断类别，所以特殊的认知模式和治疗方法从临床试验中逐渐发展出来。关键模式和方案的主要参考资料总结在表 14—1 中。

表 14—1　　　　焦虑症的主要模式和方案的参考文献

焦虑症	参考文献
广泛性焦虑症	韦尔斯（Wells，1997，2000）；博尔科韦茨和纽曼（Borkovec & Newman，1999）；博尔科韦茨等（Borkovec et al.，2002）
健康焦虑	萨克维斯科斯和沃威克（Salkovskis & Warwick，1986）；沃威克和萨克维斯科斯（Warwick & Salkovskis，1989）

续前表

焦虑症	参考文献
强迫症	萨克维斯科斯（Salkovskis，1985，1999）；韦尔斯（Wells，1997）
恐慌症和广场恐惧症	克拉克（Clark，1986，1999）；韦尔斯（Wells，1997）
创伤后应激障碍	埃勒斯和克拉克（Ehlers & Clark，2000）
社交焦虑	克拉克和韦尔斯（Clark & Wells，1995）；韦尔斯（Wells，1997）；克拉克（Clark，2002）
特定恐惧症	柯克和勒夫（Kirk & Rouf，2004）

在这一章中，我们将介绍这些疾病的认知模式和相关的认知指导方针。你可能会注意到各种模式之间的相似之处，但重要的是要注意它们之间可能的细微差别。根据经验，这些微妙的差别是很重要的。

194

 ## 广泛性焦虑症

如前面章节所述，广泛性焦虑症（GAD）被认为是对许多事件或活动的长期过度焦虑和担忧（DSM-Ⅳ-TR；APA，2000）。

> 山姆，64岁，他觉得应该要退休了——他妻子也这样认为。但是，像往常一样，他对此产生了忧虑：如果他和妻子不能很好相处会怎么样呢？如果财务规划不过来又会怎样呢？他为他的担忧感到丢脸，但又摆脱不了它，他已记不清何时可以放轻松，只是时好时坏。

广泛性焦虑症的认知模式（例见图14—1）将忧虑作为一种关键的认知因素。持久忧虑有几种可能的机制：

● 关注感知到的威胁可能是想要避免招致令人更痛苦的恐惧，就如"如果……怎样？"的陈述标志着深层的担忧。回答

"如果……怎样?" 的问题可以反映出真正的担忧 (Borkovec & Newman, 1999)。

● 也可能反映出想要避免不确定性 (Dugas et al., 1998; Ladouceur, 2000)。

● 忧虑本身的含义就会令人警醒 (例如, "我要疯了"), 它可以引发更严重的忧虑 (Wells, 1997, 2001)。它也能引出一种迷信的反应 ("如果我担心, 糟糕的事情就不会发生") 或对忧虑的误解 ("如果我担心, 那么我所做的就是有用的"), 这样持续忧虑就成为了一种安全行为 (Wells, 1997, 2000)。

● 忧虑可以是一种习惯 (Butler & Hope, 1995)。

● 忧虑会降低解决问题的能力, 继而使个体对自己解决问题的能力失去信心, 这也会助长更深的忧虑。

治疗广泛性焦虑的重点是通过了解和消除无益的担心来打破循环, 从而帮助患者处理潜在的恐惧。

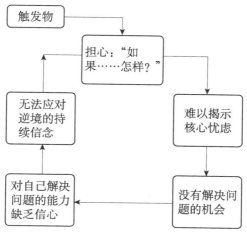

图 14—1　一个 GAD 的认知模式

所需的步骤包括：

● 克服回避, 通过鼓励患者说出隐藏在 "如果……怎样?"

的问题之下的恐惧（如人身伤害或者至亲伤害）来实现。

● 接受不确定性。行为实验可以帮助你的患者有效地实现这一目标。巴特勒和勒夫（Butler & Rouf，2004）建议实验重点应是具有挑战性的想法，即反思对不确定性的难以容忍，而不是试图回顾害怕的事件真实发生的概率，而我们的目标是帮助患者简单地接受不确定性。这就意味着，作为一个治疗师，你要重点阐明令人担忧的"如果……怎样？"的答案而不是对其最坏可能性做辩解。

● 识别和测试有关担心的无益认知，如"这是我的弱点"或"为了防患于未然，我不得不提前做准备"，随后用行为实验检验其恰当性。

● 教授针对担忧的替代性策略，如分心或限制可以担心的时间，例如，一个每晚需花费 5 小时来担心第二天的人要制订一个计划，规定每天回家以后用吃晚餐前的 30 分钟来担心，然后将其他需担心的事"延期"到第二天。分心可以是一个有用的策略，或者可以把所担心的事写在一张纸上，然后撕掉，这样便可帮助患者学会"抛开忧虑"（Butler & Rouf，2004）。

山姆被鼓励清晰地表达他的忧虑：他说他很害怕妻子会在发现他一无所有之后离开他；怕他们把钱用光之后付不起体面的医疗保险；害怕做出退休的错误决定会让他丢掉婚姻、安全；最糟糕的是，这将证明他一无是处。使用认知策略，将可以降低具体消极想法的灾难性，还可让他发现自己的坚韧（过去他曾应对过许多个人和事业上的危机），并使他能够容忍未来的不确定性。自始至终都存在着一种羞耻、无用、责任感的主旋律，这些一般的消极主旋律也得到了重新评价。

山姆做了一个行为实验，比较他关注忧虑与不关注忧虑时的问题应对能力。他明白担心会起到反作用，而且意识到担心已经成为了自己的一种习惯和安慰剂，因为他以前认为可以通过担忧来抵御坏运气。一旦他理解了这一点，便很容易将注意力从担忧中转移，从而打破无益的循环模式。

 ## 健康焦虑或疑病症

196

对健康焦虑的认知性理解，重点在于对健康的灾难性预言和对身体症状的关注（即过度关注感知到的威胁）。恐惧本身可能加重令人担忧的身体症状，还可能存在选择性注意，从而引发高水平的焦虑。患者往往要么寻求确证和安慰，要么回避他们认为会提高焦虑水平的情境（安全行为）。

反复寻求确证对于改变健康焦虑起不到任何作用，因为它反映出对外部支持的依赖：只要患者不能自己确证，对健康的担忧就依然存在。此外，通常反复抱怨身体存在有害身体症状的人会接受各种各样的检查，而且这些检查被他解读为不良健康状况的证明。

维持循环可以有以下几种形式：

- 向别人求得确证，如医学专家或家庭成员（寻求安全）。
- 仔细观察：带着对身体感觉的高度敏感，关注感知到的威胁，如心率、麻木、疼痛等。
- 检查患者的身体（寻找黑痣、肿块等）或外部信息（例如，阅读医学文献）。

蒂娜每天早上醒来的想法是她可能患了乳腺癌。她试图避开书报，却未能成功，反而注意到每一篇关于癌症的文章。每天她都强迫自己检查乳房、腋窝和颈部是否有肿块或者肿大腺体的迹象。她认为不检查将是危险的，因为被忽略掉的肿块可能会恶化。她总会发现一些令她担心的东西，于是她说服她的伙伴为她"再三检查"。每次她消除恐惧后都很愉快，虽然只是短暂的。

就广泛性恐惧症来说，需要探索患者对关注的理解，因为有些患者对持续的担忧持有信念："……如果我对疾病迹象有所警惕，我就会好"或"……如果我想疾病，我就会得上它"。

图 14—2 说明了健康焦虑如何得以维持：

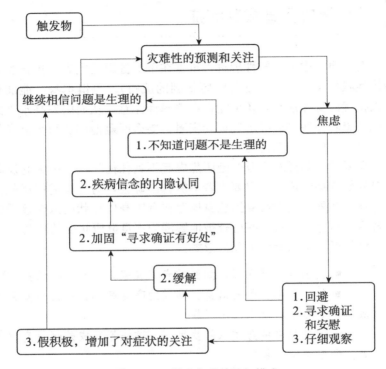

图 14—2　健康焦虑的认知模式

1. 回避。
2. 寻求确证和安慰。
3. 仔细观察。

健康焦虑的治疗方法反映了这些模式和内容：

● 定义和挑战灾难性预测的内容。作为治疗师，你需为患者查明最糟糕的结果：例如，放弃或者延长身体或精神上的痛苦。对于有些患者，最坏的情况是死亡，或死亡的性质或其后果。例如，一个患者可能不会担心因心脏病发作而死亡（快而

且有尊严），但可能很害怕由于神经病症、贫困、大小便失禁 197
而缓慢地死亡。探讨可能的迷信思想也是可取的，例如："如
果我没想到/想到这种疾病，我就不会得。"

● 检验无益的有关健康的信念，如："胸部疼痛代表我的
心脏很虚弱"或"必须让医生检查我担心的每一种症状"。这
可以通过认知干预和行为实验来实现。

● 减少安全行为（寻求确证和回避），包括仔细观察。有
时候，说明这种行为的后果可以让患者减少这种行为；但也有
时候，必须质疑有关安全行为的信念，这可以通过行为实验来
完成。对于与患者共同完成无益行为的人也要注意这一点。

● 理论 A 与理论 B，是一种帮助患者获得可替代观念的有 198
用方法（见第 9 章和第 13 章）。

蒂娜最可怕的想法是她会经受缓慢的死亡，那会长时期折
磨她和她的亲人。在帮助下，她能够反思这一预测，但她的放
松仅源于她对自己的应对能力的重新评估，而不是基于她死于
癌症的风险统计数据。有一次她曾相信自己能够忍受慢性的死
亡（不过这也许是不可取的），她减少了对健康的关注，忧虑
也减少了。但她还是认为如果不能消除疑虑，她将无法承受事
物的不确定性，这会影响她正常工作的能力。她对"正常工
作"进行了定义，详述了哪些活动将会被削弱以及如何削弱。
然后，她进行了行为实验，以检验预测的正确性，并且学习运
用分散注意力的方法来帮助自己完成所需要完成的任何工作。
然后，她又设计了一系列的行为实验检验另一个预测："如果
她阅读或看电视，她就会无法控制地对癌症产生关注。"她发
现事实并非如此。

此外，蒂娜的朋友同意停止给她安慰，虽然蒂娜最初反
对，但她很快学会了自我安慰。

在她第一次复查会谈中，蒂娜利用理论 A（即她会得乳腺
癌并且无法应对）与理论 B（即她的关注和安全寻求使健康问

题在她心目中占据了最重要的位置）反思了她的信念。最后她
说现在觉得理论 A 是不可能的，她 80％相信理论 B。

 ## 强迫症

强迫症（OCD）的特点是反复且不必要的困扰（观念）和强迫
（行为）。这些以文字、图像和冲动为形式的不必要的闯入性想法，
本身并不是病态的，但对它们的反应却可能是病态的（Rachman &
de Silva，1978）。强迫症的认知模式都有一个基本前提，即闯入性
想法本身是正常的，但当这些想法被解读为会发生坏事的征兆，且
患者有责任阻止它发生时，就成为问题了。为了应对这种恐惧，患
者实施了安全行为（回避、寻求确证和认知或动作的仪式），而这
样做阻碍了患者认识到他的担心是不正确的，认知行为疗法的目的
是为了让患者了解到这种闯入性想法并不表明有任何行动的必要，
且可以放心地忽略它。

最常见的强迫性的忧虑涉及：

● 害怕污染，如害怕由于接触肮脏的布或表面而被感染，
这导致清洗或打扫仪式。

● 害怕忽略掉有潜在危险的东西，如电器未关，或前门未
锁，这会导致检查和/或重复仪式动作。

● 过度关注整洁和完美，导致一直重复动作，直到感觉事
情"恰当"才停止。

● 害怕自己失控和做出不适当做法，如当众骂人、性行为
或侵犯行为，这会导致不必要地努力控制思维。

最常见的安全行为是：

● 动作仪式。如清洁、检查和重复动作。

● 认知仪式。用其他的想法（如祈祷或"安全"的咒语，
或其他"好"的想法）压制"坏"的想法。

- 回避引发强迫性担忧的某些情况、人或事物。
- 向家人、医生或其他人寻求有关担忧之事的确证。

强迫症患者大多有动作仪式，但有些主要以认知仪式为主而几乎没有任何动作仪式（所谓的"纯强迫观念"——可能更难处理）。

> 文斯一直非常谨慎，而且以自己对安全的高要求为荣。然而，由于晋升（有责任确保部门的安全），他的安全检查变得过度了，他努力地留到晚上才离开工作地，常常返回五六次去重新检查——偶尔还会从家里返回去检查。他试图不去想那些令人担忧的想法，但是他未能做到。他担心如果不够谨慎就会导致灾难，那样他就会遭到别人的怪罪。他认为受责怪这种耻辱会毁了他。

强迫症认知工作团体（the Obsessive-Compulsive Cognitions Working Group，1997）指出，强迫症的关键认知是：

- **思想和行动的混淆**。认为有"坏"想法就可能会导致"坏"的后果（例如，如果我想某人将会遭受伤害，这想法可能真的导致伤害发生），或有"坏"的想法在道义上与做出坏行为一样糟糕。
- **放大责任**。认为自己有能力和义务阻止坏事的发生。
- **思想可控性的信念**。例如，认为自己应该能够控制"坏"的想法。
- **完美**。一种极端二分假设，认为只有最好的才是有效的或可以接受的。
- **对威胁过高估计**。这是经常出现的认知。
- **无法容忍不确定性**。认为事情可以而且必须是明确的，例如，我应该能够确保行动是安全的。

至于其他焦虑症，有关消极想法的思维（如"我有这样的想法一定是因为我有什么原则上的错误"）可能提高焦虑（Wells，2000）。情感推理（认为感觉是有关情景的信息的可靠来源——例如，"我感到焦虑，因此这必定是一个危险的境地"）也常见于强迫症患者之中（Emmelkamp & Aardema，1999）。强迫症的认知模式见图14—3。

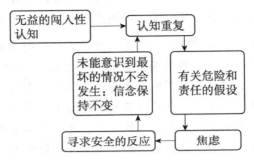

图14—3 强迫症的认知模式

强迫症的干预包括：

● 暴露和反应预防是治疗强迫症最好的干预。其目的是让患者在无通常安全行为（清洗）的情况下把自己暴露在恐惧的情境中（例如一些"污染过的"东西）。最初这被看作一种行为干预，但是暴露和反应预防也适用于认知模式，它可以被看做是一种行为实验，通过实验患者可以认识到他对灾难的强迫性预测并不合理。

● 质疑无益信念，用前面章节中描述的认知和行为策略来质疑这些无益信念，如"如果我想它，它就会发生"，或是"我应当对别人的幸福负责"。连续体方法或者等级法在处理完美主义者的极端观念时特别有用（见第17章）。至于另外一些与焦虑有关的问题，质疑信念中的无益信念通常是有必要的。

● 减少安全行为。通过程式形成基本原理，并在行为实验中进行检验，可减少安全行为。家人、朋友和专家可能会共同或协助完成安全行为，所以这一部分的治疗有必要将这些人也包括在内。

● 理论A与理论B：在健康焦虑的治疗中想要突出一种正

确的观点时，这种干预极为有效。它的目标是让患者明白强迫症状并不是防范真正危险的需要，而是对危险的过度担心。

文斯的无益信念是："我应当为工作中出现的任何危机负全部的责任。"他通过认识他在思考中的认知偏见，以及绘制有助于他切实分配责任的"责任饼图"（见第 17 章）来挑战了他的无益信念。然而，他还是有二分法思维，这使他以不切实际的高标准要求自己：连续体思维（见第 17 章）能使他更加变通。他用标准的认知干预来处理其他关键信念诸如"如果有人指责我，我就毁了"。

有信心容忍最坏的情况以后，他同意接受一项减少安全行为的计划。这项计划要求他的妻子不能因他在家担心工作而安慰他。他开始努力让自己不去想那些灾难性的可能性。并（细致地）记录自己的经历，记录清楚地表明他在减少安全行为和灾难性思考的日子中焦虑变少了，生活满意度更高了。他也认识到那些日子并没有灾难发生，证明了他的安全行为是没有必要的。

 ## 恐慌症

惊恐发作被界定为焦虑水平陡然上升，而恐慌症就是反复的惊恐发作（见图 14—4）。克拉克（Clark，1986）提出了一个典型的惊恐发作的认知模式，其中确定了以下这些维持因素：

● 将身体感觉（特别是那些与焦虑有关的）灾难性地误解为即将到来的精神和身体的伤害，例如即将中风或心脏病发作。

● 用安全行为减少灾难发生的可能性。它包括直接的回避，如避免去某些地方或做某些事件；也包括微妙的回避，如抓住别人避免自己摔倒，吮吸生姜避免呕吐。

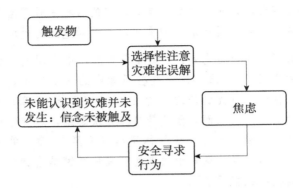

图14—4　恐慌症的认知模式

● 选择性注意，使患者对"危险"的感觉和情景高度敏感，并将注意力偏向它们。

温迪惊恐发作时，胸部收紧、呼吸费力、身体颤抖。她感觉胸口和手臂很痛，视野变窄。她觉得她的心脏病发作了，可能会死。她避开可能会引发自己心脏病发作的任何地方。例如，她不再每周去超市，也不带着孩子去公园。她感觉到身体越来越不适，这又加重了她的担心。

对恐慌症的处理通常包括：

● 对最初的可怕症状的灾难性解释越少，对结果的灾难性预期就越少——比如，将胸口疼痛或者心脏的快速跳动归因于并不会造成损伤的焦虑。

● 设置行为实验发现令人不快的感觉的无害根源（例如，要求患者自己引发诸如肌肉疼痛或心悸害怕的感觉），以及测试新观念的正确性，这种新观念通过认知挑战而产生（例如"我体验到的是焦虑症状，这些都会过去的"）。

● 通过认知和行为治疗减少安全行为，从而产生一种新的解释，接着可以用行为实验强化新的解释。例如，通过初步的认知行为治疗，患者开始考虑她逛超市的时候可能并不需要靠在手推车上以确保安全。接着，不用手推车的购物行动确实加强了她的信心。

　　温迪的治疗师提出了这样的质疑，她的肌肉疼痛和呼吸困难是否可能由高水平焦虑导致的肌肉紧张而引起的。温迪最终相信了这一点，并同意在这期治疗中锻炼——尽管可能发生的事让她感到害怕，而且一开始还引发了预期的症状。她的信念改变为："我没有心脏病，我只是焦虑水平较高，但这能克服。"当她获得了这个新的观点时，她开始增加剧烈的身体锻炼。一开始是在治疗中进行，然后利用治疗以外的时间进行，并且她逐渐相信心跳加速和肌肉紧张对她并无大碍。最终，她定期参加健身运动，并不再回避她担心的会对她影响太大的情境。

 ## 创伤后应激障碍

　　创伤后应激障碍（PTSD）的认知模式只是最近才被研究人员们详细阐述出来，如埃勒斯和克拉克（Ehlers & Clark，2000）。认知模式着重强调：

- 恐惧情绪，尽管我们认识到内疚和羞愧等情绪也很突出。
- 体验到的视觉记忆，尽管创伤事件的回忆也可以是声音、身体感觉和气味的形式。
- 生动记忆，好像危险就在眼前。
- 记忆与对创伤的理性认识相分离。
- 记忆以梦魇和重现的形式被重复体验。

203

记忆极具情感煽动性，有如下几个原因：

- 安全行为。为了管理高水平的焦虑，创伤后应激障碍患者经常使用行为的和精神的回避来抑制记忆。

- 这阻止了对回忆的处理（即回顾一些事情，以便能与相关的时间、地点和结果相统一），记忆残存了一些不连贯、情绪化的回忆，而且它本身也能引发高水平的痛苦感受。
- 误解。对创伤性经验的无益评估（比如："这证明，没有人可以信"；"我的疏忽招致了这些"）或创伤后应激障碍症状（例如："我很软弱"；"我快要疯了"）可以进一步加剧与闯入意念相关的痛苦感受，从而导致更多的安全行为。

此外，创伤后应激障碍（认知模式见图 14—5）的循环由以下因素得以维持：

- 无意识表象对创伤后应激障碍的维持起着很大的作用。虽然创伤后应激障碍的回忆可以是任何感觉形态，但是视觉闯入是最常见的，并能引起高强度的反感。
- 选择性记忆过程也可能扭曲记忆，让它们偏向创伤的消极方面——从而加剧痛苦。
- 对危险的高估。创伤受害者往往会对安全威胁物有过高的估计。这反过来进一步促进安全行为。

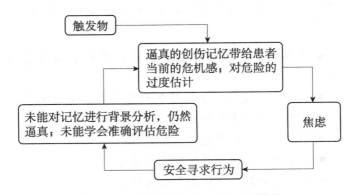

图 14—5　创伤后应激障碍的认知模式

阿利斯塔尔曾经历过一场交通事故，他的车胎在高速路上发生爆炸。他得以幸运逃脱。八个月后，他仍然对翻车的瞬间记忆犹新，那种场景、声音和气味就好像再次发生一样。当闻到汽油味或经过事故现场时，他尤其会产生场景重现。因此，虽然他有时仍坚持开自己的车，但他的同伴会经常帮忙，他也未开车靠近过事故地点。

创伤后应激障碍的推荐治疗包括：

● 处理无意识表象。使用一些策略可以降低伴随这些表象产生的高水平唤醒，这样，表象才能得到加工，放入当时的背景中进行分析。这样的记忆才是理性评估的结果。把那些画面放置到当时的时间、地点和长远结果的背景之中，从而消除当前的危机感。这往往可以通过在"重温"创伤时的认知重组（Grey et al.，2002）或者认知加工疗法（Resick & Schnicke，1993；Ehlers et al.，2003）得以实现（认知加工疗法中患者要写一个详细的创伤经历记录以便进行认知性回顾）。在对创伤性记忆构建更多有益理解的同时，需要鼓励患者多将自己暴露在与创伤记忆有联系的现实生活情境中，这样可以在现实中挑战激发焦虑的认知。 *204*

● 安全行为可以通过审查无益信念和现场尝试新的可能性来得以减少，这也适用于其他焦虑症。

● 误解可以重新评估，方法有：评估误解的后果、产生合理的替代解释、再次运用"标准"的认知行为干预。

● 选择性记忆过程像所有的认知偏差一样，可以通过教授患者去中心化技术来得以有效解决。

认知重组对阿利斯塔尔的闯入记忆很有效。最终，治疗师协助他从头到尾回顾他的经历，就像正在发生一样，然后在情绪"热点"停下来，根据他现在具有的知识去审视他的认知。通过这样做，阿利斯塔尔能够战胜他的最突出想法"我将死去"。他能够提醒自己，他已经逃脱了车祸而且几乎没有受伤，同时这也减少了他重现的强度了。他还纠正了在事故以后形成的一个不好的信念，即他应该对这次事故负责。这进一步减少了由记忆唤起的焦虑。

　　他逐渐能够重返事发地点——第一次有人陪伴，后来是单独的——并谈论和阅读事故的有关报道。将会记忆重现的预言未被证实，他的信心又回来了。但对汽油味的回避更加难以处理，因为与气味相关的恐惧特别顽固。

205　　创伤后应激障碍的沉淀剂可能是非人为的，比如自然灾害；也可能是高度人为的，例如一个人在某种程度上受到人身侵犯。在这些受人为伤害的案例中，需要非常注意患者的人际关系，如果是性侵犯，那么治疗师应该对性关系有清醒的认识。

 ## 社交焦虑

　　社交焦虑的患者通常害怕丢脸和尴尬。可能以较严重的社交恐惧症或者较轻度的"羞怯"表现出来。社交恐惧症的认知模式（见图 14—6）已经构建出来，主要出自克拉克和韦尔斯（Clark & Wells，1995），这也启发了巴特勒和哈克曼（Butler & Hackmann，2004）。这个模式非常适用于"羞怯"，其中包含以下要素：

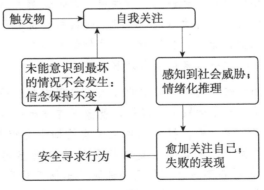

图 14—6　社交焦虑的认知模式

● 感知到社会威胁。社交焦虑患者最典型的假设和预测是："如果我和他们聊天，他们将发现我很无聊而排斥我"；"如果我没有正确处理，就很丢脸"。实质上，患者主要是害怕得到消极的评价和不能成功应对。

● 关注焦点。强烈的自我意识推动着社交焦虑的循环，自我意识可以表现为与自我相关的意象（Hackmann，1998）。这种高水平的自我意识不仅会分散注意力，降低患者处理事情的能力，还会妨碍患者客观地评估环境，所以他容易误解别人做出的反应。

● 情绪化推理。对焦虑感的高度内省，致使患者能够灵敏地注意到症状（例如颤抖和脸红），并自认为别人也能看到，并会作出消极评价。

● 安全行为。社交焦虑患者通常会通过避免社会交往而避开预期的羞怯和窘迫——例如聚精会神于工作之中或是避免与他人目光接触。然而这样做并未使社交恐惧得以消除，而是完整地被保留到下一次社交之中。

贝蒂预料自己会遭到排斥。她对社交的预期是：别人会发现她一无是处，且不想认识她。如果有人对她感兴趣，她就会否认道："他们并不是真正了解我"或者"他们仅仅是出于礼貌"。她尽可能不参与社交活动，即使参与了她也会避开与别人的目光接触，即使这样她也能"感觉"到被人指手画脚。她喜欢招待来宾。如果加入到谈话中，强烈的消极闯入思维就会让她不能交谈。

社交恐惧症的干预有以下几方面：

● 转移对内省的注意。这种策略主要是由韦尔斯和马修斯（Wells & Mathews，1994）精心制定和评估的。

● 用坚定和善意的内部声音去回应预期中来自别人的严厉批评（Padesky，1997；Gilbert，2000）。

● 对与感知到的社会威胁和情绪化推理有关的认知进行重

206 估，包括行为实验。特别有用的是：（1）观看视频，让患者评估自己明显的焦虑症状的严重性；（2）治疗师示范恐惧的结果。后者意味着你可能需在公共场合脸红、冒汗和喝醉——但令人安慰的是这些并没有招致公众的非议。

　　贝蒂学会了几种战胜社交焦虑的策略。首先她描述了最坏的情景，并且挑战她的预期：（1）她肯定会被批评、被排斥；（2）她不能有效地处理这些批评，只能接受，从而变沮丧。认知重组、形成一种强大但同情的内部声音以及治疗师的角色扮演帮助她总结出：她不可能受到公然的批评，即使被批评了她也可以维护自己，而不是陷入绝望。她还学会了使用策略转移对有关自我的消极想法的注意。除此之外，她也进行了行为实验。她要求治疗师和她一起参加社交活动时，记录下对她指手画脚的人数——令她惊讶的是并未发现任何人那样做。最后，她采取了一系列的措施，使自己不再忙于招待来宾（即放弃她最主要的安全行为）。随着任务的升级她逐渐取得了进步，并树立起参与社交的信心。

207 **特定恐惧症**

　　这主要是指对某种客体和情境扩大且持久的恐惧。虽然至今对于特定恐惧症仍没有已评估的"认知模式"，但是柯克和勒夫（Kirk & Rouf, 2004）已提出了初步的模式。总的来说，他们认为特定恐惧（例如，一种特定的动物、情境或血液）症患者对危险的信号有着高度的警戒。因此，循环会以这几种方式开始：

● 聚焦于感知到的威胁并对恐惧线索进行选择性注意。
● 感知到威胁，不管这种威胁是他们实际上所害怕的（例如，一只蜘蛛或者血）还是只是误解（例如，地毯上的一撮毛或者番茄酱），这都可能引起身心的恐惧反应。

● 过高估计伤害的可能性，过低估计应对能力（Beck et al.，1985）。

这些初级认知加剧了：

● 生理唤醒，被进一步解释为威胁。

● 安全行为，比如说明显回避一些地方（如商店、动物园）或情境（比如在公共场合书写）、微妙回避害怕的情境（比如通过嗅盐去避免眩晕）。回避使患者没有机会验证焦虑的预言，这样，害怕受不到挑战，患者仍然需要保持高度警惕。

对恐惧症含义的信念（次级认知）同样可以增加忧虑，如"我很傻"、"我要疯了"。认知模式见图 14—7。

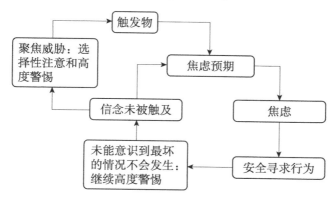

图 14—7　特定恐惧症的认知模式

凯伦一直害怕黄蜂。一想到就会让她发抖，看到一只则会引发惊恐发作。如果真的见到黄蜂，她会不假思索地跑开——最近一次她把最小的孩子留在商店外，自己躲起来。为了对付黄蜂，她做了一切可以做的事情，她夏天从不待在花园里；不让孩子们在户外吃甜点，以免招致黄蜂；在家时把门窗都紧闭。她很难用语言表达到底是什么让她这么害怕，但她脑海里总有一幅画面：她无法摆脱愤怒的黄蜂缠绕在她的发间。

帮助患者克服特定恐惧的困扰的方法包括：

● 减少对感知到的威胁的关注，利用行为实验，减少用于检查或预想坏结果的时间，并对其产生的后果进行评估。

● 通过行为实验（通常是渐进的）检验对危害的预期，从而减少安全行为。

● 教授去中心化的技术和对情境的认知重估，从而认识误解。这对于初级认知和次级认知都很重要。

凯伦试图解决她的恐惧问题，她准备尝试直面黄蜂。她和治疗师预测了她在各个等级的黄蜂任务中的反应，从观看黄蜂的照片到把一只黄蜂从一个瓶子里放飞到花园中。当她成功放飞黄蜂后，她才意识到黄蜂会飞走而不是朝她飞来：她所想象的黄蜂缠绕在她头发上的画面消失了。这次的成功经验给了她戒除安全行为的勇气。并且——地进行了行为实验，通过实验她发现她的过度警惕加强了焦虑感。她还认识到就算开着窗户或让孩子们到屋外去吃甜点，她也会遇到黄蜂，但不会像她想象的那样，她的应对能力比想象中要强许多。

血液和注射恐惧症将会在第 10 章中谈到。

 ## 共病现象

焦虑症可以作为离散的问题而呈现出来，同时也可与其他种类的焦虑症或其他病症同时出现——比如，强迫症患者的高标准要求可能引发饮食障碍，长期焦虑问题会引起情绪低落，而一些应对措施如安慰性进食或饮酒本身就会引发问题。在评估和治疗过程中记得要把这些考虑在内，同时也要注意其他存在的问题。

结论

209

前面的章节讲解了对焦虑症的一般性理解，本章主要集中讲述焦虑症的具体模式和治疗方法。在实践中，你必须同时知晓普遍的和具体的方法，以便灵活地满足患者的需要。这些模式提供了一种关于焦虑症的极好、有价值的解释，而一般性的理解给你的是"首要原则"，你可在模式和治疗草案不能满足患者的需要之时，回过头求助"首要原则"。

 具体模式和治疗草案中的潜在问题

不经彻底评估而假定诊断是正确的，并坚持治疗草案

虽然你的许多患者能够符合某个特殊诊断群体的标准，但在没有实施适当的评估之前不要下定论。很多时候参照的诊断和你的第一印象都是错误的。

将一个特殊的模式强加于患者的经历

在你的评估过程中要始终保持好奇心和开放的心态。如果你的患者的表现并不和这个模式完全吻合，那么说明这个模式并不适合于这个人。

当患者反应不良时依然固执地坚持一个草案

坚持一个草案是很重要的，虽然在患者之间和他们的陈述之间存在着个别差异，但这些个体情况会在某种程度上符合一种草案。在一些个案中，存在的偏离足以让你对患者进行重新评估，并考虑

正在使用的草案是否最为合适。而有些个案中遵循草案最能符合患者的利益，然而你仍需要对其做出稍微调整——例如增加一次特殊技巧训练的会谈（果断、时间管理等等），或者是暂时转向处理阻碍进步的问题（例如气愤、未解决的悲痛或者是记忆重现）。

第 15 章

认知行为疗法
更广泛的应用

 引言

在过去的 25 年里，认知行为疗法在许多心理问题中得到了更广泛的应用。这章将简单地回顾一下认知行为疗法在你日常的临床实践中可能遇到的问题上的应用。我们有两个目的：

- 突出病症的显著特征，以方便识别。
- 概述处理这些问题可能涉及的方面，由此可以判断需参考哪些内容或者自己是否可以治疗此患者。请记住，治疗这些疾病时可能需要额外的培训和督导。

在每小节的末尾，我们将给出一些推荐书目。
我们将回顾：

- 饮食障碍。

- 创伤。
- 愤怒。
- 精神病。
- 人际关系困难。
- 物质滥用。

 饮食障碍

　　认知行为疗法是治疗饮食障碍——尤其是对神经性贪食症——最久经研究的一种治疗形式。近年来，认知治疗师们已经形成一种对饮食障碍的跨诊断认识（Fairburn et al.，2003）。尽管如此，在对不同情况的描述之间仍然存在着明显差异，在对患者的理解和治疗中要考虑到这些差异。

211

- **神经性厌食** （anorexia nervosa，AN）。DSM-Ⅳ（APA，2000）的厌食症标准包括低体重（女性月经的停止）、过度关注体重和身材、外形的走样。神经性厌食可分为限制性神经性厌食（完全限制摄入热量）和暴食/消除性神经性厌食（极度补偿暴食）。过度锻炼在神经性厌食中并不少见。

- **神经性贪食** （bulimia nervosa，BN）。DSM-Ⅳ的标准包括对体重和身材的过度关注，另一个重要的标准是暴食症的周期性发作（一种在间断的时间内，不受控制地快速食用大量食物）。在神经性贪食中，一些行为对暴食症有重大的补偿作用，例如自我诱导呕吐、清洗、禁食或过度运动。

- **暴食障碍** （binge-eating disorder，BED）。在 DSM-Ⅳ中，这属于一种短暂的病症，被描述为没有极端补偿的暴食症。可能会与超重有关联，也可能没有关联。

● **未另作分类的饮食障碍**（EDNOS）。这种"未另作分类的饮食障碍"只有一个正标准（即个体在临床上表现出饮食障碍）和一个负标准（这类障碍不符合神经性厌食和神经性贪食的标准）。值得注意的是，这可能是在饮食障碍诊断中最常见的（Palmer，2003）。

● **肥胖**（obesity）。虽然肥胖症经常被包含在精神疾病之内，但它只是指医学上的超重——一种可能由于心理或非心理因素导致的状态。

饮食障碍常发生于年轻女性，但注意也不要忽视其在男性和老年妇女中的发生率。

在临床实践中，用体重指数（BMI $= kg/m^2$）来评估体重。偏瘦和超重的分类见表 15—1。

表 15—1　　　　　　　　　　　　**体重指数**

BMI（kg/m^2）	分类
<18.5	偏瘦
18.5～24.9	
25～29.9	一级超重
30～39.9	二级超重（"肥胖"）
≥40	三级超重（"病态肥胖"）

治疗饮食障碍患者通常需要跟踪记录他们的体重指数，特别是当指数偏低时。有些患者会过度地进行称重，在处理时这应看作是一种寻求安心的方式；有些人又不愿意称重，这是治疗的潜在障碍，它需要进行一些早期干预。如果患者不称重，行为实验的使用就会受到限制，治疗联盟也会受到影响。更重要的是低体重会导致健康危险，必须予以监督。这个过程可以由治疗师、全科医生或综合学科组的成员来完成。不要相信你的患者可以对她的体型作一个准确的估计——感觉意识上的肥胖极不可靠。

饮食障碍患者的共同特征概述如下。

212

认知、情绪和行为的相互作用

　　无论诊断结果是什么，识别这些模式对于帮助饮食障碍者都是基本的工作。包括那些归类于未作分类的饮食障碍的患者，你都可以把认知行为的维持循环作为指导。在图 15—1 中阐述了三个例子：（1）禁食的循环；（2）过度补偿的循环；（3）过度进食的循环。

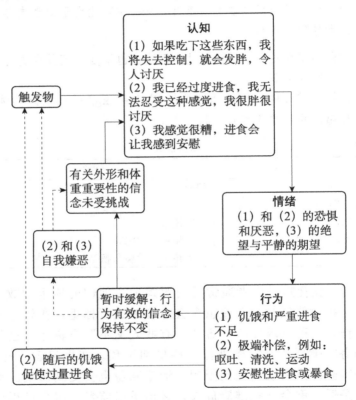

图 15—1　饮食障碍循环

共同的核心主题

　　负性自动思维往往回避这个问题："为什么会这么糟糕？"由于

饮食紊乱不大可能纯粹由对外形和体重的担心所引起，我们要问，为什么正常体重/超重/过轻等会导致如此糟糕。来自于临床报告和研究的主题包括：

- **社会及人际关系的问题**。其中包括对被抛弃、社会评价、羞耻和低自尊的恐惧（综述请参见 Waller & Kennerly，2003）。因此，系统因素（尤其是家庭）在评估时需要被考虑，在治疗中将伙伴或者父母考虑进来可能也是有用的。
- **控制**。这早已被公认为是病原学及持续性饮食障碍的强有力因素，并且它的作用最近也已被详尽阐述（Fairburn et al.，1999）。

认知过程

和其他心理问题一样，极端的认知过程也与饮食障碍的形成和持续有关。具体来说，完美主义和分离在持续过程中被证实起到很大的作用。

- **二分法思维**，这种"全或无"的观点很普遍，而且往往表现为完美主义。在对瘦的极端追求、暴饮暴食或饮食不足等现象中都有明显的体现。它们常常基于消极的自我评价，这种评价会激发一种试图超出预期目标的补偿行为。如果患者成功了，往往导致他形成"行为可以带来价值"的信念，这样一来，消极的自我观念就不能受到挑战。可一旦患者失败，便助长了低自尊（见图 15—2）。
- **分离**，也就是"忽略"或者脱离当前的情绪和认知经历的一种心理过程，它会由禁食和过量进食诱发，所以往往与饮食障碍有关（Vanderlinden & Vandereycken，1997）。在面对感知到的消极情绪时，重复的分离会导致个体无法得知情绪是可以忍受的，而把食品滥用的分离作为主要的应对策略。

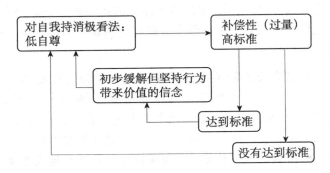

图 15—2　完美主义维持了饮食障碍

▍　情绪

目前，有确凿的证据证明了情绪对进食行为的驱动作用（例如，Waters et al.，2001）。且情绪与过度和过少饮食都有关系，研究表明情绪压倒了饥饿感和饱足感。

▍　动机

饮食障碍患者对改变很矛盾，甚至有明显的抵触情绪。所以治疗师通常会着力于提高动机，这很耗费时间，而且目前尚没有证据表明将动机因素加入认知行为疗法中会改善治疗效果（Treasure et al.，1999）。

▍　健康风险

急性和慢性饮食障碍可能对身体造成严重危害。因此，对患者的治疗应该谨慎，且需与内科医生协商进行。在英国，内科医生就是患者的全科医生。主要的关注点有：

● **神经性厌食和神经性暴食**。*营养不良及其影响、心血管并发症、胃肠道问题、免疫系统不足、生理畸形、中枢神经系统的变化、闭经、骨质疏松症、肾衰竭。*

● **肥胖**。代谢并发症、心血管并发症、呼吸困难、骨关节炎。

无论诊断结果如何，你都需要进行彻底的评估。由此产生的治疗构想将指导你采用适当的认知和行为干预。当你发现患者并不适合 DSM 中某种已存在的模式时，对患者的全面评估则显得尤其重要。运用连续体方法可以解决饮食障碍患者典型的二分法思维模式（见第 8 章），而复发处理在帮助患者管理强烈的渴望和绝对思维模式（这些可能导致患者陷入暴饮暴食的危险中）上有着重大的意义（见第 6 章）。

神经性厌食、暴食障碍和肥胖症的治疗有长期的行为主义传统。行为干预措施相对有效地实现了神经性厌食者的体重恢复和稳定、减少暴饮暴食者的食量。不过收效欠佳，20 年来，治疗重点已转向认知的改变。

和其他问题一样，治疗应包括打破维持循环的问题。有关治疗饮食障碍最主要的认知行为草案建立在非常具体的"持续模式"之上（参见 Vitousek，1996）；一般的模式和包含图式水平的模式已经有所进展（综述请参见 Waller ＆ Kennerley，2003）。临床上，你必须注意饮食障碍患者的特殊需要，并了解自己是否有足够的资源来帮助他们。

对神经性厌食的治疗应考虑到：

215

● 长期低体重的后果——一般认为，那些神经性厌食症患者应该进行定期医疗筛查（Zipfel et al.，2003）。
● 挨饿的后果——包括行为和认知的改变，对认知疗法的动机减少，能力下降。
● 对厌食症的医疗风险持否定的态度或者不够重视——降低患者参与治疗的能力。

患者认为他们的行为是恰当的且并没有功能失调，这进一步削弱了参与的积极性。

对神经性贪食的治疗应考虑到：

● 对感知到的过量进食进行极端补偿的医疗风险（呕吐、清洗等）。

对暴食障碍及肥胖症的治疗需要考虑到：

● 过度进食和身体超重的医疗风险。

推荐阅读

Treasure, J., Schmidt, U. and van Furth, E. （2003）. *Handbook of eating disorders* （*2nd edn*）. Chichester：Wiley.

 创伤

创伤可由许多事件诱发：例如目睹暴行、遭受自然灾害、性侵犯（在童年或成年时）。DSM-Ⅳ将创伤性应激事件定义为经历有真实死亡或死亡威胁的事件、引起严重伤害的事件，或者对自己或他人的人身安全构成威胁的事件。不管患者表现出多大的悲痛，只要不符合这个定义就不能诊断为创伤后应激障碍。当然，我们也能发现没有经历过上述创伤的患者也努力地应对着创伤带来的心理后果。我们还能发现那些不符合 DSM 标准的患者，如重新经历的创伤和感情麻木，但他们也似乎承受着心理创伤带来的后遗症。

特尔（Terr，1991）区分了两种受害者的创伤类型：

● Ⅰ型：经历了单一创伤性事件的人。
● Ⅱ型：反复经历创伤的人。

216　　她最初在有关儿童的问题中提出了这种区别，然而这种区分同样适用于成年人。罗斯柴尔德（Rothschild，2000）建议改进成人Ⅱ型的定义，以区分有稳定背景和没有稳定背景的人以及只能记忆不连贯的创伤事件和对创伤事件有正常记忆的人。斯科特和斯特拉德林（Scott & Strading，1994）做了更进一步的分类，即长期胁迫应激障碍（prolonged duress stress disorder，PDSD），对经历了持续压力而不是具体的创伤的患者进行了描述，如慢性疾病或儿童时期的情感虐待。

这些区别提醒我们，创伤幸存者不是一个同质群体。研究认知的治疗专家倾向于关注那些创伤后应激障碍的创伤受害者，对这部分患者来说有先进的治疗方法。如果你正在治疗的创伤幸存者不符合创伤后应激障碍的条件，工作的第一原则就应是：制定指导干预的方案，而不是臆断创伤后应激障碍的治疗草案适用于所有创伤的幸存者。

那些遭受创伤的儿童在成年时更容易体会到心理问题（Mullen et al.，1993）。因此，童年创伤的幸存者可能表现出许多并发的心理问题，如饮食障碍、抑郁症或人际关系困难。认知治疗师们熟悉II型创伤幸存者表现出的许多困难，并对这些问题的有了认知理解。

人际关系方面

在与他人发展互信关系时（包括与治疗师），许多人际创伤幸存者会有困难。所以，为更有效地进行认知行为疗法而花几次会谈的时间建立工作联盟是必要的（见第3章）。我们认为，非个人攻击和自然灾害的事故幸存者更容易形成良好的治疗关系。

人际创伤幸存者往往会在现实生活的人际关系中出现困难，而对患者的情况进行系统的概观是有帮助的。这意味着你需要不断了解他们与子女之间的关系（儿童有被遗弃或虐待的危险吗?），或与重要他人的关系（你的患者有没有被伤害的危险? 他们的同伴会不会有被伤害的危险?）。早期反复的生活创伤，往往与疾病有关联（Beck et al.，1990；Terr，1991；Layden et al.，1993），作为临床治疗师，你需要考虑到这些可能性。

创伤记忆

正如我们所说的，关于非创伤后应激障碍的创伤，其描述是多种多样的。对创伤经历有效记忆的程度就体现了这一点。

● **创伤记忆的缺乏**。有些患者没有可获得的创伤记忆。有时受害者注意力不集中或者分离，以致无法呈现全面的记忆。患者会说："我脑子一片空白，我不记得他说的话/做的事。"或者："我可以看见刀子，但我不记得任何东西。"在这种情况下，不可能获得更多的记忆。由于构设虚假记忆很危险，所以这种情况下不应该强行回忆（见下文）。也有人提到，创伤记忆可能受到抑制（British Psychological Society，1995）：创伤的记忆其实储存在头脑中，但同样不要强行回忆，因为这有引发扭曲的危险。

217

● **闯入记忆**。尽管并非不可避免，但许多创伤幸存者都有闯入记忆，这些记忆保持了部分或完全的理智。有些记忆能够被高质量地回忆出来，有些回忆能合理准确地反映事件，有些已开始出现错误，有些则是几个事件的掺杂。在创伤后应激障碍 I 型中处理闯入记忆的经验方法（例如，Ehlers & Clark，2000）可能并不适合处理 II 型创伤闯入——我们也不明白为什么。

● **虚假记忆**。已得到很好的研究，并已确认其存在（British Psychological Society，1995）。所有的记忆都很容易扭曲，因为它们并不像录像般储存在大脑中，而更像各个拼块的集合，每一次回忆都会得到重新组合。然而我们知道虽然细节记忆相当不可靠，但一般记忆却并非如此。因此，我们可以准确地记得假期愉快与否，但对其细节的回忆却并不可靠。临床的基本原则是不要太拘泥于细节，因为它可能不准确。

图式水平的治疗

童年创伤，尤其是慢性创伤，可能影响一个人对自我、他人和未来的基本认识，从而可能导致强烈信念体系（或图式）的形成，到了成年之后这可能变得僵化无益。图式和图式治疗会在第 17 章中讲述，你需牢记的是：你的患者在报告中的一系列困难可能都得到顽固信念系统的支撑。

呈现形式的复杂性

综合性或慢性的创伤幸存者可能会出现多个问题的并发，或处在一个功能失调的环境中，从而削弱了治疗效果。总之，情况可能很复杂，可能涉及共病问题，或者多重冲动行为（包括自我伤害）。再次提醒你，要通过提问获得更多的信息来得到"全局认识"——"是否有别的什么可能影响这个……?""是否还有其他场合…… ?""您的工作生活……呢 ?""您的家庭生活 ……呢?"

对创伤幸存者实施认知行为疗法

除了着力于创伤后应激障碍Ⅰ型的研究以外，对于创伤幸存者的认知行为疗法评估尚未系统化，而且缺乏随机对照试验。然而，由经验非常丰富的治疗师提出的指导方针，可以帮助你在治疗有人格障碍的创伤幸存者时形成自己的工作方法（例如，Layden et al. ，1993；Beck et al. ，2004）。有越来越多的研究支持吉尔伯特的同情心治疗法（CMT），认为它对于有遗留自责和自我攻击信念的患者来说，是一种有效的干预手段（综述请参见 Gilbert & Irins，2005）。还有证据支持在患者的特定陈述（例如，Arntz & Weertman，1999）和特定类别创伤的干预（例如，Resick & Schnicke，1993）中使用认知技术。

总之，Ⅱ型创伤还没有可遵循并已确立的方案，你需要用到认知疗法的一般技能。不过，我们将提倡以下原则：

- 树立全局观。
- 记住记忆的特征。
- 尽可能以已获得的轴线问题为中心，使用适当的治疗方案。

- 请记住你可能须应对人际关系困难、图式驱动问题和多重问题的并发。
- 坚持将风险评估安排到治疗日程中。

推荐阅读

Beck，A. T. ，Freeman，A. and associates（2004）. *Cognitive therapy of personality disorders*（*2nd edn*）. New York：Guilford Press.

Layden，M. A. ，Newman，C. F. ，Freeman，A. and Byers-Morse，S.（1993）. *Cognitive behaviour therapy of borderline personality disorder*. Needham Heights，MA：Allyn & Bacon.

Mcnally，R. J.（2003）. *Remembering trauma*. Cambridge，MA：Harvard University Press.

Petrak，J. and Hedge，B.（2002）. *The trauma of sexual assault：treatment，prevention and practice*. Chichester：Wiley.

 愤怒

愤怒是一种情绪，它和其他的情绪一样，不一定成为问题。但当愤怒过于频繁或严重，且会对自己或别人造成危险时，或者阻碍而非有助于实现目标的时候，它就可能会成为一个问题了。它可能会成为一系列人际关系问题的关键，如家庭暴力——身体或情感的——或在工作场合、街上、社会环境中等的爆发性攻击。

虽然愤怒得到的关注少于其他情绪，但有证据表明认知行为疗法可以有效地治疗愤怒问题（Beck & Fernandez，1998）。贝克学派方法认为愤怒是当人们感觉别人应该遵守的重要规则被违背时的一种反抗，或者是感知到威胁的情况下的一种防御反应（Beck，1999）。不过，最有名的认知行为疗法控制愤怒情绪的方法是由诺瓦科（Novaco，1979，2000）发明的，其主要源自于梅肯鲍姆（Meichenbaum，1975）的压力免疫训练，而不是贝克学派的认知模式。简言之，治疗通常包括三个阶段：

- **准备**。通过常规的评估和程式，帮助患者确定愤怒模 *219* 式，包括触发的和典型的思维、情感和行为。

- **技能获得**。患者要学习一些技巧以在愤怒情绪被激起时降低唤醒水平。这些可能包括放松和"自我指导技术"（见下文）。

- **应用培训**。在困难度逐步上升的情况下排练技巧，可以从想象力训练开始，通过角色扮演在实践中应用技巧。

自我指导是诺瓦科（Novaco）方法的核心技术，它教导患者应对不同阶段的愤怒诱发情境。这些阶段包括：

- **为愤怒作准备**（例如，识别可能产生困难的情况，降低对他人的高期待）。

- **应对生理唤醒**（例如，放松和/或控制呼吸）。

- **应对认知唤醒**（使用自我指导语句，如"愤怒是帮不了我的"）。

- **对抗后的反思**（评价结果，并思考如何进步）。

除了需进行认真的风险评估外，治疗愤怒的主要困难在于患者往往不能很好地参与。他们往往认为愤怒很有用，且在短期内很有效。患者求助治疗可能仅因为别人（如他们的家人或法院）认为他的愤怒已经成为问题。此外，很多人在感到愤怒时并不愿寻找可替代的观点。因此，合作关系的建立和细致的评估是至关重要的，治疗师还需要用心考虑自己是否可能会处于危险之中。

推荐阅读

Beck，A. T.（1999）. *Prisoners of hate*. New York：Harper-Collins.

Novaco，R. W.（1979）. The cognitive regulation of anger and stress. In P. C. Kendall & S. D. Hollon（Eds），*Cognitive-behavior-*

al interventions theory, research, and procedures. New York: Academic Press.

Novaco, R. W. (2000). Anger. In A. E. Kazdin (Ed.), *Encyclopedia of psychology.* Washington, DC: American Psychological Association & Oxford University Press.

 精神病

大部分有关精神病的认知行为治疗的研究集中于精神分裂症患者对药物的抵制，有时也针对一些躁郁症（例如，参见 Basco & Rush，1996；Lam et al.，1999；Scott，2001）。在精神分裂症中，最常见的能以认知行为疗法进行干预的症状是：

220

- **幻觉，特别是幻听，**体验到不寻常或者扭曲的感官知觉，这些知觉并不存在于个人感知觉之外。
- **妄想，**尽管缺乏证据但虚假信念持续存在，且常规文化并不能对其作出解释。
- **情绪问题，**如抑郁或焦虑。
- **其他相关问题，**如低自尊、人际关系问题和社会退缩。

此外，与家人或者其他监护人的交流可能会起到重要的作用——匹林等（Pilling et al.，2002）评估了认知行为疗法和家庭疗法对精神分裂症的治疗。

原则上，认知行为疗法治疗精神病就像治疗任何其他疾病一样：先建立一个程式，然后将认知行为疗法的治疗策略运用到程式中的维持因素上。然而，由于精神病的治疗存在许多风险和并发症，我们极力主张的是在治疗精神病症之前，你要确保自己能在较为简单的问题中熟练地运用认知行为疗法，并且有适当的督导资源。必须注意的是，针对精神病的认知行为治疗几乎都只是作为护理方案的一部分，而不是作为独立的疗法，另外还需有抗精神药物和心理卫生小组的支持。

认知行为疗法针对精神病的理论并不像针对其他疾病那么完善，目前正处于积极开发之中。然而，大部分现存的模型认为幻觉是认知过程的产物，包括注意力、知觉和判断的失调，将自己的思想错误地归因于外部因素；此外，现存的模型认为，妄想表示患者试图使这些由认知过程导致的异常体验合理化，同时妄想会由于推理和注意的偏差而得以维持（例如，参见 Fowler et al.，1995；Chadwick et al.，1996；Garety et al.，2001；Morrison et al.，2003）。

对于精神病的治疗，认知行为疗法的目标通常是帮助患者更好地管理精神病症状，以减少症状造成的痛苦和能力障碍，以及复发的危险。本书前面介绍的认知行为疗法的一些基本要求在精神病治疗中尤其重要。建立合作的关系和程式是至关重要的。程式可以给症状一个可替代、无威胁且无侮辱的解释，并可用于确定和测试有关症状的起源、意义和可控性的认知。行为实验是探索的关键部分（参见 Close & Schuller，2004），但需巧妙地计划和执行。

其他需特别注意的因素包括：患者可能有疑心，他们有时候会正确或错误地认为他们受到精神健康系统的误导；轻度躁狂的愉快体验可能会阻止患者对它进行管理；特异的思维过程可能会使你很难跟上他的思路；有时患者没有家人或者监护人。

这些复杂的因素意味着针对精神病的认知行为治疗往往是长期的，操作时步调要相对缓慢，而且你还需要技术督导和支持。

推荐阅读

221

Chadwick，P.，Birchwood，M. & Trower，P.（1996）. *Cognitive therapy for delusions，voices and paranoia*. Chichester：Wiley.

Lam，D.，Jones，S.，Bright，J. & Hayward，P.（1999）. *Cognitive therapy for bipolar disorder：a therapist's guide to concepts，methods and practice*. Chichester：Wiley.

Morrison，A. P.，Renton，J. C.，Dunn，H.，Williams, S. & Bentall，R. P.（2003）. *Cognitive therapy for psychosis: a formulation-based approach*. Hove：Brunner-Routledge.

人际关系困难

人际关系困难在求助者中很常见。特别是 DSM 轴 I 障碍（APA，2000）患者和长期存在典型人格障碍的人。例如，在轴 I 障碍中，社交焦虑患者可能难以坚持自己的立场，一些低自尊的患者可能会过分依赖他人，抑郁患者可能会有社会退缩。有一种认知行为程式认为这些问题的解决方法和其他问题的解决方法一样，即观察认知和情绪、行为和生理状况的相互联系，其中的认知部分主要涉及对人际关系的认知。

有一名女子已经抑郁了好几个月，她逐渐减少了和朋友的交往。如果她被邀请去见某某，那么她的自动思维会是"我现在很令人厌恶，也无话可说。如果以这种状态见我的朋友，我就会失去他们"。因此，她拒绝了大部分的邀请，结果，她的朋友也很少跟她联系了。

像这样的患者，其自动思维是抑郁状态下所特有的，一般情况下不会产生，她的问题能够在自动思维的层面上得以很好的解决。对于具有人格障碍的人，人际关系困难可能更加普遍和持久，这是这种障碍的典型特征。但是，认知行为疗法仍然强调认知的重要作用，包括有关自我、他人、关系以及它们与行为和情感之间的联系的认知，尽管处理潜在信念可能更重要。

一个有情感忽略史的人持有一个强烈而普遍的信念："没有人为我存在。"对此，他的内心形成了一条法则："如果我承认了自己的失败，我就会被拒绝。"因此，他常常选择说谎来保护自己。从短期来看，这缓解了他的恐惧，但从中期看这将会带给他真正的困难，因为他要编造更多、更复杂的故事来掩盖他的谎言。治疗涉及了一些实验，让他承认小的失败，然后仔细记录别人，尤其是妻子的反应。

医患关系是人际关系问题的一种体现。萨弗朗和穆兰 *222*
(Safran & Muran，1995)描述了在治疗关系中有关人际关系的无益信念是如何通过人际互动被消除的（见第 3 章）。萨弗朗和西格尔（Safran & Segal，1990）则提出别人的反应对这种无益信念有维持作用。他们认为患者的人际行为可能会"引出"预期的人际反应，从而巩固了患者的原始信念。

　　一个在学校受到欺负的女生认为自己不好相处，即使加入某个群体，也会遭到拒绝，甚至感觉孤独和凄凉。因为她认为自己不会受到群体的欢迎，所以她在群体情境下（例如，在专业会议中）反应冷漠而又傲慢，她的基本想法是："如果你不需要我，那么我不会以好像我需要你的方式来贬低自己。"而她同事们的反应则是转向其他比较容易接近的人，这就证实了她的信念，即她在群体中不受欢迎。

如果无益信念已经确定，治疗师在治疗时就应该防止不"被拉入"患者预期的反应方式中，然后治疗师和患者可以思考这种行为对患者信念的影响。在调整后的信念的基础上，患者才能尝试运用不同的人际行为进行交往。

　　因为一个教学需要，治疗师要改变定期会谈的时间。患者认为这暗示着治疗师在找借口不和她待在一起，所以她对会谈日期的改变反应很冷漠。治疗师并没有"被拉入"患者预期的"好，随你便！"的回答方式，而是对日期安排给患者造成的不便表示真切的关心，并用非语言的方式表现出她非常想找到一种解决方式以便能够见到患者。问题得以解决之后，治疗师要求患者思考如何理解这种情况，对她最初的信念来说治疗师的反应有什么含义（这种情况在前几次会谈中已经充分讨论过了）。

贝克等（Beck et al.，2004）和杨等（Young et al.，2003）也创造性地总结了处理人际问题的方式（见第 17 章），林恩汉（Linehan，1993）发明了一个称为辩证行为疗法（dialectical behaviour therapy，DBT）的小组方案，以帮助有边缘性人格障碍的患者（见第 17 章）。该方案的形成过程很漫长，能长达一年的时间，但是到目前为止，其得出的数据很令人鼓舞，对人际关系及社会适应产生了重要影响。

最后，在达提里欧和帕蒂斯基（Dattilio & Padesky，1990）关于夫妻治疗的著作中，有许多有关解决人际关系问题的有用观点，这在第 16 章中有介绍。

推荐阅读

Dattilio，F. M. & Padesky，C. A.（1990）. *Cognitive therapy with couples*. Sarasota，FL：Professional Resource Exchange.

Safran，J. D. & Segal，Z. V.（1990）. *Interpersonal process in cognitive therapy*. New York：Basic Books.

Safran，J. D. & Muran，J. C.（1995）. Resolving therapeutic alliance ruptures：diversity and integration. *Session*：*Psychotherapy in Practice*，1，81 - 92.

223

 物质滥用

提到物质滥用，我们通常会想到酒精、毒品和精神药物，或者烟草。值得注意的是，其他行为如赌博、过量进食、自我伤害和强迫性消费，也被认为会"上瘾"，所以也该列入物质滥用之中。本节关注的是 DSM-Ⅳ（APA，2000）提到的物质，即酒精和毒品，其中：

● **物质滥用/误用**是指一种不合适的使用方式，会导致重大的损伤或困扰（例如，未能履行职责、出现法律或人际关系问题等）。

● **物质依赖**更为严重，包括增强的耐受性、退缩、越来越大量的物质使用，以及对物质的持久欲望，即使该人已经意识到使用的消极后果。

为什么滥用物质？

面对消极后果，为什么人们仍然会滥用？其中最常见的理由有：

● **调节情绪**：抑制抑郁或焦虑，或者加强积极的情绪，如快乐。
● **应付不利的情况**，例如虐待、贫穷。
● **控制严重的精神病症状**。

停止滥用物质是很困难的，部分原因是他们经常报告说，没有任何其他东西可与物质的积极效果相媲美（提高情绪、忘掉麻烦）或者是他们受到来自瘾伴的压力。如果某人在戒除物质滥用之后出现了脱瘾症状，物质滥用将会因为生理依赖性得以加强。

针对物质滥用的认知行为疗法强调不良思维在行为持续中的附加作用（Beck et al., 1993；Marlatt & Gordon, 1985），如今这将会受到重视。

针对物质滥用的认知行为疗法

224

李斯和弗兰兹（Liese & Franz，1996）的物质滥用发展模型类似于一般的认知行为疗法的发展模型（见第 4 章），患者暴露在瘾君子之中（如家庭成员中使用药物者、朋友中鼓励使用药物者），并进行了尝试，随后就形成了有关药物的信念（"如果我使用药物，我就不会感觉那么焦虑"；"如果我使用药物，我就会更容易适应"）。

和运用认知行为疗法解决其他问题一样，解决物质滥用问题也包括了建立模型、结构性会谈，以及整本书中描述的一系列认知、行为、身体技术。然而，要着重强调的是无责备的理念和合作式的治疗关系。由于高频率的复发、反社会和非法行为、欺诈等，治疗可能很困难，其中一个挑战就是要保持一种真正富有同情心和共情的姿态。根据程式拟定困难行为可能会帮你做好这一点。

对改变有明显矛盾情绪的患者群体，一个重要的概念是对变化的准备（Prochaska & DiClemente，1984）（见第 11 章）。对行为改变风险的准备状态可以变动，这取决于患者体验到的渴望水平。物质滥用强大的生理驱动力会减损患者的治疗意愿，你需要预见到这一点，并鼓励患者形成有助于减少渴望的替代行为：例如自我安慰或分散注意力。

根据是该鼓励患者争取控制物质滥用还是彻底禁欲的不同理论（一些有重大影响力的组织所倡导的，如匿名戒酒会），通常将这一领域的治疗师分为两类。对于问题较轻的大部分人来说，运用控制可能更加有效（Sobell & Sobell，1993）。危害降低法试图避开这个问题，而认为应考虑患者已经达到的阶段需要，治疗的目标是限制物质滥用的影响，而不是彻底禁欲（Marlatt et al.，1993）。

认知行为疗法强调个人练习控制的能力。同时也强调防止复发（Marlatt & Gordon，1985），其中包括对高风险情境的确定和回避、探索导致物质滥用和生活方式改变的决定，以及从复发中吸取经验以减少复发（见第 6 章）。

一些有关治疗物质滥用的问题已经确立——对改变的明显矛盾情绪，一些困难行为如不遵守、不诚实和强烈的欲望。物质滥用有时会难以鉴别，因为其表现可能不令人重视（如睡眠障碍、惊恐发作），患者可能也不知道自己滥用酒精。因此，将其作为一种可能的假设很重要。

225   **推荐阅读**

Beck，A. T.，Wright，F. D.，Newman，C. F. and Liese，B. S.（1993）. *Cognitive therapy of substance abuse*. New York：

Guilford.

Liese，B. S. and Franz，R. A. （1996）. Treating substance use disorders with cognitive therapy：lessons learned and implications for the future. In P. S. Salkovskis （Ed.），*Frontiers of cognitive therapy*. New York：Guilford.

 ## 认知行为疗法的其他应用

　　显然，认知行为疗法的应用远不止我们描述的这些。它适用于不同的临床人群：儿童和青少年、老年人、有学习障碍或性问题的人，这些人又来自于不同的机构，如法院、医疗和职业领域等。尽管我们希望你能掌握更多认知行为疗法的应用，但在这本书里却不能完全囊括。我们强烈建议，如果遇到有特殊需要的患者，可以通过一些培训活动、专员督导和指导教材来寻求帮助。但是请记住，本书中所描述的一般原则对每一种认知行为疗法干预都很重要，所描述的方法适用于整个患者群体。第 1 章至第 11 章中描述的基础知识有助于你进行认知评估、建立程式、酌情治疗各类患者。

第 16 章
新兴治疗模式

引言

传统上，"经典的"心理治疗是治疗师和患者进行每周一次面对面的交流，每次时长为 50 分钟。认知行为疗法通常也采用这种模式，但为了达到一些特殊的目的，也会探索其他更优的模式，使用一些新的可替代方法，以达到下面所述目的中的一个或多个。

提高治疗的成本效益

大多数公立的卫生保健系统中经常会出现一个问题，即心理治疗资源不能满足需求，这会导致难以避免的后果：经常有患者长时间候诊。

很容易地，可以得到一个关于等待时间的"等式"，如下：

$$\text{等待时间} \, _\alpha = \frac{\text{就医人数} \times \text{就医者的平均治疗时间}}{\text{可利用的治疗师时间}}$$

这并不是一个严格的数学等式，但是，这个式子仍能让我们认识到原则上我们可以通过下述方法来减少等待时间：

● 减少就医的人数（比如，限制就医人数或通过提高大众的心理幸福感来降低就医人数增长率）。

● 增加可利用的治疗师时间（例如，提供更多的心理专家或者增加每个治疗师花在治疗上的时间）。

● 减少每个患者的平均就医时间（例如，缩短患者的治疗时间或者增加团体治疗的人数）。

我们愿意考虑的方法在于最后一个变量：减少治疗师和每个患者的接触时间，增加患者的接待量，这样治疗师就能提供更多更快的治疗。

增加治疗的可及性和/或便利性

227

对大多数患者来说，每周从工作时间中挤出一小时（可能还加上用在路途上的时间）很不容易。工作单位可能不允许他们请假，或者就算允许也会失去一部分工资，他们可能有孩子或其他需要照顾的人，或者住处导致治疗的昂贵和艰难。这些困难使大多数的人很难获得诊治，我们需要想办法克服这些困难。洛菲尔和理查兹（Lovell & Richards，2000）在一篇著名的论文中，为更灵活的治疗方式总结出许多理由。在这篇论文中，他们创造了省略词"MAPLE"，即"多接待点和多准入水平"（Multiple Access Points and Levels of Entry）。本质上，他们认为认知行为疗法应该为患者提供最有效的、易得的和经济的治疗模式。

提高治疗的有效性

一些"非标准的"治疗模式以利用额外资源为主要目标，临床实施者们认为这些额外资源能够提升治疗的有效性。从而，群体或配对治疗的治疗师（见下文）觉得这些方法不但经济方便，而且允许临床治疗师利用传统一对一的治疗方法所没有的方式来解决问题。

认知行为疗法的实施模式

在下面的表格中，我们考虑了对传统疗法的五种替换：自助、大组、常规组、配偶疗法、配对疗法（见表 16—1）。

表 16—1　　　　　　　　**不同实施模式的主要目标**

方法	花费	可及性	有效性
自助	√	√	
大组	√	√	
常规组	√		√
配偶疗法			√
配对疗法		√	√

自助

它是指患者通过多种方式运用媒介自学认知行为疗法的治疗策略，同传统疗法相比，这不需要或较少需要治疗师直接接触患者，因此，我们将以下方法归在"自助"之下：

228

● 阅读治疗法，即患者运用认知行为疗法书籍来进行自我治疗。虽然书籍通常只是治疗师的辅助工具，但为了减少会诊时间，我们需把阅读疗法作为独立疗法替代传统治疗。患者可以在完全不接触治疗师的情况下进行阅读治疗，这称作纯自助（可能因为临床治疗师的推荐，也可能是患者自己到书店购买的），或者他们仍然会拜访治疗师，但时间却减少了很多。尽管我们该着重关注的是治疗的专业书籍，但小说和其他不直接提供治疗方法的书对整个治疗过程也是有帮助的。

● 计算机化的认知行为疗法（CCBT）。即通过电脑程序，例如通过 CD、DVD-ROM 或者互联网进行治疗，目的是教患者使用认知行为疗法。这些程序经常采用媒体形式，包括视频剪辑、文本文档、用户调查表或者日志等。

● 近来，在已成熟的自助方法中有一种叫做书籍处方计划。这种方法是由弗拉德（Frude，2005）创造的，他认为当地的公共图书馆可储存一些自助书籍，人们可通过初级治疗保健人员开的"书籍处方"来长期借阅。另外一种新兴方法是初级治疗中的协助式自助诊所，患者可以与精神健康工作人员进行简短的会面，他们会指导和支持患者使用阅读治疗法的材料（Lovell et al.，2003）。

这些方法的证据有一定的说服力，它们证明了书籍疗法和计算机化的认知行为疗法在初级护理机构中比常规治疗的效果更好。但是这些证据很有限，研究的质量也不高，因此，需要对这些方法进行更深层次的评估（Bower et al.，2001；Lewis et al.，2003；Richardson & Richards，2006）。例如，早期一项非控制实验初步证明了协助式自助诊所很有优势（Lovell et al.，2003），而最近更多的控制实验中却没有表现出这样的趋势（Richards et al.，2003）。另外需注意的是，迄今为止大多数研究数据都是从初级治疗中得到的，这些数据很难证明这些方法对于二次或三次治疗中更困难或更复杂的问题同样有效。

尽管存在这些不确定因素，自助法仍然在不断地发展，而且被建议作为分步治疗计划中的一个步骤（例如，NICE，2004a）。对于不能得到便利治疗的大部分患者来说，自助法除了成本效益和可及性外还有其他方面的优点。它能帮助患者避免过度卷入精神病治疗系统中——能减少对名声的影响和对治疗的依赖性，能提高自我效能感，并且可以为患者以后的修正提供一种永久可行的帮助。当然，同时也存在一些潜在的消极因素。除了认为这些方法可能不起作用外，有人还认为失败的自助尝试可能导致患者否定认知行为疗法：他们可能会认为认知行为疗法是无用的，最终导致他们错过可能有效的治疗（目前没有证据证明这种危险性在实际的临床实践中是否显著）。

我们认为，自助法值得一试。尤其在初级治疗中，但可能的话，还是应该对它们的效果进行评估。临床经验显示，将这种方法完全或部分替代传统疗法时，应该遵循的主要指导方针有：

● 患者能识字，喜欢阅读（或会使用计算机化的认知行为疗法），没有身体或精神方面有碍阅读的缺陷。

● 自助应该被用作认知行为疗法方法中的第一步（对于已经用过认知行为疗法的人则不要用，但是对于仅仅是用它来帮助回忆认知行为疗法策略的人除外）。

● 患者应该乐意尝试自助法：确认患者关于自助的想法是明智之举，帮助患者彻底弄清楚他们主要怀疑的地方。

● 对于症状相对轻微而有限定范围的问题，自助治疗就很有可能成功，复杂又持久的问题则不然（但在许多方面仍会有很大帮助）。

● 与治疗师有起码的接触——"协助式"或"督导式"的自助——可能会增加成功的概率，但协助式或督导式的自助是有限的，例如洛菲尔（Lovell）的自助诊所通常用15分钟进行会谈，每个疗程与治疗师会面的平均时间仅一个多小时。这种有限的会面通常用于推荐书籍、支持和鼓励患者在自助上的尝试、当患者遇到困难时帮助他们解决难题。

● 在阅读疗法中还没有足够的证据来比较不同书籍的自助效果。但是前面介绍的书籍处方计划和临床治疗师的意见能指导你选择书籍［例如，参照德文郡（Devon）书籍处方计划在因特网上的清单，2004］。对于计算机化的认知行为疗法，英国国家临床质量管理研究所现在正在检查最近的大多数证据，对其的评估在撰写本书时已经完成。

可参见威廉姆斯（Williams，2001）对部分观点进行的深入讨论。

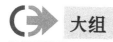

大组

另外一个经济型认知行为疗法的实现途径是怀特针对焦虑的压力控制计划（White et al.，1992；White，2000）。这种方法的实施对象是由 20～50 个患者组成的组，组内的每个人都会收到一个关于疗程内容的纸质版本，这样患者可在疗程中或是结束后继续运用。

将这种方法叫做"大组"，传达出一个明显特征——容纳的人数很大，由于它不是传统意义上的团体治疗，而且具有教育的性质，类似于夜校，所以它常常被误解。它的整个疗程由 6 次会谈组成，每次 2 个小时，通常晚上在初级治疗或非健康护理机构中举行，如果患者愿意还可以带搭档一起来。研究结果表明这个方案对于治疗焦虑症有很好的效果，而且之后得到了很好的维持（White et al.，1992；White，1998）。怀特（White，2000）对这种方法进行了全面的诠释，包括如何建立和执行课程的切实有效的建议。

这种方式的一个优点是能在有限的时间里帮助大量的人，对患者和治疗师来说都能节约时间。它用于解决焦虑问题，即那种被定义为可用教授的方法来处理的"紧张"问题，可能会吸引很多难以获得传统心理治疗的人来使用——怀特最初创设这种方法在一定程度上就是为了适合这些人。大组的大容量意味着如果你不愿意就不会引人注目；除了这个特征，还有个原则是不鼓励患者详细地讲述他们自己特殊的问题，这条规则会让他们感到很放心。班级的大容量可能还有一些潜在的好处："如果有其他 40 个人也有这样的问题，那么我也不是怪人！"当然，也有人不喜欢这种相对非个体的方法，或者发现与这么多人相处是件很困难的事——尽管和搭档一起来会好一点。

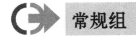

常规组

另一个可以减少开支并可以跟患者维持治疗关系的方法是建立认知行为治疗小组。它将用于个体的认知行为疗法推广到小型组群中，但并不模仿心理动力组的原则。认知行为疗法疗程设置的结构，对效果、想法和行为的监控，对不良信念的重新评估，家庭作业，以及行为实验在小组治疗中都得到了保留（Freeman，1983）。起初这种小组是为沮丧的患者而设立的（例如，Hollon & Shaw，1979），但已逐渐扩展到其他病症，除了经济上的好处外，用这种方式还有其他的优点：

- 节约治疗时间（见下文的讨论）。
- 使成员的经历正常化，因为别人也有这样的症状和问题。
- 患者可以在别人身上指出在自己身上表现不明显的特征——例如，更能认识到思想与感觉的关系，或者错误的认知（Rush & Watkins，1981）。
- 在小组的支持下完成艰巨的任务——例如需要勇气的行为实验。
- 形成完成家庭作业的风气等。
- 提供了小组成员互为治疗师、促进技术习得的可能性（Hope & Heimberg，1993），例如追踪热思维。
- 能在团体内部实施行为实验，特别是针对于（但不限于）社交焦虑来说。

不过，同时也存在可能抵消优势的弊端，其中包括：

- 不能使会谈适合于每一个患者的特殊信念或行为。
- 患者可能不愿坦露一些可耻的信念。
- 会出现一个或者几个患者独占会谈的危险。
- 组内患者之间不同的进步速度可能会让一些人有挫败感。

- 患者中途退出可能会使组员产生沮丧情绪。

231

- 可能会形成无益的氛围，例如无目的地讨论或者是未能遵守家庭作业。

然而，节约治疗时间确实非常诱人，而且很多不同类型的小组已经发展起来了。

认知行为治疗小组的模式

小组依照各种不同的目的建立起来（例如住院和门诊患者），莫里森（Morrison，2001）将其作了如下区分：

开放式。患者可以在任何时候参与各种治疗。这些组可能有强烈的教育色彩。它们着眼于宽泛的议题，例如讨论情绪与认知的关系，但很少谈论个人问题。

开放、轮流的主题。（例如，Freeman et al.，1993）治疗需有一个事先安排好的计划，所以不是每一次治疗内容都适合于每一位患者。这种治疗的频率通常更高——例如一周三次。

程序化。以说教为主，几乎不互动——类似于之前所说的大组模式。

封闭式。每个人同时加入组内，并完成整个计划，因此每个人对认知行为疗法技术的掌握程度在一个同等水平。

小组的成员资格

这很大程度上取决于小组的功能。如果小组是为解决恐慌症或是边缘性人格障碍的问题而设立的，就需要有一个筛选的过程。另一方面，如果小组是为了提升诊断过程中处理问题的技巧，小组就应该是开放式的住院病人的团体，它更有可能包含了各种各样不同症状的患者。重要的是，要搞清楚这个组的目的是什么，以及受益者可能是哪部分人。

治疗师的投入

一般认为（例如，Freeman et al.，1993），由两个或以上的治疗师组织一个团体会更加容易进行治疗活动，部分原因是他们可以同时完成教授技术（例如教他们如何记录功能失调的思维）和与成员之间的互动。霍伦和肖（Hollon & Shaw，1979）建议，除非使用联合治疗，否则一个治疗师最多能负责六个成员的团队。

频率

开放团体可以无限期地持续运作，而封闭组则需限制在12～20节课内，对于门诊患者来说通常一周一次，而对于住院患者则会更频繁。一次一般持续一个半或者两个小时，这使得除说教和教授技术以外，有足够的时间进行小组讨论。

232 ### 我们能期待认知行为疗法的小组治疗取得哪些成果？

莫里森（Morrison，2001）翻阅了有关不同类型团体的诊断和模式的研究，她的论文简要地概括了那些研究结果。总之，很难说明团体治疗有超出个体治疗的优势，主要是因为这方面的研究不充分：在很多研究中，样本容量都太小（例如：Rush & Watkins，1981，抑郁症；Scholing & Emmelkamp，1993，社交恐惧症），或者在其他已出版的关注同一问题的研究中，个体治疗的成果较少（例如，Telch et al.，1993，恐慌症），或者提供的团队治疗中并不是只用了认知行为疗法（例如，Enright，1991，强迫症）。尽管如此，莫里森认为研究结果基本支持了在团体中认知行为疗法的有效性，尽管对于有严重疾病——如有严重抑郁或者强迫症——的患者来说，个体治疗的效果可能会更好。

认知行为疗法小组治疗的成本效益

支持认知行为疗法小组治疗的大部分论据在于它的成本效益，

但是这可能被夸大了，其中有以下原因：

● 小组会谈通常持续一个半或两个小时，而典型的个体治疗只需一个小时。

● 筛选的过程可能会非常费时，把关者可能会选择出一些不适合这个团体的患者。

● 治疗组需要做大量的准备工作——问卷、调查表/级别评定表等。

● 需要花时间准备治疗组计划，很可能是和共事的治疗师共同完成。

● 在每一次治疗以后，参与治疗的治疗师要花时间写治疗报告。

● 下班后花两个小时赶到治疗地点对患者来说将很困难，安东努西奥等（Antonuccio et al.，1997）认为当考虑比较成本时，这部分的时间花费必须考虑进去。

● 团体成员个人的治疗收获可能会减少，也须考虑治疗师在每个单位时间内的收获。

我们应该用尽一切方法发展认知行为治疗小组，但是必须对每个团体成员的进步进行评估，并且要与自己在实践中遇到的，或在已经发表的研究中的类似患者进行疗效对比。由于期望值较小，只要患者取得了进步，你可能就会认为相比小部分人的个体治疗来说，纳入更多人的小组治疗会更加合理。莫里森（Morrison，2001）认为，进行小组治疗以前可为患者提供两到三次的个体治疗，并在团体中确定他们注意的特征，然后向他们传授认知行为疗法的技能，这样会更好。这样你便能一次性获得两种方式各自最好的结果。

配偶疗法

当夫妻双方或者一方的问题焦点明显在于夫妻关系时，配偶疗

233 法就是提高治疗效果的另一种方式。在认知行为疗法中配偶治疗的
设想是：患者有关自己、双方关系和一般的人际关系的信念非常重
要，能帮助治疗师理解他对人际关系、夫妻之间和彼此行为方式的
感受方式。这些信念可能在他们很小的时候就形成了，但不能用言
语表达出来，所以帮助夫妻认识这些信念是治疗的主要任务
（Beck，1988）。重要的是，要对配偶每一方对关系的期望给予平等
的关注，也要重视这些期望如何扭曲了他们对现在关系的看法。

认知疗法的一般原则和特点适用于这一类治疗，它强调结构化
治疗和两次治疗之间的任务。评估包括共同参与的会谈，以及为每
个配偶双方制定的个体治疗，个体治疗中要制定一些基本规则，如
治疗之外的电话以及治疗之内的争论（参见 Dattilio & Padesky，
1990）。在制定好问题清单和程式以后，治疗很可能集中在三大
领域。

修正不切实际的期望

完成这一项时要遵循前面章节中讲述的关于个体治疗的原则和
技术。

> 一名对自己的婚姻感到绝望的女性持有这样的信念："除
> 非我是他生命的中心，否则我们的关系没有任何意义。"每次
> 她的丈夫单独去参加一项活动的时候，她都会萌发这样的自动
> 思维："我们从来没有一起做过任何事情。"治疗应该包括关注
> 二人的负性自动思维迹象，逐渐联手定义信念，从而可以思考
> 目前关系的经历——例如："我们的生活可以在一些重要领域
> 互动和重叠，虽然在其他方面是相分离的，但是我们的关系仍
> 然是有意义的。"

贝克（Beck，1988）为典型的认知扭曲以及如何解决这些问题
给出了很好的例子。

纠正错误的责任归因

我们常常会发现，夫妻陷入相互指责和埋怨的恶性循环中，而且没有人愿意承担关系危机的责任。这时的首要任务是帮助他们识别和重新评估关于责任的信念，以便合作起来解决问题。

交流训练和问题解决

夫妻双方要学习新的技能，以协助减少他们的不良互动。交流训练中要强调良好的聆听技巧、清楚地说明自己的需求、为对方的情绪负责，伯恩斯（Burns，1999）对此进行了明确描述。当夫妻在学习有效的沟通时，让他们学会如何处理强烈的愤怒是很重要的，这可以在治疗会谈中得到有效的练习。

一旦能更有效地沟通，夫妇们就该学会如何解决问题、处理分歧。雅各布森和马乔林（Jacobson & Margolin，1979）列出了解决问题的一般原则，包括：

- 具体地界定问题。
- 注重解决而不是责备。
- 学会让步。

234

配偶疗法（例如，Stuart，1980）中的行为方法强调积极的行为交流，即用具体的方式取悦对方。在认知行为治疗中，这种策略可以用来识别功能失调的信念，并且将其纳入行为实验中。

在配偶疗法中，需予以特别关注的问题之一是危机，例如最近不忠的泄露或者夫妻关系中出现暴力行为。化解危机是治疗初期的首要任务。其他方面的问题有：夫妻一方希望离婚；夫妻一方有不想透露的秘密（例如不忠）；夫妻一方出现了另一段感情；夫妻一方有重大的精神障碍。达提里欧和帕蒂斯基（Dattilio & Padesky，1990）曾经提到过这些问题，遇到这些问题时应该与督导讨论（就是你认为在配偶治疗中有经验的人）。

配对疗法

　　这是指对两个有相似问题的患者同时实施治疗。正如我们所知，肯纳利（Kennerley，1995）最初提出了认知行为疗法中的配对疗法。他认为这种实施模式适合某些创伤患者，患者希望在一个结构化的治疗机构中向别人诉说他们的困难，但是又不能参加认知行为治疗小组。想与其他患者共同治疗的主要原因是了解童年虐待的经历，发现别人克服的方式，这些目的可在治疗小组中实现。不加入小组的理由如下：社交焦虑太严重而不能加入团队；由于病态人格而被团体疗法拒绝或长期等待着下一个团体。

　　配对的根据是他们有着相似的创伤经历和目前困难的处境，然后由一个治疗师带领他们完成和团体干预相同的计划方案（参见 Kennerley et al.，1998）。诺里斯（Norris，1995）详细记录了对两个妇女进行配对治疗的经过。虽然这种将解决问题与童年精神创伤联系起来的疗法还没有在一个控制组中进行实验，但初步迹象表明，患者是可以接受这种方法的，他们虽然没有加入团体但仍能够获得分享问题的社交效益，而且效果和在团体治疗中一样好。

第17章
认知行为疗法的发展

 引言

认知行为疗法最初只用于帮助临床抑郁症患者，后逐渐扩展至更大范围的心理障碍。到20世纪90年代，该模式已经逐渐被详尽阐述，包括认知、情感和行为过程，而这些过程可能预示着患者的问题更加难以处理，比如人格障碍患者。

临床上的最优模式强调图式（或模式）在认知和行为困难中的作用模式，并由此产生了明确地以图式为中心的认知疗法（Beck et al.，1990；Yong，1990），另一类是间接解决问题的图式（Gilbert，2005；Libehan，1993）。在这一章，将重点阐释以图式为中心的治疗方法的发展，以及其他可能引发干预重心转变的重要模式和理论。其中包括相互作用的认知子系统（interacting cognitive subsystem，ICS）模式（Teasdale & Barnard，1993），它有助于加

强正念认知疗法 （mindfulness based cognitive therapy，MBCT）
（Segal et al.，2002）；关系结构理论则为接受和实现疗法（accept-
ance and commitment therapy，ACT）提供了理论基础（Hayes et
al.，2001）。

　　在过去 10 年中，也出现了行为激活（behavioural activation，
BA）（Jacobson et al.，2001），它只关注认知行为疗法中有关抑郁
症的部分（见第 12 章）。

　　在这章中，我们只能简要介绍这些方法的发展，建议读者参考
现有的培训手册或出版物来寻求具体指导。

 ## 为何考虑跳出传统认知行为疗法的框架？

　　首先，基于某些特别的需要，可能需要对传统认知行为疗法进
行一些修正或精细化，以使其更加有效。这可能意味着对草案中的
计划治疗次数和干预方式进行扩展和添加，以补充草案的不足，例
如当患者不得不应付出乎意料的生活事件时。

236　　此外，认知行为疗法并不是所有心理问题的最佳疗法，也不适
用于所有患者。在某些情况下，其他形式的心理治疗会更有效，例
如，在治疗神经性厌食症中使用的家庭治疗（综述请参见 Eisler et
al.，2003）。

　　其次，一些从业实践者已经用大量充实的材料详细地阐述了认
知疗法，以使有持久且复杂问题的患者加入治疗。这些包括通过认
知治疗提高对人际交往的兴趣（Safran & Segal，1990）、以图式为
中心的认知治疗（schema-focused cognitive therapy，SFCT）的发
展（Beck et al.，1990），以及将认知行为疗法和正念训练结合起来
的图式治疗（Young et al.，2003）和正念认知疗法（Segal et al.，
2002）。再者，一些从业实践者只关注传统认知行为疗法的特定方
面，使得认知行为疗法更加精简。例如，行为激活（Jacobson et
al.，2001）弱化了传统认知行为疗法治疗抑郁症的认知成分。

　　当"经典的"认知行为疗法对治疗患者有着不足之处，但患者似乎又适合了认知行为疗法，而且问题的程式显示支持认知行为的干预时，治疗师可以考虑跳出传统的认知行为框架。在某些情况下，会有指导方针告诉我们哪一类患者需要这样的治疗。例如，对于复发性的抑郁症，提倡用正念认知疗法，同情心的训练适合于那些由于自我批评和羞耻心阻碍了进步的患者，而以图式为中心的认知治疗则适用于那些受困于长期顽固的负性信念体系的患者。这些方法将在下文中进行讨论。

 ## 治疗中的图式

图式是什么？

　　在描述与图式有关的治疗时，我们常常会回避这个问题。人们一致认为图式不仅仅是一个信念：它是一种信息处理结构，将我们收到的信息归类，并对事件进行预测。有些人认为它是一个纯粹的认知结构，而另一些人则指出它是更为复杂和多知觉的认知结构。我们都有图式，有关自己的、有关事件类别的等等。这些知识结构使我们能够快速处理正在发生的事情，帮助预测环境。人们几乎都认为图式形成于儿童期，随后，人们倾向于以特定方式解释自己、世界和未来。

　　威廉姆斯等（Williams et al.，1997）将图式简洁地描述为一个"知识存储场所，它通过引导注意力、期望、解释和记忆搜索……与编码、理解以及/或者在其范围内对新信息进行的检索相互作用。其内部结构一致，作为模板去组织新信息"（p. 211）。你也许会问："这在实际生活中是什么意思？"思考下面这段简短的话：

　　　　玛丽沿着过道往下走，大家很安静，她的父母自豪地看着她。她稍微调整了她的学位帽。

237　　　　你可能很快得出结论，这是玛丽的毕业典礼，即使没有提到毕业。你之前关于毕业典礼的知识提供了这样的信息，你需要"体会言外之意"，并预测发生了什么事情。这方面的知识驻留在一个图式之中。图式具有高度的功能性和灵活性（还有一个合理的可能性是在举行一场婚礼，直到你读到"学位帽"时，才会转移到另一种可能性上）。这使我们能很好地思考，但当图式出现偏见或变得顽固时，就会出现问题。这种情况下，一个人"体会的言外之意"可能就不准确了。例如：

> 罗西的老板刚对她说："今天你看上去不错！"而她却因此感到非常痛苦，不得不离开了房间。她心里想："他认为我看上去很胖！"并体会到害怕和自我嫌恶的感觉。

罗西的自我图式偏向消极，以至于当她的老板对她的容貌作出评论时，她体会的"言外之意"并不是恭维，反而认为自己受到了批评。

贝克等（Beck et al.，1979）认识到图式在抑郁症的认知模式中的作用。他认为，容易得到的想法（自动思维）受到更深层次的心理结构（图式）的影响。例如，一个贴上了"绝望"标签的自我图式会大大加固负性自动思维，例如"努力是没有意义的"或者"好事不会发生在我身上"；一个有"不信任"标签的人际图式也许可以解释某些负性自动思维，如"他说的那些话只是为了操纵我"或"其他人在最后都将离开我"。

图式虽然早已被公认为"不朽的知识结构"（Neisser，1976），但具有不同程度的灵活性，当我们有了新的经历时，它能使我们改变态度和期望。例如：一个人在有管理经验以后，他的自我看法就可能从"我没有能力操纵别人"转变为"我可以管理别人"；一个经历了创伤的人对世界的看法可能会从"基本安全"变为"威胁和危险"。认知行为疗法在"此时此地"的技巧中利用了这一点，向患者提供新的选择可能，鼓励他们体验新的经历，这些经历可能会对图式水平产生影响。

以图式为中心的治疗方法

　　然而，即使在面对新证据时，有些患者的图式会抵御改变。这常见于维持慢性心理问题的中心事件上，比如与人格障碍有关的中心事件。通常，存在抵御改变图式的患者不能接受可以挑战消极信念的积极经验。相反，他们一再以消极信念的评论提出反对，如"是的，但他只是出于怜悯才这么说"，或"是的，但这只是运气"。如像罗西这样的患者，从未重视过积极经验；他们会以自己内在的稳固的消极观点迅速地将其曲解为消极事件。

　　正是为了治疗这类患者，以图式为中心的或"第二代"认知疗法（Perris，2000）才得以发展。无益图式的顽固性促进了直接针对图式的策略和对此有促进作用的方法的发展。因此，以图式为中心的治疗只是重点有所转移的传统认知行为疗法——它不是标新立异的方法。

　　该方法更加强调对儿童和青少年心理问题起源的理解，也注重患者与治疗师的关系，它将程式置于一个更大的历史背景。贝克等（Beck et al.，1979）认为："对于抑郁症和焦虑症急性期的治疗，童年的经历起不了太大的作用，主要是将其运用于慢性人格障碍。"

　　从业实践者强调患者与治疗师之间的互动，那样更容易发现敏感地带或难以捉摸的核心思维，使具有人际困难或深刻绝望的患者参与到治疗中，并利用这种关系作为改变的中介（Perris，2000；Beck et al.，2004）。在认知治疗中，不要假定转变可以实现，而只将其作为一种可能性进行探索。杨等（Young et al.，2003）特别强调图式治疗中"部分再育"和"移情对抗"的治疗价值，二者都认为治疗关系可作为改变的媒介。

　　图式治疗就是形成新的、有益的信念体系，这将成为患者的有利条件，并与旧观点相抗争——仅仅毁坏旧的信念则可能使患者处于思想真空状态。这些策略有许多"经典"认知行为疗法技术的阐

238

释，包括以下内容。

正面数据记录（Padesky，1994）被系统地汇集成积极经历的清单，它有助于建立新的、更具建设性的信念体系，并可以挑战旧的无益的观点。例如，罗西收集了与新的可能性一致的信息："我是一个有吸引力的人。"首先，她整理了一份在其他人身上发现的有吸引力的特质清单：

> 随时微笑。
> 真诚的温暖。
> 善良。
> 宽容。
> 公正。

罗西很惊讶清单中没有对外貌的描述，并且她认为其他人可能也有相似的看法。她把这个清单作为一个标准，每当她意识到自己符合其中一项标准，或有人认为她有魅力时，就记录下来。起初，她很难识别积极的评价，但在实践中罗西越来越擅长这样做了。

这种技术是传统认知行为疗法中数据收集练习的体现，但传统的认知行为疗法很可能会花费更长的时间。

连续体思维或等级技术（Pretzer，1990）是一个帮助患者抵制无益的二分法思维的策略。在经典认知行为疗法中，我们会经常帮助患者识别"全或无"的思想，并促使他们对两种极端之间的各种可能性作出估计。连续体思维治疗就是建立在此基础上的，它包括绘制出存在于极端之间的变化范围，讨论和权衡"全或无"观点的正确性。在罗西的案例中，她做了"丑陋或有魅力"的二分法分析，除非她得到十分明确的信息说明她有魅力，否则她会将别人的评价认定为丑陋。在治疗中，她开始认识到了现实中的魅力是一个连续体，而且它不只包括外表的美。

历史事件记录（Young，1984）是追溯式的思想记录。用系统的方法重新评估过去的重要事件，从历史中找出原因，解释为什么某种信念令人信服以及为什么它的正确性现在又受到了质疑。罗西将认为自己很丑陋的信念回溯到过去的若干事件中，包括在 8 岁时一群小朋友包围着她并高喊她"很讨厌"。她回想当时为什么会相信他们：

> 我很胖，我的父母只会批评我。

然而，现在她可以用她"明智的头脑"对她 8 岁时作出的结论提出质疑：

> 我是一个长相平平、稍胖的女孩，曾经被一群对我不甚了解的小孩奚落。

然后她得出这样的结论：

> 我的家庭生活使我很容易相信别人的批评，但是我现在发现那些孩子当时很肤浅且冷酷，这件事其实反映了是他们不好，而不是我。

责任饼图（Greenberger & Padesky，1995）：经常有些患者会将责任完全归咎于自己，或者认为自己该负主要责任。"责任饼图"技术鼓励患者思考导致困难局面的其他原因。在罗西的案例中，她因为体重超标而责怪自己，这加重了自我厌恶、羞耻和情绪低落。她的治疗师协助她思考别人或别的事物在导致体重问题上的责任。起初，她很痛苦，但慢慢地写成了一份清单：

1. 食品工业包装和宣传食物，使其具有很大的吸引力。
2. 我的沮丧，这导致安慰性进食。
3. 父母的不支持，这导致我求助于安慰性进食。
4. 我的母亲总是节食，但她让我吃她所想吃的食物，这使我长成一个胖孩子。
5. 嘲笑我"胖"的孩子引发了我对体重的强迫观念。
6. 我的舞蹈学校向我们灌输"只有瘦才是可被接受"的想法，并导致了我对体重的强迫性观念。
7. 我对体重的强迫性观念：我沉浸在食物之中。

8. 虽然我爱我的姑姑，但她总是用巧克力逗我开心，这可能就是为什么我觉得巧克力特别诱人的原因。

当列尽了所有的可能性时，她把自己的名字加到清单底部。对于某些患者，这种行为本身就足以改变对责任的极端观点，因为他们现在认识到许多因素共同导致了问题。不过，格林伯格和帕蒂斯基建议采取进一步措施，要求患者估计每个人/件事应该负多大的责任，然后将其绘制成一个饼图。虽然这对某些患者来说很吃力，但对另一些患者来说很有益。罗西的划分等级如下：

1. 食品工业 5%。

2. 我的沮丧 10%。

3. 我的父母 40%。

4. 我的母亲 10%。

5. 其他孩子 10%。

6. 我的舞蹈学校 5%。

7. 我的体重强迫观念 15%。

8. 我的姑姑 1%。

9. 我自己 4%。

当罗西看完了所有的条目，她发现，她只有 4% 的部分留给到自己，接着耻辱感和愤怒感得到了降低。她的"饼图"见图 17—1。

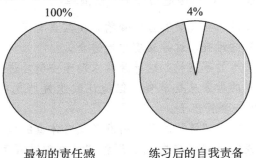

最初的责任感   练习后的自我责备

图 17—1　罗西的"饼图"

　　然而，避免患者得出"我没有责任，所以对此我无能为力"的结论也是十分重要的。虽然他们不再感到自己对问题负有责任，但实际上他们还是需负责。你可能没有损坏中央维持系统，但你有责任修好它。

　　改变图式的策略同样也涉及"实验技术"的发展，它体现了经典认知行为疗法中的角色扮演和观察技术，并且吸纳了完形技术和 *241* 复杂的表象训练。例如，罗西还从帕蒂斯基称之为心理剧（Padesky，1994）的技术中得益，利用角色扮演和他去世的父亲进行互动，这使她可以直面父亲的情感和身体的虐待。表象重组同样对她有好处（Layden et al.，1993），在此过程中，她重现了受到同学讥讽的表象，重新考虑她的反应和结论，最终以积极的含义结束。罗西的新表象就是她感觉自己高大又有魅力地走开了（而不是怯懦和丑陋的），并坚信她的理解：他们错了，我道德很高尚。她特别关注了高大和有魅力的身体感觉，因为这是对丑陋的"身体感觉"的挑战。身体形象的转变，对那些长期感觉没有魅力或不安的人特别有帮助（Kennerley，1996）。另一种实验技术是图式对话（Young et al.，2003），患者可以在旧的、无益的信念体系和适应性更强的信念体系之间发起一场对话。在一次会谈中，治疗师扮演了罗西假设的角色，该假设为罗西是丑的，罗西练习以同情、积极的评价来支持"她有魅力"这一信念。最初，治疗师模仿着争辩，以破坏负面观点的正确性，罗西很快就能够担当这个角色，并在争辩中越来越熟练地找出令人信服的证据来证明她是有魅力的。为了帮助处于挑战初期的患者，杨建议使用图式抽认卡，为患者汇总这个过程。

　　用于解决基本信念的技术大部分是"经典"认知行为疗法策略的优化，总结在表 17—1 中。

　　在促使图式变化的过程中，这些经验性技术表现出显著的效果 *242*（Arntz & Weertman，1999），但同时会唤起强烈的情绪反应，所以应谨慎使用。仅在有明确的理由基础上，并确信患者可以接受由之产生的影响时，才能使用这一技术。

表 17—1　　　　　经典和以图式为中心的认知行为疗法策略

经典认知行为疗法	以图式为中心的认知行为疗法
行为实验是数据收集的一部分	正面数据记录
确定极端二分法思维和识别等级	连续体或等级技术
思维记录	历史事件记录
质疑谴责	责任饼图
角色扮演	心理剧
简单的意象转变	早期记忆的意义改变和复杂的表象变换
身体技术	身体形象的转变
挑战无益的想法	图式对话
进展评估	核心信念记录
援助性备忘录	图式抽认卡

　　在以图式为中心的疗法中，更加长远的目标往往需要对患者进行长期的治疗——有时长达数年（Young et al.，2003）。因此，你不仅要清楚"我具有以图式为中心的治疗技能吗"，而且要确定"患者和我都能投入到长期的干预中吗"。

　　令人惊讶的是，以图式为中心的疗法已经在认知疗法领域得到了普及，并且适用于一系列的障碍（Riso et al.，in press），但没有充足的实证基础。大多只是一些个案报告（例如，Morrison，2000）、特殊图式改变方法的审查（例如，Arntz & Weertman，1999）、公开的临床试验（Brown et al.，2004），而且数量也比较少，至今为止，还没有随机对照组的数据公布。仅由于这个原因，以图式为中心的疗法应谨慎使用。传统认知行为疗法应作为患者的首选，当然事先患者应接受评估，被认为适合于认知疗法。

 基于同情的疗法

■ 它是什么？

　　寻求心理治疗的患者报告中，最常见的情绪是羞耻（Gilbert &

Andrews，1998）。例如，它会与抑郁症（Gilbert，1992）、饮食失调和童年虐待（Andrews，1997）等相联系。有证据表明，对于高度自责的人使用传统认知行为疗法的效果不是很好（Rector et al.，2000），其原因可能是患者长期存在负性的图式。基于同情的疗法旨在帮助那些有内在羞耻感、自我批评和自我冷漠的人形成其对自我的同情，从而减少或消除羞耻感。

有羞耻感的患者经常采用认知疗法的技术，但未能感受到情感的转变，因为羞耻感和自我批评已经渗透到他们的反应之中。其中一个原因可能是他们质疑无益认知时使用了严厉的语气。这好比作为父亲（或母亲）用非常严厉的语气安慰孩子说"别怕"，似乎害怕是很荒谬的，这与父母用一种同情且真心关爱的语气说同样的话形成了鲜明的对比。

吉尔伯特（Gilbert，2005）的方法是把人们熟悉的认知行为干预与针对解决自我批评和羞耻感的同情心训练相结合。同时也把认知重估的技术与同情和关切的态度相结合。

社会心态理论

同情心训练是以吉尔伯特的社会心态理论为基础的，该理论认为，关于自我的信息往往通过系统（"社会心态"）得到处理，这些系统最初是为了社会关系而形成并发展的。因此，我们每个人都有一个自我的内部关系，我们的思想和感情可以反映这种"自我—自我"的关系。例如一个人自我攻击就会感受到攻击，或者一个人感觉需要关爱于是就会自我安慰。基于同情的疗法着重于内在关系，*243* 它训练患者发展内在同情和温暖，从而可能使他们自我安慰并有效地抵制自我攻击。

实践中基于同情的疗法

基于同情的疗法与经典认知行为疗法有许多相似之处：良好的治疗关系对治疗非常重要；治疗师运用引导发现和思想监控来确定

与羞耻感和自我批评有关的关键认知情感过程；建立共享程式，然后识别模式，同时确定阻碍治疗的信念，如"自我批评对我有利：这是性格"；对问题如何发展和为什么得以维持达成共同认识以后，就可以进行吉尔伯特所谓的"去羞耻感和去内疚感"（p. 287），它与莱恩汉提出的确认（validation）概念相似（Linehan，1993）。他提倡用表象获取受关心的经验，从而提升接受感、安全感和自我安慰感。然后这种富有同情心的精神状态被用来对无益的自动思维进行同情心重组。

基于同情的疗法运用的经验性干预措施，大多与以图式为中心的疗法所采用的干预措施相似。其中的技术包括：促进有关同情自我、重组过去和创伤经历的表象；通过学习辨认批评过程来避开负性自动思维的情绪感染力；发展与敌对方的自我的内在对话——有时使用完形双椅技术。同时也提倡同情冥想，它在形式和目的上与辩证行为疗法和正念认知疗法中的正念训练相似（见下文）。

同情心训练是一种新的心理疗法，但其受欢迎程度在持续上升，并且这种方法已适用于抑郁症（Gilbert，2005）、创伤后应激障碍（Lee，2005）和焦虑症（Bates，2005；Hackmann，2005）。目前，同情心治疗法（CMT）的疗效证据并不多，但它正在日益发展（综述请参见 Gilbert & Irons，2005）。

正念认知疗法

它是什么？

正念认知疗法（MBCT）是一种新颖的治疗方法，它作为预防抑郁症复发的干预措施而得以发展（Segal et al.，2002）。这种治疗方法把经典认知疗法的元素与正念训练相结合。正念训练是由卡巴-金（Kabat-Zinn，1994）开发的一种治疗性的冥想方法，他这样描述："用特别

的方式加以注意：有目的的、在当前情况下的和不加挑剔的。"（Ka-bat-Zinn，1994，p. 4）

十几年前，蒂斯代尔等（Teasdale et al.，1995）提出一个替代性的假设：认知行为疗法之所以有效是因为有关消极认知内容的信念发生了改变。他们认为，认知行为疗法能起到作用，可能是因为通过促使患者暂停、鉴别认知并评价认知内容的准确性或实用性，帮助他们"避开"问题认知。这就达到了"疏远"或"去中心化"。他们强调了去中心化和对元认知高度意识的重要性，认为对元认知的高度意识是减少抑郁复发的一种有效干预。

这就提出了一种可能性，即心理压力的缓解可以通过帮助患者切换到另一种精神状态得以实现，在这种精神状态中，患者能以一种去中心化的视角看待无益的思维和感受。正念训练的冥想状态有助于患者去中心化，所以在认知行为疗法吸收新技术的同时，正念认知疗法也得到了发展。

相互作用的认知子系统

正念认知疗法以信息处理模型为基础，这种模型被认为是相互作用的认知子系统（ICS），该系统把心智视为相互作用的部件集（Teasdale & Barnard，1993），每一个部件接收并处理来自感官或其他心理部件的信息，然后将这些经过转化的信息传递给其他部件。因此，这是一个相互作用的网络。在这个网络的内部，经常出现的模式会成为对某种特定刺激的特定反应，特别是相对于没有抑郁经历的人来说。那些以往有抑郁症经历的人会更容易陷入不断加重的自动永存的认知—情感反刍循环中。这种反刍模式会增加抑郁复发的可能性（Teasdale，1988）。

蒂斯代尔将这种存在于心理部件之间、相互作用的复发模式叫做"心智模式"，并把他们比作一辆汽车的齿轮：

> 正如每一套带动装置都有特殊用途（启动、加速、巡航等），所以心智的每个模式也有其特定功能。对于汽车来说，引起带动

装置发生变化的原因可能是自动的（带有自动变速器，由设备检测发动机转速在何时达到一定的临界值），也可能是有意识的（由个人有意识地选择以实现某一特定的意图，或用特别的方法分配注意）（Teasdale，2004，p. 275）。

他接着说，就像汽车不能同时运用两套带动装置，心智也不能同时分配两种模式。因为一种思维模式的工作会阻碍人们运用另一思维模式。正念认知疗法的目的是帮助患者认识到无益的"心理带动装置"，从而摆脱它，并转变为一种功能更强大的认知模式。正念是另一种有益的认知模式，它跟反刍正好相反。抑郁反刍的特点是反复自动地回想消极事件，而正念可将患者置于与反刍不相容的心理状态下，从而减少抑郁复发的可能性，即：

● 有意识的：专注于当前的经验，而不是处理过去或将来的想法。

● 将思想视为精神的事件，而不是对现实的正确反应。

● 不评判：将事件仅仅视为事件，而不作"好"或"坏"的评价。

● 全身心投入：体验当下，从而减少认知的和体验的回避。

实践中的正念认知疗法

正念认知疗法是一种群体技能培训程序，以此减少患者的抑郁复发（Segal et al.，2002）。它集合了正念疗法和认知行为疗法的兼容元素。然而，它强调的不是无益想法的改变，而是培养关于无益想法的强大正念，其关键是达到一种不评判和全然接受的立场。正念认知疗法的目的是帮助患者更加了解他们的认知、情感和身体体验，并使它们产生不同的联系。治疗师教患者摆脱习惯性、不正常的认知习惯，以减少将来抑郁症的复发可能。

团体每周开展 8 次两小时的会谈，并布置两次会谈之间的任务。会谈主要形式是意识练习和意识任务，主要是为了将意识技能的应用融入日常的生活中。继最初的 8 次会谈之后，会谈之间的时间间隔会逐步增加。

两项临床试验评估了正念认知疗法对复发性抑郁症的疗效，并且更多的实验正在开展。到目前为止，有关试验的结果表明，正念认知疗法是一种高成本效益的预防方案，对于以前有过三次以上抑郁复发的患者，此疗法有效地减少了复发和循环发作的危险。它也被用来帮助诸如慢性疲劳和癌症患者解决其他问题。我们期待着此模式的不断完善和进一步的临床试验。

 ## 激进的行为干预

它们是什么？

一些从业实践者和研究者们开发了一些特别的认知行为干预，它们包含明确的认知成分，但更强调行为治疗的重要性。这些措施包括莱恩汉的辩证行为疗法（Linehan，1993）、接受和实现疗法（Hayes et al.，1999），以及雅各布森的行为激活（Martell et al.，2001）。下面概述了每一种越来越流行的方法。

辩证行为疗法

这是由莱恩汉（Linehan，1993）设计的，专门针对有自杀倾向且被诊断为边缘性人格障碍（borderline personality disorder，BPD）的女性，这种疾病的治疗效果常常不是很好。辩证行为疗法由一系列广泛的认知和行为策略组成，专门处理边缘性人格障碍患者的问题，其中包括自杀行为。所需的核心技能是：

- 情绪调节。
- 人际效能。
- 痛苦耐受性。
- 正念。

- 自我管理。

治疗需要同期进行个体和团体会谈。

辩证行为疗法最典型的特点是强调"辩证法"或分歧的化解——例如，实现自我接纳，同时认识到改变的需要，或者在交替出现的远大抱负和缺乏理想之间取得平衡，这种情况常常出现在有边缘性人格障碍的患者身上。这里它强调的是辩证的过程，所以这种疗法更加强调过程而不是结构和内容。

246   辩证行为疗法在其他几个方面不同于认知行为疗法。它提高了患者行为和现实的可接受性和效力，而不是使其受到挑战。辩证行为疗法的核心是治疗关系，而且它强调识别和处理妨碍治疗的行为。

辩证行为疗法已经在好几次常规疗法对比试验中进行了评估（例如，参见 Bohus et al. , 2004）。整体来看，它有着较高的留存率，能有效地减少自残行为。尽管这种疗法可以减少一些特别危险的行为，但到目前为止它的效力似乎太有针对性，对边缘性人格障碍患者的其他许多问题不一定有效。

接受和实现疗法

接受和实现疗法认为心理问题是由于缺乏灵活有效的行为造成的，而治疗的目标是帮助患者选择有效的行为，即使者面对着干扰的想法和情绪。这种疗法是基于海耶斯的关系框架理论（Hayes et al. , 2001），他把心理问题视为心理僵化和体验回避的一种反应。该模型有两个主要成分：接受和注意的过程、承诺和行为变化的过程——因此，叫做"接受和实现疗法"。在接受和实现疗法中，这些过程取得平衡以后，就会产生更大的"心理适应性"（海耶斯将这种适应性看作一种充分体验当前时刻的能力，认为当前时刻是一种可意识到的、历史的存在），并根据情况去改变或坚持选择有价值的行为。

吉尔伯特的治疗准则认为治疗师应采取同情的态度对待患者。海耶斯还强调当前时刻的重要性，主张运用正念疗法（与正念认知疗法和辩证行为疗法形成呼应）。

为了支持接受和实现疗法，人们进行了若干随机对照研究，表明了它的疗效，例如，精神病症状（Bach & Hayes，2002）和特定的焦虑症（Zettle，2003）。

■ 行为激活

行为激活最初只是存在于对认知行为疗法的成分分析研究中（Jacobson et al.，1996），后来才成为治疗抑郁症的一种独立的方法。人们发现，完整版的认知疗法中包含了很多克服消极思维的技巧，行为激活与之相比有相当的疗效。

行为激活通过集中的激活策略，帮助抑郁患者重新参与到他们的生活中。这克服了各种形式的回避、退缩和迟钝，以及这些问题可能会产生的加剧抑郁发作的次级问题。行为激活的目标还在于，帮助患者将积极强化重新引入生活中，这有抗抑郁的作用。这种方法的更多细节在第 12 章抑郁管理的活动安排中也有提到。可参见马泰尔等（Martell et al.，2001）对行为激活的充分说明。

 ## 结论

认知疗法已被运用于越来越多样的临床患者，而患者的病症也越来越复杂和持久。这就要求认知疗法的发展和认知行为疗法的完善。

有趣的（和安慰的）是，许多较新的方法有着共同的主题，它们都强调图式的重要性以及正念和验证的效用。 　247

毫无疑问，这些研究的发展是令人振奋的，而且反响热烈。不过，干预的实证地位几乎都不高，有些干预的适用范围非常特殊——如正念认知疗法治疗抑郁症复发及辩证行为疗法治疗患有边缘性人格障碍且有自杀倾向的妇女——除非有进一步的证据，不然我们不能直接认为这些方法能推广到其他人群中去。

 ## 问题

治疗师不能胜任治疗

临床治疗师不仅要熟悉认知行为疗法的基本原则和最新进展，还要能够应对可能有人际关系困难和呈现一系列问题的患者（而且这些问题可能对自己和他人有危险性）。因此，附加培训与良好督导相结合是必不可少的。

治疗师受到来自治疗复杂性和治疗要求的压力

这样的治疗往往针对的是病情复杂的患者，他们对治疗的技能和资源都有较高的要求。如前所述，督导很重要，同行的支持也可以缓解部分的压力。然而，治疗师必须实事求是，只有他们理性地判断自己能够提供长期或重病的治疗时，他们才能够接下案例。还有一点也很重要，那就是接待患者的数量要"平衡"，即与治疗师的技能和资源相匹配。

案例似乎永无止境

有复杂需求的患者可能需要"长期"治疗，文献记载的案例中治疗可以从 20 次到数年。为了防止不必要的长期治疗和对疗养的依赖，建议你使用督导，而且要定期检查进展，如果只有很少的迹象表明认知治疗对患者有益，就该考虑结束治疗。

替代性创伤

一些更为复杂的治疗会涉及这样的患者：他们会描述一些创伤

事件，在聆听了他们的描述以后治疗师可能会产生替代性的创伤（McCann & Pearlman，1990）。良好的督导和支持可以帮助你确定替代性创伤的早期迹象，如体验到创伤闯入，或采取行动以避免引起痛苦——例如喝酒。

第18章

认知行为疗法的实践评估

 什么是评估和我们为何要进行评估?

在实践评估中,我们可以收集数据以确定疗法是否有效,或者判定一种疗法是否好于另外一种。我们认为认知行为疗法实践者应对其治疗的有效性进行评估,主要原因有以下几个方面:

1. 对治疗的评估将我们置于"科学家—实践者"的优良传统之中(Committee on Training in Clinical Psychology,1947;Raimy,1950),旨在通过实践者对"真实世界"的研究来推广知识。另见萨克维斯科斯(Salkovskis,1995,2002)和马基森等(Margison et al.,2000)。这些方法基于这样的考虑:虽然传统的、以学院为基础的、控制的研究对于学术进展很重要,但有些问题最好还是通过临床实践研究来解决,让普通临床医生来操作。

2. 它可以使我们向患者和治疗费用支付者提供更多有关患者治疗结果的正确信息。因此，评估是我们的行政人员责任的重要部分，也是患者知情同意的重要组成部分。也让患者和我们都可以见证治疗是否和预期的一样好，是否还有地方需要改进。

3. 它为我们提供了基线数据，这样我们可以将引入某项措施所引起的变化与之作对比。例如：如果我们采用了一种措施，希望能减少患者中途退出治疗的比例，那么了解原始比例就很有用；如果我们进行一些训练，希望能改善抑郁症，那么我们在训练之前就要知道大概的结果。这种常规数据为临床检查提供了很大的支持。

因此，一些常规治疗评估系统很重要，而简短的本章只涉及在这方面的研究设计中所呈现出的一小部分问题，我们希望这可以给你一些启示。

 ## 评估的类型

249

对于评估我们主要关注两点：

- 个体临床案例结果（包括对单个群体的评估）。
- 整体临床治疗结果（可以由一个或一百个治疗师提供）。

我们依次来看看这些情况。

对个体临床案例的评估

对个体结果进行评估的主要目的是：（a）你和患者可以从中发现治疗中发生的改变；（b）在某些情况下，可以更加仔细地审查临床干预的效果，比如在单组实验设计中。

第一步非常简单：我们可以在治疗的开始和结尾实施一些相关

测量，观察是否有变化以及变化的程度。在这个阶段使用的评估是直接的临床实践。它能让治疗师和患者清楚地认识到治疗为靶问题带来了多少变化。

很多读者都不太熟悉具体的单组实验设计，关于实验设计我们不做太多深入的探讨，这里将简单地介绍一下这种方法背后的一些理念。感兴趣的读者可以直接看巴洛等（Barlow et al.，2006）和卡兹丁（Kazdin，1982）的经典著作。

这些设计的目的是让我们对评估治疗效果或治疗成分更有信心。单组实验设计最常见的方法是定期重复测量。其基本逻辑是，对感兴趣的问题建立测量，然后重复施测，以便确立一个走向——所谓的基线——之后当我们采用干预时，可以将所发生的变化与基线相比较。基线可以防止我们将观察到的变化归因于偶然或者其他一些因素，而不是正确地归因为我们的干预。如果我们只是在治疗之前和之后进行了测量，并且只针对一个个体，就不可能排除治疗之外的无关变量——例如，我们的患者中了彩票，或坠入爱河，或获得了一份极好的新工作——导致了我们所观察到的变化。如果有大量的测量数据，在干预产生变化的同时，外部的变化也刚好发生了的可能性就很小了。

图18—1说明了这一逻辑。假设这里的纵轴代表一些相关测量：抑郁症问卷的分数，或一天内强迫想法出现的次数，或对特殊情况的恐惧等级。在左图中，治疗前后的单次测量，无法确保分数的降低不是由于与治疗无关的外部原因引起的。我们只进行了两次测量——在这段时间可能发生任何事情，并对测量结果造成影响。然而，在右图中，频繁重复的测量使我们更有理由相信变化是治疗引起的，因为重复测量的结果不大可能恰好由在特定时间内发生的某个事件引起。

许多单组实验设计的基本逻辑都遵循这一原则。我们观察测量模式走势来确定变化是否与治疗的变化一致：如果一致，就有理由相信治疗是其变化的原因（但我们仍不能断定没有偶然性事件会引起变化）。

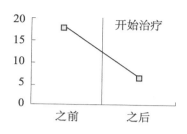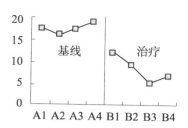

图 18—1　"之前和之后"与"重复测量"

图 18—1 中的右图是一个简单设计，它由治疗前的基线和治疗过程中一个变化的连续体组成，它通常被称作 A—B 设计：基线是条件 A，治疗是条件 B。如果我们期望的不是持久的治疗效果而是在此期间实施的一次治疗（例如，也许是一个睡眠保健方案），就可以将 A—B 设计进行扩展，如 A—B—A 设计，首先开始治疗，然后停止治疗，如图 18—2 所示。

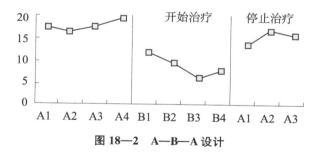

图 18—2　A—B—A 设计

其基本逻辑得到了巩固，因为测量数据不仅仅对治疗引入有所反应，而且对治疗的停止也有反应。这种相反反应与治疗变化仅仅出于巧合而同时发生的可能性就更小了，因此我们更加确定是治疗引起了变化。当然，如果我们期待治疗带来持续的效果——例如，用认知行为疗法治疗抑郁症从而引起情绪改善——就不能使用 A—B—A 模式：我们不希望一停止治疗，患者的情绪就开始低落。

我们将简要介绍另外两种常见的设计。第一种是交替治疗设计，它是在单个个案中确定两种治疗哪种是最有效的一种方法（但

251

要求立即测量出治疗的效果）。在每一部分时间（例如在一次治疗会谈或者其他单位时间）随机选择一种治疗方法，并且每一部分都进行重复测量。如果测量结果显示两种情况明显不同，如图 18—3 所示，我们就有证据说明一种治疗比另一种更有效。例如，我们想检验这样的假设，即特定话题会让患者产生焦虑情绪。那么我们让患者随意选择几次会谈来谈论那个特定的话题；而在其他会谈中则不作此要求；然后对焦虑等级进行测量。在图 18—3 中，如果 A 代表"回避"的会谈，B 代表"谈论"的会谈，此图就表明"回避"会谈比"谈话"会谈的焦虑得分更低。

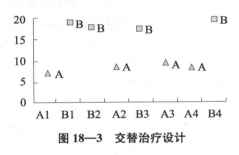

图 18—3　交替治疗设计

这种设计可改编为患者的行为实验设计（第 9 章），例如帮助强迫症患者确定反复检查大门是否比快速检查后离开产生了更多还是更少的焦虑。

最后，还有一个多重基线设计，因在同一时间内观察多个不同的测量而得名。它的不同之处是：多重基线涉及行为、情境或被试。思考一下这个关于行为的多种基线设计的例子。患者有两种不同的强迫症症状，我们在基线期间对两者进行定期监测（见图 18—4，三角形代表一种症状的频率，方形代表另一种症状的频率）。然后我们只对一种行为进行治疗（此个案的一种症状）。一段时间之后，我们对另一种行为进行治疗（此情况下的第二种症状）。如果我们得到的走势类似图 18—4，每一种行为只在对其进行治疗的期间显示出变化，那么我们有理由相信治疗引起了变化（有关这个设计的例子可参见 Salkovskis & Westbrook, 1989）。

涉及被试或情境的多重基线设计也同样适用这一原则：当然，*252* 基线的数目不一定像上述例子一样必须是两个，它可以是任意几个。在图 18—4 的例子中，每一组数据都代表了一种行为（例子中的一种症状）；在涉及被试的多重基线设计的案例中，每一组数据都代表一个被试，我们在基线之后的不同时期对其进行了治疗；在涉及情境的多重基线设计的案例中，每一组数据都代表了一种情境（例如，有关破坏行为的计划，首先在学校情境中采用，随即在家庭情境中采用）。值得注意的是，只有当我们预测各种行为、各个被试或者各种情境之间相互独立时，这种设计才有效：如果治疗可能从它们中的一种情况影响到另一种情况，那么我们要观察的同步变化可能不会发生。

最后请注意，这里所描述的分析组内实验设计结果的方法是通过目测来完成的——通过观察结果的走向，推测它们所代表的内容。在过去的 20 年里，个案设计的统计分析也有一些发展，但这些统计分析方法并没有充分地为大多数普通的治疗师所采用。

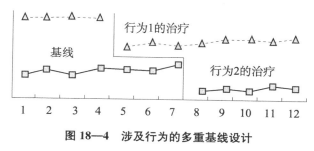

图 18—4　涉及行为的多重基线设计

治疗评估

另一种常见的评估形式是针对治疗整体的数据收集，因此牵涉到大量的患者。此评估的主要目的是：

- 描述患者群的情况（如年龄、性别、问题的长期性等）。
- 描述治疗的一些特征（如中途退出率、平均的会谈次数等）。

- 通过对结果的测量，确定治疗的效果。
- 使用常规收集的数据作为基线，来评估治疗的变化（如这种变化是否可以带来更好的结果或者提高患者的满意度）。

明确指定哪种数据应该收集是不可能的，因为这取决于治疗本身的利益和目标，但大多数治疗评估，会收集各种形式的数据，包括：

253

- 患者的结果数据（如在治疗前后采用心理健康问卷进行测量——见下文）。
- 患者个人情况的数据（如年龄、性别、问题的持续性、就业状况等）。
- 治疗参数，如就诊日期等（从中可以计算出治疗时间）。
- 治疗结果，如退出治疗或不赴约。

 一些常用的问卷

又一个问题是，根据每一次治疗评估的需要决定采用什么样的结果量表，而以下的问卷适合于常规临床使用，因为：（1）它们不会花太长时间让患者去完成；（2）它们被广泛使用，可以与其他治疗评估或研究试验进行比较；（3）它们评估的是最普遍存在的心理健康问题。

- 贝克抑郁量表（BDI：Beck et al.，1961）是最有名的抑郁症量表。最新修订版贝克抑郁量表Ⅱ已出版（Beck，1996），但有时仍会使用原来的版本进行研究以保持与早期测量的可比性。
- 贝克焦虑量表（BAI：Beck et al.，1988）是焦虑症量表。
- 临床成果的常规评估——结果量表（CORE-OM：Evans et al.，2002；也可参见网站 www.coreims.co.uk）在英

国被用于初级保健领域，作为心理健康的一般量表越来越受欢迎。

● 医院焦虑和抑郁量表（HADS：Zigmond & Snaith，1983），它适用于社区情境。取这个名字是因为它最初的设计为医院情境使用，其目的是避免心理健康问题和生理健康问题的混淆。这一特点对一些特殊的情境很有用，这些情境中患者一般既有心理问题也有身体疾病。

文献检索将会迅速找到其他适合绝大部分特定心理健康问题的量表。也可参考英国行为与认知心理治疗协会网站"会员资源"上下载的量表清单（BABCP，2006）。

其他量表

标准化问卷往往辅以其他量表，如个人问题等级评定、特定认知相信程度评定、问题出现的频率和持续时间等（见第 5 章）。

 ## 临床显著性意义统计

治疗评估数据可以用任何一种标准统计方法进行分析。然而，被称为"临床显著性意义"的分析方法特别适合临床治疗，尤其是雅各布森开发的方法（Jacobson & Revenstorf，1988；Jacobson et al.，1999）。临床显著性意义分析的目的是解决存在于传统的统计检验中的问题，即如果参与研究的人数足够大，那么即使平均分数中极小的变化也能显示出显著性。传统的检验告诉我们这样的变化是显著的，它不可能出于偶然，但它并没有告诉我们这种变化的重要性。因此，只要有足够多的人参与，从开始治疗到结束的一系列时间点上，患者在贝克抑郁量表上得分的变化就可能有显著的统计学意义——意思就是"不是出于巧合"。但临床医生不会把这种变化视作有临床意义，患者也不会因为这样的意义而感到高兴。

　　雅各布森方法的临床意义的检验，着眼于参与研究的每个个体，并提以下两个问题：

　　1. 患者在特定量表的分数完全是因为治疗而改变，而不是由于偶然吗？一个"可信的变化"指数计算依赖于测量工具的可靠性和总体人群的自然变化。如果患者分数的变化大于计算标准，那么患者的症状可能被视为在治疗中明显改善（或恶化）。

　　2. 如果患者有明显的变化，那这些变化已经跨过临界点进入到正常的范围了吗？如果是这样，我们就要考虑患者不仅仅是得到了改善，或许已经痊愈了。雅各布森等发现了几种可能设定"正常临界"标准的方法，例如计算一个点值，超出这个点值以后患者在统计学意义上更有可能属于正常的人群而不是功能失调的人群。

　　表18—1显示了每个患者通过分析可能产生的结果。根据上面两个方面，每个患者都可被分为：明显恶化、没有明显变化、明显改善（但没有痊愈）或痊愈。

表18—1　　　　　　　　得分变化的临床显著性意义的分类

		1. 变化分数大于明显变化标准？		
		是的，因为恶化了	不是	是的，因为改善了
2. 分数跨过临界点进入正常范围？	不是	明显恶化	没有明显变化	明显改善（但没有痊愈）
	是的			痊愈

　　分析的结果以患者归到每一种类别中去的比例的形式报告出来。

　　这种方法的优点是：

　　（a）它使报告更有统计意义：大多数临床专家都会同意，符合雅各布森的两个标准的患者的确取得了临床意义上的重大进展。

　　（b）产生的数据更易于患者和/或治疗的行政人员理解：

与"患者在贝克抑郁量表上的平均得分在 17.3～11.2 之间"相比，大多数人更易于理解"平均 56％的患者痊愈"—— 韦斯特布鲁克和柯克（Westbrook & Kirk，2005）给出了这种常规的临床数据分析的例子。

另外，值得注意的是虽然这些有代表性的"标杆"策略（参见 Wade et al.，1998；Merrill et al.，2003）发现，认知行为疗法在临床实践以及研究试验中是一种有效的治疗方法，但对于那些相信认知行为疗法（或其他任何种类的心理疗法）是灵丹妙药、认为可以帮助所有患者的人来说，临床显著性意义分析让他们清醒地认识到：大多数这样的分析发现只有三分之一到一半的患者得到了痊愈。

 ## 评估方面的困难

保持简易

总是有东西吸引我们去寻找更多的数据：人们很容易认为"我们总是忙个不停，试图找到有关这个……这个……和那个……"。结果这些大量笨拙的数据堆积起来，只会让患者负担过多，耗时又无法收集到可靠的数据，甚至要花费更多时间去分析。一般来说，最好是经济合理地收集并分析少数数据项目。

重复测量

有时患者过于熟悉经常使用的测量并开始自动完成它们。花一两分钟与患者讨论问卷的结果，以便评估效果如何。

继续保持

大多数常规数据的收集工作一开始比较积极，但不能长期坚持。我们提出了两个保持数据收集继续进行的重要因素。首先，有一个合理的、高水平的"卫士"——这个人帮助数据的收集和分析并确保如果有人忘记收集数据就会提醒他们。其次，至关重要的是收集数据的临床专家要看到数据得到了处理，并且要确保将结果定期反馈给他们。不能进行分析的数据永远没有用；当没有任何结果显现时，继续收集数据的概率很小。

研究设计

临床治疗的评估通常无法达到最高标准的研究设计，如随机对照试验。所有研究设计都含有一些折中：（a）严格控制研究，尽量消除其不确定性，但这样做可能最终不像真正的临床实践；（b）更多的"现实生活"研究非常接近临床实践，但为病因留下了一些模糊空间。通常治疗过程评估的工作原则是有证据证明比没有证据更好，为了描述一些日常结果，少一些严谨性是可以接受的。罗布森（Robson，2002）关于"现实生活研究"的书中为进一步研究这些问题提供了有用的资源。

第19章

认知行为疗法的督导

 引言

　　任何尝试过的人会很快发现，好疗法的实践并不是件容易的事。你不能只凭阅读本书，或者参加一个研讨会，就能做出精彩的认知行为治疗：有效的临床训练需要一个更长的学习过程，在此过程中你可以将学习到的理论、治疗策略和患者的复杂情况结合起来。临床督导是实现这种继续学习的主要方法之一。它有不同的形式（见下文），但基本思想是让人讨论或直接观察你的治疗，这样你可以检查治疗进展得如何，确定问题，找到解决办法然后提高你的技能。几乎任何水平的认知行为疗法治疗师都需要督导，这对新手来说则更加重要。

　　这些关于督导积极价值的观点可能得到多数认知行为疗法实践者的支持。然而，惭愧的是，像认知行为疗法这样的实证方法，却没有太多证据证明督导真的起到了作用，不论是对受督导者的技术还是对患者的疗效而言。因此，接下来讲述的内容只是基于临床实践和我们以及其他人的看法，而非建立在强有力证据的基础上。当新的证据出现时，这里的大部分内容可以而且应当受到质疑。

 ## 督导的目标

尽管对于认知行为疗法中的督导，我们未能达成一个普遍一致的定义，但我们都认为临床督导可以帮助我们达到下列一个或者多个目标：

● 提高治疗师的技能：训练和提升现有技能，学习新的技巧。

● 保护患者：为疗法提供一种质量督导，在实用层面上确保运用了适当的策略；在情感层面上使治疗师能够更加外化、客观地看待治疗关系。

257

● 在治疗师处理治疗带来的困难时，为他们提供支持和帮助。

● 督导和评估治疗师的技巧和实践。

不同目标之间的平衡会根据某些因素而产生变化，诸如治疗师和督导的特征和经验、督导的内容等等。

就最后一个目标，也就是评估来说，值得考虑一下总结性评估和形成性评估之间的区别。

● 总结性评估是指首要目标是进行总结性评价的评估：受评的患者在某种程度上已经"足够好了"吗？（比如受训者能够通过课程吗？）

● 形成性评估是指首要目标是使被试进步的评估，也就是说其关键不是"X足够好吗"而是"如何使 X 变得更好"。几乎所有临床督导都含有形成性评估的元素，但总结性评估通常只在训练课程或类似过程中显得重要。

不管目的是总结性的还是形成性的，评估认知行为治疗技巧的一项有用工具就是认知疗法量表（CTS：Young & Beck，1980；Dobson et al.，1985；Blackburn et al.，2001）。

 ## 督导的模式

我们可以区分两种重要的督导维度：其一，督导对象是单个的治疗师还是一个群体；其二，督导和督导对象之间是否有专业级别的差别，或者是否发生在水平大体相同的人之间。合并这些分类后我们得出了四种督导模式，我们随意给了它们相应的名字，如表19—1所示。

表 19—1　　　　　　　　　　　　督导的模式

	个体	团体
有经鉴定的领导者	1. "学徒"	2. "被领导小组"
无经鉴定的领导者	3. "磋商" （双向或单向）	4. "同僚团体"

人们有时会认为，所有的督导都必须有一个认定的领导者，这在我们看来并不正确。我们发现即便没有一个非常专业的参与者参与督导，即便没有一个参与者是非常专业的，让同等水平的人作为督导也是非常有用的。类比一下：正如治疗师可以在一个患者知之甚少的领域里通过引导发现的过程帮助他一样，同僚也可以在督导中用同样的过程来为治疗师扩展新思路。虽然如果所有参与者都没有一点认知行为疗法经验，就会存在"盲人骑瞎马"的危险，但在专家督导有限的情况下，这类督导仍强过什么都没有。

这些模式各有利弊。

学徒

这可能是许多人认为的典型督导：一个熟练的经验丰富的医师会见一个相对来说的新手，一对一地提高新手治疗师的技巧。这无疑是个好模式，有极好的机会对治疗进行检查、对技巧进行练习，这很好地迎合了被督导者的需要。主要的不足是对领导者时间的使用相当奢侈（所以很昂贵）；而且一个督导能提供给被督导者的观点和专业意见是有限的。

被领导小组

被领导小组的主要优势是，它具有学员模式在提供专业意见方面的优点，同时还更经济，因此在许多情境下更可行。另一个优点是被督导者除了自己的案例之外还可以学习听取其他参与者的案例。可能的不足是：小组里每个人的个人时间更少了，有时更像是一个研讨小组——尽管有时候这也有帮助。

磋商

对经验非常丰富的参与者来说，这很有可能是唯一可取的督导模式，因为也许没有人有更多专业意见。磋商可以是单向的——一个人向另一个咨询——也可以是双方的，两人互相督导对方。

同僚团体

同僚团体的优点包括：相对便宜并且容易建立；它使治疗师有机会进行替代学习；成员地位平等，所以它能鼓励经验不足的参与者更具创造性并且分享他们的观点。不足之处是："盲人骑瞎马"的危险，没人真正知道他们在谈论什么；就和任何一种督导小组的形式一样，每个被督导者时间更少了；没有领导者来负责团体动态。

督导的另外渠道

除了上述模式之外，可以考虑将其中一些通过其他交流方式进行，诸如电话和电邮。这些渠道可能是个体督导中最行之有效的方法；而处理团体互动时，若没有任何面对面交流是不容易的！这类方法可能会丢失面对面交流中的一些微妙之处，尤其是遇到情感问题时；播放录音带或录像带时可能存在技术问题。然而，如果没有一个督导可以满足你的要求，这些途径可给予你一些可替代的有用渠道。

督导还是治疗？

人们公认，在所有治疗形式中治疗师的个人问题或信念可能会严重影响治疗。在督导中这样的材料适合探讨吗，或者它应该被看作是一次私人治疗而另择他地吗？对于督导过程中处理的个人材料有没有限制？如果有的话，那么你该怎么处理那些被一致认为不该包含在督导中的材料？对于这些问题没有正确的答案，但多数认知行为疗法的实践者可能会说只有当这类材料对治疗产生直接影响时，才能作为督导的一部分（例如，Padesky，1996）。如果你的信念（例如，"我永远不能做让患者觉得痛苦的事情"或者"我只负责让我的患者进步"）阻止你完成一个显然与其他方面相关的治疗性策略，那么最好让其接受督导。如果信念似乎是更宽泛的问题，也许就不能在督导的有限时间内解决。如果它并没有直接影响到你对患者的治疗，那么可以在别处解决。

带子的使用

一直以来，使用和患者会谈的录音/像带（以下简称"带子"）

都是认知行为疗法督导的鲜明特色。督导不用非得听被督导者的叙述，被督导者可以录下会谈，在督导时重放（部分）带子，这样督导可以更直接地观察到所发生的事。尽管这种公开呈现治疗的方式几乎引起所有人的担忧，但是一旦克服了最初的顾虑后，它会变得简单又有用。因此我们强烈建议使用带子。优点包括：

- 自我反省。尽管不太舒服，但听自己的治疗带子并严厉地评价自己的表现是一种很好的做法。此外，你能更好地准备需要督导的问题并找出带子中最重要的部分与你的督导分享。
- 从治疗师的角度和患者的利益出发避免遗漏和歪曲（积极的或者消极的）。有可能会谈中很重要的东西你没有注意到或是不情愿报告的——带子给了你和督导一个发现它们的机会。
- 因此它让督导有了深度和准确度，这在仅仅依靠治疗师叙述时是无法实现的。相比治疗师不可避免的不完全叙述，督导可以听到或看到更多互动中的复杂性。想一想用语言去详细描述你的治疗互动需要花去多长的时间，再与听几分钟带子能收集到的东西比较一下！对大多数人而言很难用言语全面地表达出患者是怎样的。通过带子，督导可以对你的患者形成一个更全面的认识，同时还有治疗中发生的事情，因此能更好地提出如何管理患者行为的有用建议。

如果你正在使用带子，那么你需要考虑如何有效并道德地使用它：

- 在记录任何一次会谈之前，患者必须要完全知情同意。因此你需要建立获得和记录患者同意的程序。你的医院或其他机构可能对此有所规定。如果没有的话，你应该考虑自己制定一个，它包括让患者知道用带子做什么，谁将听到带子内容还有在督导后将做哪些安排来毁掉或者安全地清除带子。
- 如果你决定使用带子，那么应该养成记录患者所有的疗程的习惯会更容易些，而不是只在某些地方出了差错或有特定需要时才考虑记录。与其在出现某些特定困难时与患者协商记录，不如在治疗一开始就取得患者对常规程序的同意，这通常更容易。

 ## 选择一名督导

在某些情况下，尤其是培训时，你无权选择谁做你的督导，因为他或她是被分配给你的，但如果你可以选择，你要考虑如下条件：

● 督导是不是你认为可信任并能与之愉快相处之人？你确实需要建立起一个良好的工作关系，它和治疗关系一样重要，有时也一样难。

● 督导有没有你需要向他学习的技能？比如，你可能想要一个擅长某类问题的人，或者一个更能处理治疗过程的人。我们很难在最初就判断出一个人符合你需求的程度，因此同意初步试验期（见下文）很重要。

● 督导是不是打算督导你并愿意在一定阶段督导你？

● 督导是否接受督导？督导为他们的练习寻求督导日益普遍。

 ## 协商督导事宜

无论你是选择督导还是接受分配督导，为了阐释清楚希望和期待，我们建议举行一次预备见面。你可能要考虑：

● 实际事项：督导从什么时候开始、在哪里、过程多长、多久一次等等？　　*261*

● 保密事项。

● 督导是"泛泛的"还是有具体目标的（例如，更擅长于程式化，或处理强迫症患者，或处理自我伤害的患者）？如果你有具体目标，督导是否认为她具有帮助你的必要技能？

● 关于上述可能的督导目标，你或督导有没有优先顺序？比如，你是否正处在一个培训期？在该培训期里总结性评估是督导很重要的一部分。

● 尽管提前预测督导期间会发生什么通常是不可能的，但在关于督导与个人治疗间的界限的观点上，你和督导的观点还是值得考虑的。

● 有一个试验期然后再回顾是明智的，那样的话，如果效果不理想就可以改变事项。

本书的附录可作为督导协议的示范模板，由英国行为与认知心理治疗协会（BABCP，2005）提供。

对任何一种小组督导来说，都会出现相似的问题，但小组情境也有其独特的地方。例如，如何在小组成员之间分配可利用的时间？可以选择在每次督导期间平均分配给所有小组成员，或者每次督导会议中由一个人进行陈述（每个人的督导陈述之间尽可能地间隔更长的时间），或者是以上的综合，一个人在一次督导会议上占用大量时间而其他人占用相对少的时间。可能更为需要的是，被督导者将督导体会向团体或/和督导进行详尽反馈。正如有时发生的一样，如果大多数或所有小组成员都不同意被督导者的方法，那么被督导者会感觉到不受保护和孤立无援。这就需要细心留意小组进程，以免被督导者体验到由督导带来的痛苦。

 ## 为督导会议做准备

如果你提前作了细致的准备，那么你将从督导中受益颇多。这样就不用花几个小时去拿患者的笔记然后匆匆地去见督导，只需在督导开始前思考几分钟就行。而且，我们建议你为每个要被讨论的患者确定一个相对清晰的督导问题。这并不是一个简单的问题，需要你予以注意。问题有无限种可能，但可能包含：

- 我如何为这个患者建立一个程式？
- 我如何处理该患者对我产生依赖的倾向？
- 我能对该患者使用什么有效的行为实验？
- 我们能否考虑一下是什么让我对该患者生气？
- 我能从哪里学到更多关于治疗强迫症的方法？

在使用带子的督导中，准备仍然很重要。对督导来说听完你患者的所有带子几乎是不可能的，因为那会花费很多时间。因此最好准备两步工作。首先，自己听一遍带子。仅这样做就能让你发现自己该如何提升。听的同时，要在任何看上去有问题的地方做笔记：那些可能是你想要被督导的问题。选择一些几分钟的片段，来说明你想要讨论的地方，然后，在督导过程开始前，把带子放到要讨论的地方。有了这样的准备，带子可以被有效和经济地使用。

在准备督导的过程中，帕蒂斯基（Padesky，1996）为督导设定的问题对被督导者同样有用。这些问题包括以下因素，它们可能导致治疗中的困难：

1. 有没有一个针对患者的认知行为疗法程式和由此产生的治疗计划？

如果没有，建立程式就可能成为一个需督导的问题。

2. 遵循程式和由此产生的治疗计划了吗？

如果没有，督导的问题可能就是要思考是什么阻止了你遵循程式和治疗计划——要么是你个人信念的某些东西，要么是患者的特征或行为。

3. 你具备完成治疗所需要的知识和技能吗？

如果没有，那么你可能需要通过督导来获取一些知识、时间技巧或让你能实现目标的建议。

4. 患者对治疗的反应是否如期望的那样？

如果没有，那么你也许需要通过督导来思考：患者的什么信念、生活环境以及成长史等等可能阻碍了进程。

5. 如果上述都有满意的答复，那么还有什么其他可能的干扰？

督导可能需要考虑治疗师的因素、治疗关系中的问题、程式是否需要调整、是否需要一个不同的治疗方法等等。

 ## 在督导过程中

督导过程的形式可以遵循认知行为疗法过程的模型，参见第11章。因此，督导可能要历经同样的顺序：

● 议程设定：今天主要的议题是什么，以及如何分配时间？双方都要提出议程的题目，当被督导者变得经验丰富时，应该为议程承担更多的责任。复习家庭作业应该一直列在议程之上。

● 主要议题：督导过程的大部分内容是讨论协定的主要议程事项。

● 家庭作业：督导通常会留下一些经协定的任务让被督导者完成，这些任务可以是从读一篇特定的文章到对患者实施一种策略的试验。

● 复习：被督导者对督导过程有哪些反馈、她学到了什么、有哪些困难等等。你可以自问一下你的督导问题是否被解答了，督导是否让你轻松地运用督导，随意与严格、说教与非说教，或者支持性和建设性批判之间是否取得了恰当的平衡。

263 　其他促成成功督导的方面有：按计划进行督导；尽可能地暴露你的弱点，而不是展示自己如何优秀；勇于承认困难。如果你说万事皆好，你的督导回答说那很好，那么你将学不到多少东西。每个人都有不尽完美的治疗，获得更多技巧的最好机会就是公开你的失误。

最后，记住除了对案例进行直截了当的言语讨论外，督导还包含一系列技术。角色扮演很有用，可用两种方式进行。要么你扮演患者，督导模仿你可能对患者做出怎样的反应，要么督导扮演患者而你作为治疗师排练特定的策略（带子在这里变得有用——如果督导听到或看到带子，他们就会更容易扮演你的患者）。有时候直接的讲授式教学或推荐阅读可能是督导中有效的一部分。

 ## 督导中的问题

找不到督导

尽管我们强调必须保障正规与称职的督导的重要性，但有时候你会发现唯一的督导是自己或者根本找不到督导。那么我们建议你首先考虑自我督导。留出时间回顾你的督导问题（也许可以用上述的帕蒂斯基指导原则）和评判性地反思你的操作以及信息资源——一言以蔽之，了解到你是否能自己解决问题。如果不能，那么你可以考虑尝试从同行或外部"专家"那里获得一次性的咨询。不要轻易放弃督导。

督导的问题

常见的问题包括督导缺乏责任感（如经常迟到或在督导过程中接听电话等等），或觉得从督导那里得不到什么支持。此类问题出现有可能是因为督导和被督导者没有很好地配合，如此则需要重新安排。尽管如此，还是应该考虑一下工作关系是否需要改善。督导关注你的需求吗？如果没有，为什么？你对督导的期望现实吗，或者你需要进一步的支持或个人治疗来完善你的督导吗？

觉得无法为评估运用带子

试着找出是什么阻碍了你。也许你需要思考使用带子的理由；或者你需要做一个行为实验来看看利弊是否正如你想象的那样。

问题是不是出现在工作焦虑或害怕被"发现"不胜任？那种担心极其平常，即便是资深的治疗师也有，尽量试着克服它。用"引导发现"来帮助自己发觉不愿意的理由，考虑在督导中解决这个问题。

赞成不愿施行的策略

同样，你需要弄清楚导致这个问题的想法和信念。例如，你有没有过度附和督导，同意施行你并不真正同意的策略？如果是的话，那么是什么让你觉得告诉督导你不同意很困难？

或者你是否真的觉得这个计划非常好，但在治疗过程中却南辕北辙了？同样要试着弄清楚导致这一问题的原因。治疗的带子在观察治疗过程是否偏离轨道上也许很有用。同样，你可以将这些问题带入督导中。

对督导的消极信念

我们偶尔会碰上对督导抱有消极观点的治疗师。举个例子，督导的首要目的可以看作是"监视"或确保做得"正确"，你可能会在其中受到管理控制或严厉批评，因此它也许会被看成是一种令人讨厌的体验。总体来看，很显然，督导的首要目的通常是帮助你在所处领域做得更好，以及更有效地帮助你的患者。因此督导可以被视为一次学习的机会，而不是威胁。由于在临床工作中，识别出阻碍进步的消极信念至关重要，所以你要意识到自己无用的信念并且用你的认知行为治疗技巧去评估它们。

附录

英国行为与认知心理治疗协会督导协议示例（BABCP 2005）

_____与_____之间的督导协议

 机密性

● 所有讨论的专业和临床问题都是机密，不能在督导会谈之外讨论。也有例外情况，即专业人员有明显的玩忽职守，或者要求法庭、验尸官和专业组织公布信息。

● 在督导中所有的案例和参加讨论的专业人士必须是匿名的。

● 谈话场所中通过磁带记录谈话必须经过当事人同意，同时要经过当事人、监护人和专业人士的知情同意。任何的整理记录也必须被销毁/消除。被督导者有责任确保遵循这个规则。

说明

_____

_____

_____

_____

_____

 ## 督导的内容

● 督导的内容将集中于认知行为模式的内部知识、概念化和获得临床技术。

266
● 当督导的内容与这些有关时，例如药物治疗、住院治疗、案例管理，相关的问题也将被讨论。

● 被督导者的思维、态度、信念和价值观的鉴定（以及是否对此作出适当的改变）都受到治疗师和专业人士行为的影响。

● 通过督导的关系和过程方面进行讨论和操作。

在有效的时间内，以上每一条内容之间所需的时间都要均等的分配。

说明

_____

_____

_____

_____

_____

实例

- 一次谈话每＿＿＿＿＿＿为＿＿＿＿＿＿小时/分钟。
- 谈话的地点将在＿＿＿＿＿＿进行。
- 为达成调解，个人需要对＿＿＿＿＿＿负责。
- 督导的费用是＿＿＿＿＿＿。
- 取消安排＿＿＿＿＿＿。

 督导方式和内容

- 治疗关系和遵循约定事项的讨论。
- 案例的概念化/程式化。
- 治疗技术的演练，如模仿、角色扮演。
- 关于治疗策略的讨论。
- 案例陈述。
- 家庭作业。
- 磁带的复审（至少每月一次）。
- 对练习的直接观察——至少每个被督导者每月一次。
- 探究受治疗师和专业人士影响的被督导者的思维、态度和信念。
- 有风险的复查以及治疗师/当事人的安全性。
- 临床指导方针/手册的审查。
- 心理教育资料的审查。
- 经验练习。
- 其他通过协议的策略。

267

说明

_____

_____

_____

_____

督导的目的

　　督导者首要关注的是，通过被督导者的学习过程，即知识的获得、态度的改进和技能的发展等方面，使得当事人感到幸福。

督导的目标

1. _____
2. _____
3. _____
4. _____

说明

_____

_____

_____

_____

反歧视性练习

练习将遵循以下＿＿＿＿＿＿政策（雇主/专业人士主体）。

■ 说明

_____

_____

_____

_____

 对于督导安排中出现的失败事件所采取的措施

　　首先必须共同讨论对于督导者/被督导者所发生的不恰当的事件。

　　如果失败了或者行为严重而且具有直接性，那么＿＿＿＿＿＿需要被立即告知。

　　在不可能事件中，被督导者和督导者的关系恶化，每个人都有责任尝试着共同解决这个问题。

■ 说明

_____

_____

_____

_____

对协议和时间表的更改

协议的更改在任何时间都可以进行协商。

这份协议包含了_____时期。

签名_____督导者_____

日期_____

签名_____被督导者_____

日期_____

感谢迈克尔·汤恩德（Michael Townend）

请如你所愿随意传阅和编辑文件。

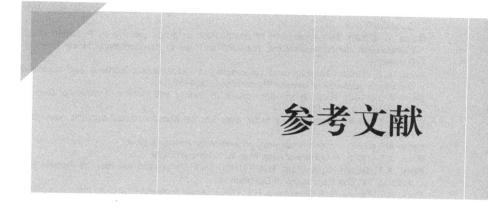

参考文献

Abramson, L.Y., Alloy, L.B., Hogan, M.E., Whitehouse, W.G., Donovan, P., Rose, D.T., Panzarella, C. & Raniere, D. (2002). Cognitive vulnerability to depression: theory and evidence. In R.L. Leahy & E.T. Dowd (Eds), *Clinical advances in cognitive psychotherapy: theory and application.* New York: Springer.

American Psychiatric Association (APA) (2000). *Diagnostic and statistical manual of metal disorders,* 4th edition (text revision). Washington, DC: American Psychiatric Association.

Andrews, B. (1997). Bodily shame in relation to abuse in childhood and bulimia. *British Journal of Clinical Psychology,* 36, 41–50.

Antonuccio, D.O., Thomas, M. & Danton, W.G. (1997). A cost-effective analysis of cognitive behaviour therapy and Fluoxetine (Prozac) in the treatment of depression. *Behaviour Therapy,* 28, 187–210.

Arntz, A., Rauner, M. & van den Hout, M.A. (1995). 'If I feel anxious there must be a danger': ex-consequentia reasoning in inferring danger in anxiety disorders. *Behaviour Research & Therapy,* 33, 917–25.

Arntz, A. & Weertman, A. (1999). Treatment of childhood memories: theory and practice. *Behaviour Research & Therapy,* 37, 715–40.

British Association for Behavioural and Cognitive Psychotherapy (BABCP) (2005). BABCP supervision template. Retrieved 28 March 2006 from BABCP web site: http://www.babcp.org.uk/downloads/supervision_agreement_ 2004.pdf.

BABCP (2006). Members' resources. Retrieved 9 July 2006 from the BABCP web site: http://www. babcp.org.uk/members/resources.htm.

Bach, P. & Hayes S.C. (2002). The use of acceptance and commitment therapy to prevent the re-hospitalization of psychotic patient: a randomised controlled trial. *Journal of Consulting & Clinical Psychology,* 70, 1129–39.

Baddeley, A. (1996). *Your memory: a user's guide.* London: Prion.

Barlow, D.H., Andrasik, F. & Hersen, M. (2006) 'Single case experimental designs, 3rd edn. Boston: Allyn & Bacon.

Barlow, D.H., Hayes, C.H. & Nelson, R.O. (1984). The scientist practitioner: research and accountability in clinical and educational settings. Oxford: Pergamon Press.

Bartlett, F. (1932). Remembering. Cambridge: Cambridge University Press.

Basco, M. & Rush, A. (1996). Cognitive behavioural therapy for bipolar disorder. New York: Guildford Press.

Bates, A. (2005). The expression of compassion in group therapy. In P. Gilbert (Ed.), Compassion: conceptualisations, research and use in psychotherapy. Hove: Brunner-Routledge.

Beck, A.T. (1963). Thinking and depression, 1: Idiosyncratic content and cognitive distortions. Archives of General Psychiatry, 9, 324–33.

Beck, A.T. (1964). Thinking and depression, 2: Theory and therapy. Archives of General Psychiatry, 10, 561–71.

Beck, A.T. (1967). Depression: clinical, experimental and theoretical aspects. New York: Harper & Row.

Beck, A.T. (1988). Love is never enough. New York: Harper & Row.

Beck, A.T. (1999). Prisoners of hate. New York: HarperCollins.

Beck, A.T., Brown, G. & Steer, R.A. (1996). Beck Depression Inventory II manual. San Antonio, TX: The Psychological Corporation.

Beck, A.T., Emery, G. & Greenberg, R.L. (1985). Anxiety disorders and phobias: a cognitive perspective. New York: Basic Books.

Beck, A.T., Epstein, N., Brown, G. & Steer, R.A. (1988). An inventory for measuring clinical anxiety: psychometric properties. Journal of Consulting & Clinical Psychology, 56, 893–7.

Beck, A.T., Freeman, A. et al. (1990). Cognitive therapy of personality disorders. New York: Guilford Press.

Beck, A.T., Freeman, A. et al. (2004). Cognitive therapy of personality disorders, 2nd edn. New York: Guilford Press.

Beck, A.T., Rush, A.J., Shaw, B.F. & Emery, G. (1979). Cognitive therapy of depression. New York: Guilford Press.

Beck, A.T., Ward, C.H., Mendelson, M., Mock, J. & Erbaugh, J. (1961). An inventory for measuring depression. Archives of General Psychiatry, 4, 561–71.

Beck, A.T., Wright, F.D., Newman, C.F. & Liese, B.S. (1993). Cognitive therapy of substance abuse. New York: Guilford Press.

Beck, R. & Fernandez, E. (1998). Cognitive-behavioral therapy in the treatment of anger: a meta-analysis. Cognitive Therapy & Research, 22, 63–74.

Bennett-Levy, J. (2003). Mechanisms of change in cognitive therapy: the case of automatic thought records and behavioural experiments. Behavioural and Cognitive Psychotherapy, 31, 261–77.

Bennett-Levy, J., Butler, G., Fennell, M., Hackmann, A., Mueller, M. & Westbrook, D. (Eds) (2004). The Oxford guide to behavioural experiments in cognitive therapy. Oxford: Oxford University Press.

Bieling, P.J. & Kuyken, W. (2003). Is cognitive case formulation science or science fiction? Clinical Psychology: Science & Practice, 10, 52–69.

Blackburn, I.M., James, I.A., Milne, D.L., Baker, C., Standart, S., Garland, A. & Reichelt, K. (2001). The revised cognitive therapy scale (CTS-R): psychometric properties. Behavioural & Cognitive Psychotherapy, 29, 431–46.

Bohus, K., Haaf, B., Simms, T., Limburger, M.F., Schmahl, C., Unckel, C., Lieb, K. & Linehan, M.M. (2004). Effectiveness of inpatient dialectical behavioural therapy for borderline personality disorder: a controlled trial. Behaviour Research & Therapy, 42, 487–99.

Bootzin, R.R. (1972). Stimulus control treatment for insomnia. *Proceedings of the American Psychological Association*, 7, 395–6.

Bordin, E.S. (1979). The generalisation of the psychoanalytic concept of the working alliance. *Psychotherapy*, 16, 252–60.

Borkovec, T.D. (1994). The nature, functions and origins of worry. In G.C.L. Davey and F. Tallis (Eds), *Worrying: perspectives on theory, assessment and treatment*. Chichester: Wiley.

Borkovec, T.D. & Newman, M.G. (1999). Worry and generalized anxiety disorder. In P. Salkovskis (Ed.), *Comprehensive clinical psychology, Vol. 6*. Oxford: Elsevier.

Borkovec, T.D., Newman, M.G., Lytle, R. & Pincus, A.L. (2002). A component analysis of cognitive behavioural therapy for generalized anxiety disorder and the role of inter-personal problems. *Journal of Consulting & Clinical Psychology*, 70, 288–98.

Borkovec, T.D. & Sides, J.K. (1979). Critical procedural variables related to the physiological effects of progressive relaxation: a review. *Behaviour Research & Therapy*, 17, 119–25.

Bower, P., Richards, D.A. & Lovell, K. (2001). The clinical and cost effectiveness of self-help treatments for anxiety and depressive disorders in primary care: a systematic review. *British Journal of General Practice*, 51, 838–45.

British Psychological Society (1995). *Recovered memories: the report of the working party of the BPS*. Leicester: BPS Publications.

Brown, G.K., Newman, C.F., Charlesworth, S.E., Crits-Christoph, P. & Beck, A.T. (2004). An open clinical trial of cognitive therapy for borderline personality disorder. *Journal of Personality Disorders*, 18, 257–71.

Brown, G.W. and Harris, T.O. (1978). *The social origins of depression: a study of psychiatric disorder in women*. London: Tavistock.

Brown, G.W., Harris, T.O. & Bifulco, A. (1986). Long-term effects of early loss of parent. In M. Rutter, Izard, L. & Read, P. (Eds), *Depression and childhood: developmental perspectives*. New York: Guilford.

Bruch, M. & Bond, F.W. (1998). *Beyond diagnosis: case formulation approaches in CBT*. Chichester: Wiley.

Burns, D. (1980). *Feeling good: the new mood therapy*. New York: William Morrow.

Burns, D. (1999). *The feeling good handbook*. New York: Plume.

Burns, D. & Nolen-Hoeksema, S. (1991). Coping styles, homework compliance, and the effectiveness of cognitive-behavioural therapy. *Journal of Consulting & Clinical Psychology*, 59, 305–11.

Butler, G. (1998). Clinical formulation. In A.S. Bellack & M. Hersen (Eds), *Comprehensive clinical psychology*. New York: Pergamon.

Butler, G. & Hackmann, A. (2004). Social anxiety. In J. Bennett-Levy, G. Butler, M. Fennell, A. Hackmann, M. Mueller & D. Westbrook (Eds), *Oxford guide to behavioural experiments in cognitive therapy*. Oxford: Oxford University Press.

Butler, G. & Hope, T. (1995). *Manage your mind*. Oxford: Oxford University Press.

Butler, G. and Rouf, K. (2004). Generalized anxiety disorder. In J. Bennett-Levy, G. Butler, M. Fennell, A. Hackmann, M. Mueller & D. Westbrook (Eds), *Oxford guide to behavioural experiments in cognitive therapy*. Oxford: Oxford University Press.

Butler, G. and Surawy, C. (2004). Avoidance of affect. In J. Bennett-Levy, G. Butler, M. Fennell, A. Hackmann, M. Mueller & D. Westbrook (Eds), *Oxford guide to behavioural experiments in cognitive therapy*. Oxford: Oxford University Press.

Chadwick, P., Birchwood, M. & Trower, P. (1996). *Cognitive therapy for delusions, voices and paranoia*. Chichester: Wiley.

Clark, D.M. (1986). A cognitive approach to panic. *Behaviour Research & Therapy*, 24, 461–70.

Clark, D.M. (1989). Anxiety states: panic and generalised anxiety. In K. Hawton, P. Salkovskis, J. Kirk, & D. Clark, (Eds), *Cognitive-behaviour therapy for psychiatric problems: a practitioner's guide.* Oxford: Oxford University Press.

Clark, D.M. (1999). Anxiety disorders: why they persist and how to treat them. *Behaviour Research & Therapy,* 37, S5–S27.

Clark, D.M. (2002). A cognitive perspective on social phobia. In W.R. Crozier & L.E. Alden (Eds), *International handbook of social anxiety.* Chichester: Wiley.

Clark, D.M. & Beck, A.T. (1988). Cognitive approaches. In C. Last and M. Hersen (Eds), *Handbook of anxiety disorders.* New York: Pergamon.

Clark, D.A., Beck, A.T. & Alford, B. (1999). *Scientific foundations of cognitive theory and therapy of depression.* New York: John Wiley.

Clark, D.M. & Wells, A. (1995). A cognitive model of social phobia. In R. Heimberg, M. Liebowitz, D.A. Hope & F.R. Schneier (Eds), *Social phobia: diagnosis, assessment and treatment.* New York: Guilford Press.

Close, H. & Schuller, S. (2004). Psychotic symptoms. In J. Bennett-Levy, G. Butler, M. Fennell, A. Hackmann, M. Mueller & D. Westbrook (Eds), *Oxford guide to behavioural experiments in cognitive therapy.* Oxford: Oxford University Press.

Committee on Training in Clinical Psychology (1947). Recommended graduate training program in clinical psychology. *American Psychologist,* 2, 539–58.

Craft, L.L. and Landers, D.M. (1998). The effect of exercise on clinical depression and depression resulting from mental illness: a meta-analysis. *Journal of Sport and Exercise Psychology,* 20, 339–57.

Dattilio, F.M. & Padesky, C.A. (1990). *Cognitive therapy with couples.* Sarasota, FL: Professional Resource Exchange.

Davey, G.C.L. & Tallis, F. (Eds) (1994). *Worrying: perspectives on theory, assessment and treatment.* Chichester: Wiley.

Devon Book Prescription Scheme (2004). Book list retrieved 18 February 2006, from http://www.research.plymouth.ac.uk/pei/projects/selfhelpbookspresc/booklist.htm.

Dobson, K., Shaw, B. & Vallis, T. (1985). Reliability of a measure of the quality of cognitive therapy. *British Journal of Clinical Psychology,* 24, 295–300.

Duckro, P., Beal, D. & George, C. (1979). Research on the effects of disconfirmed client role expectations in psychotherapy: a critical review. *Psychological Bulletin,* 86, 260–75.

Dugas, M.J., Gagnon F., Ladouceur, R. & Freeston, M. (1998). Generalized anxiety disorder: a preliminary test of a conceptual model. *Behaviour Research & Therapy,* 36, 215–26.

Durham, R.C. and Turvey, A.A. (1987). Cognitive therapy vs behaviour therapy in the treatment of chronic general anxiety. *Behaviour Research & Therapy,* 25, 229–34.

Ehlers, A. & Clark, D.M. (2000). A cognitive model of post-traumatic stress disorder. *Behaviour Research & Therapy,* 38, 319–45.

Ehlers, A., Clark, D.M., Hackmann, A., McManus, F., Fennell, M., Herbert, C. & Mayou, R. (2003). A randomised controlled trial of cognitive therapy, a self-help booklet, and repeated assessments as early interventions for posttraumatic stress disorder. *Archives of General Psychiatry,* 60, 1024–32.

Eisler, I., le Grange, D. & Asen, E. (2003). Family interventions. In J. Treasure, U. Schmidt & E. van Furth (Eds), *Handbook of eating disorders,* 2nd edn. Chichester: Wiley.

Emmelkamp, P.M.G., Aardema, A. (1999). Metacognitive, specific obsessive-compulsive beliefs and obsessive compulsive behaviour. *Clinical Psychology and Psychotherapy,* 6, 139–46.

Enright, S.J. (1991). Group treatment for obsessive-compulsive disorder: an evaluation. *Behavioural Psychotherapy,* 19, 183–92.

Espie, C.A. (1991). *The psychological treatment of insomnia.* Chichester. John Wiley.

Espie, C.A. (2001). Insomnia: conceptual issues in the development, persistence, and treatment of sleep disorders in adults. *Annual Review of Psychology*, 53, 215–43.

Evans, C., Connell, J., Barkham, M., Margison, F., McGrath, G., Mellor-Clark, J. & Audin, K. (2002). Towards a standardised brief outcome measure: psychometric properties and utility of the CORE-OM. *British Journal of Psychiatry*, 180, 51–60.

Eysenck, H.J. (1952). The effects of psychotherapy: an evaluation. *Journal of Consulting & Clinical Psychology*, 16, 319–24.

Fairburn, C.G., Cooper, Z. & Shafran, R. (2003). Cognitive behaviour therapy for eating disorders: a 'transdiagnostic' theory and treatment. *Behaviour Research & Therapy*, 41, 509–28.

Fairburn, C.G., Kirk, J., O'Connor, M., Anastadies, P. & Cooper, P.J. (1987). Prognostic factors in bulimia nervosa. *British Journal of Clinical Psychology*, 26, 223–4.

Fairburn, C.G., Shafran, R. & Cooper, Z. (1999). A cognitive-behavioural theory of anorexia nervosa. *Behaviour Research & Therapy*, 37, 1–13.

Fennell, M. (1989). Depression. In K. Hawton, P. Salkovskis, J. Kirk & D. Clark (Eds), *Cognitive-behaviour therapy for psychiatric problems: a practitioner's guide*. Oxford: Oxford University Press.

Fennell, M. (1999). *Overcoming low self esteem: a self-help guide using cognitive-behavioural techniques*. London: Constable Robinson.

Fennell, M., Bennett-Levy, J. & Westbrook, D. (2004). Depression. In J. Bennett-Levy, G. Butler, M. Fennell, A. Hackmann, M. Mueller & D. Westbrook (Eds), *The Oxford guide to behavioural experiments in cognitive therapy*. Oxford: Oxford University Press.

Flavell, J.H. (1979). Metacognition and cognitive monitoring: a new area of cognitive developmental inquiry. *American Psychologist*, 34, 906–11.

Foa, E.B. & Riggs, D.S. (1993). Post-traumatic stress disorder in rape victims. In American Psychiatric Association, *Annual review of psychiatry*. Washington, DC: APA.

Fowler, D., Garety, P. & Kuipers, E. (1995). *Cognitive behaviour therapy for psychosis: theory and practice*. Chichester: Wiley.

Fox, K.R. (2000). The effects of exercise on self-perceptions and self-esteem. In S.J.H. Biddle, K.R. Fox, and S.H. Boutcher (Eds), *Physical activity and psychological well-being*. London: Routledge.

Freeman, A. (1983). *Cognitive therapy with couples and groups*. New York: Springer.

Freeman, A., Schrodt, R., Gilson, M. and Ludgate, J.W. (1993). Group cognitive therapy with inpatients. In J.H. Wright, M.E. Thase, A.T. Beck and J.W. Ludgate (Eds), *Cognitive therapy with inpatients*. New York: Guilford Press.

Freud, S. (1909). Analysis of a phobia in a five-year-old boy. *Standard Edition*, Vol. X, 5–149.

Frude, N. (2005). Prescription for a good read. *Counselling & Psychotherapy Journal*, 16, 28–31.

Gabbard, G.O. (1991). Psychodynamics of sexual boundary violations. *Psychiatric Annals*, 21, 651–5.

Garety, P., Kuipers, E., Fowler, D., Freeman, D. & Bebbington, P. (2001). A cognitive model of the positive symptoms of psychosis. *Psychological Medicine*, 31, 189–95.

Garfield, S.L. (1986). Research in client variables in psychotherapy research. In S.L. Garfield & A. Bergin (Eds), *Handbook of psychotherapy and behaviour change*, 3rd edn. New York: Wiley.

Ghaderi, A. (2006). Does individualization matter? A randomized trial of standardized (focused) versus individualized (broad) cognitive behavior therapy for bulimia nervosa. *Behaviour Research & Therapy*, 44, 273–88.

Gilbert, P. (1992). *Depression: the evolution of powerlessness*. New York: Guilford Press.

Gilbert, P. (2000). *Overcoming depression: a self-help guide using cognitive-behavioural techniques* rev. edn,. London: Constable Robinson.

Gilbert, P. (2005). *Compassion: conceptualisations, research and use in psychotherapy*.

Hove: Brunner-Routledge.

Gilbert, P. & Andrews, B. (1998). *Shame: interpersonal behaviour, psychopathology and culture.* New York: Oxford University Press.

Gilbert, P. & Irons, C. (2005). Focused therapies and compassionate mind training for shame and self-attacking. In P. Gilbert (Ed.), *Compassion: conceptualisations, research and use in psychotherapy.* Hove: Brunner-Routledge.

Gottlieb, M.C. (1993) Avoiding exploitative dual relationships: a decision-making model. *Psychotherapy*, 30, 41–48.

Greenberger, D. and Padesky, C. (1995). *Mind over mood.* New York: Guilford Press.

Greist, J.H. & Klein, M. (1985). Running as treatment for depression. *Comprehensive Psychiatry*, 20, 41–54.

Grey, N., Young, K. and Holmes, E. (2002). Hot spots in emotional memory and the treatment of posttraumatic stress disorder. *Behavioural & Cognitive Psychotherapy*, 30, 37–56.

Hackmann, A. (1998). Cognitive therapy with panic and agoraphobia: working with complex cases. In N. Tarrier, A. Wells & G. Haddock (Eds), *Treating complex cases: the cognitive behavioural approach.* Chichester: Wiley.

Hackmann, A. (2005). Compassionate imagery in the treatment of early memories in Axis I anxiety disorders. In P. Gilbert (Ed.), *Compassion: conceptualisations, research and use in psychotherapy.* Hove: Brunner-Routledge.

Harvey, A.G. (2002). A cognitive model of insomnia. *Behaviour Research & Therapy*, 40, 869–93.

Hayes, S.C. (2004). Acceptance and commitment therapy, relational frame theory, and the third wave of behavioral and cognitive therapies. *Behavior Therapy*, 35, 639–65.

Hayes, S.C., Barnes-Holmes, D. & Roche, B. (2001). *Relational frame theory: a post-Skinnerian account of human language and cognition.* New York: Plenum Press.

Hayes, S.C., Strosahl, K. & Wilson, K.G. (1999). *Acceptance and commitment therapy: an experiential approach to behaviour change.* New York: Guilford Press.

Heimberg, R.G. (2002). Cognitive behaviour therapy for social anxiety disorder: current status and future directions. *Biological Psychiatry*, 51, 101–8.

Hollon, S.D. & Shaw, B.F. (1979). Group cognitive therapy for depressed patients. In A.T. Beck, A.J. Rush, B.F. Shaw & G. Emery (Eds), *Cognitive therapy for depression.* New York: Guilford Press.

Honey, P. & Munford, A. (1992). *The manual of learning styles.* Maidenhead: Peter Honey.

Hope, D.A. & Heimberg, R.G. (1993). Social phobia and social anxiety. In D.H. Barlow et al. (Eds), *Clinical handbook of psychological disorders: a step-by-step manual*, 2nd edn. New York: Guilford Press.

Horvarth, A.O. (1995). The therapeutic relationship: from transference to alliance. *In Session: Psychotherapy in Practice*, 1, 7–17.

Jacobson, E. (1970). *Modern treatments of tense patients.* Springfield, IL: Thomas.

Jacobson, N.S., Dobson, K.S., Truax, P.A., Addis, M.E., Koerner, K., Gollan, J.K., Gortner, E. & Prince, S.E. (1996). A component analysis of cognitive-behavioural treatment for depression. *Journal of Consulting & Clinical Psychology*, 64, 295–304.

Jacobson, N.S. & Margolin, G. (1979). *Marital therapy: strategies based on social learning and behaviour exchange principles.* New York: Brunner/Mazel.

Jacobson, N.S., Martell, C.R. & Dimidjian, S. (2001). Behavioural activation treatment for depression: returning to contextual roots. *Clinical Psychology: Science & Practice*, 8, 255–70.

Jacobson, N.S. & Revenstorf, D. (1988). Statistics for assessing the clinical significance of psychotherapy techniques: issues, problems, and new developments. *Behavioral Assessment*, 10, 133–45.

Jacobson, N.S., Roberts, L.J., Berns, S.B. & McGlinchey, J.B. (1999). Methods for defining and determining the clinical significance of treatment effects: description, application and alternatives. *Journal of Consulting & Clinical Psychology*, 67, 300–7.

Kabat-Zinn, J. (1994). *Wherever you go, there you are: mindfulness meditation in everyday life*. New York: Hyperion.

Kazdin, A.E. (1982). *Single-case research designs: methods for clinical and applied settings*. New York: Oxford University Press.

Kennerley, H. (1995). Presentation at BABCP annual conference, Lancaster.

Kennerley, H. (1996). Cognitive therapy of dissociative symptoms associated with trauma. *British Journal of Clinical Psychology*, 35, 325–40.

Kennerley, H., Whitehead, L., Butler, G. & Norris, R. (1998). *Recovering from childhood abuse: therapy workbook*. Oxford: Oxford Cognitive Therapy Centre.

Kirk, J. & Rouf, K. (2004). Specific phobias. In J. Bennett-Levy, G. Butler, M. Fennell, A. Hackmann, M. Mueller & D. Westbrook (Eds), *Oxford guide to behavioural experiments in cognitive therapy*. Oxford: Oxford University Press.

Kischka, U., Kammer, T., Maier, S., Thimm, M. & Spitzer, M. (1996). Dopaminergic modulation of semantic network activation. *Neuropsychologia*, 34, 1107–13.

Kolb, D. (1984). *Experiential learning: experience as the source of learning and development*. Englewood Cliffs, NJ: Prentice-Hall.

Krakow, B., Hollifield, M., Johnston, L., et al. (2001). Imagery rehearsal therapy for chronic nightmares in sexual assault survivors with posttraumatic stress disorder. *Journal of the American Medical Association*, 286, 537–45.

Kuyken, W. (2006). Evidence-based case formulation: is the emperor clothed? In N. Tarrier, (Ed.), *Case formulation in cognitive behaviour therapy: the treatment of complex and challenging cases*. Hove: Brunner-Routledge.

Ladouceur, R., Dugas, M.J., Freeston M.H., Leger, E., Gagnon, F. & Thibodeau, N. (2000). Efficacy of cognitive behavioural therapy for generalized anxiety disorder: evaluation in a controlled clinical trial. *Journal of Consulting & Clinical Psychology*, 68, 957–64.

Lam, D., Jones, S., Bright, J. & Hayward, P. (1999). *Cognitive therapy for bipolar disorder: a therapist's guide to concepts, methods and practice*. Chichester: Wiley.

Lambert, M.J. and Bergin, A.E. (1994). The effectiveness of psychotherapy. In A. Bergin and S. Garfield (Eds), *Handbook of psychotherapy and behaviour change*, 4th edn. New York: Wiley.

Lang, P.J. (1968). Fear reduction and fear behavior: Problems in treating a construct. In J.M. Shlien, (Ed.), *Research in psychotherapy, Vol. I*. Washington, DC: APA

Layden. M., Newman, C., Freeman, A. & Morse, S.B. (1993). *Cognitive therapy of borderline personality disorder*. Boston, MA: Allyn & Bacon.

Lee, D.A. (2005). The perfect nurturer: a model to develop a compassionate mind within the context of cognitive therapy. In P. Gilbert (Ed.), *Compassion: conceptualisations, research and use in psychotherapy*. Hove: Brunner-Routledge.

Lewin, K. (1946). Action research and minority problems. *Journal of Social Issues*, 2, 34–46.

Lewis, G., Anderson, L., Aray, R., Elgie, R., Harrison, G., Proudfoot, J., Schmidt, U., Sharp, D., Weightman, A. and Williams, C. (2003). *Self-help interventions for mental health problems. Report to the Department of Health R&D Programme*. London: Department of Health.

Liese, B.S. & Franz, R.A. (1996). Treating substance use disorders with cognitive therapy: lessons learned and implications for the future. In P.M. Salkovskis (Ed.), *Frontiers of cognitive therapy*. New York: Guilford Press.

Linehan, M.M. (1993). *Cognitive-behavioural treatment for borderline personality disorder: the dialectics of effective treatment*. New York: Guilford Press.

Lovell, K. and Richards, D.A. (2000). Multiple access points and levels of entry (MAPLE): ensuring choice, accessibility and equity for CBT services. *Behavioural and Cognitive Psychotherapy*, 28, 379–91.

Lovell, K., Richards, D.A. & Bower, P. (2003). Improving access to primary mental health care: uncontrolled evaluation of a pilot self-help clinic. *British Journal of General Practice*, 53, 133–5.

Mansell, W. & Clark, D.M. (1999). How do I appear to others? Social anxiety and biased processing of the observable self. *Behaviour Research & Therapy*, 37, 419–34.

Margison, F., Barkham, M., Evans, C., McGrath, G., Mellor-Clark, J., Audin, K. and Connell, J. (2000). Measurement and psychotherapy: evidence-based practice and practice-based evidence. *British Journal of Psychiatry*, 177, 123–30.

Marlatt, G.A. & Gordon, J.R. (1985). *Relapse prevention: maintenance strategies in the treatment of addictive disorders*. New York: Guilford Press.

Marlatt, G.A., Larimer, M.E., Baer, J.S. & Quigley, L.A. (1993). Harm reduction for alcohol problems: moving beyond the controlled drinking controversy. *Behaviour Therapy*, 24, 461–504.

Martell, C.R., Addis, M.E. & Jacobson, N.S. (2001). *Depression in context: strategies for guided action*. New York: Norton.

Martinsen, E.W., Medhus, A. & Sandvik, L. (1985). Effects of aerobic exercise on depression: a controlled study. *British Medical Journal*, 291, 109.

McCann, I.L. & Pearlman, L.A. (1990). Vicarious traumatization: a framework for understanding the psychological effects of working with victims. *Journal of Traumatic Stress*, 3, 131–49.

McNally, R.J. (2003). *Remembering trauma*. Cambridge, MA: Harvard University Press.

Meichenbaum, D.H. (1975). A self-instructional approach to stress management: a proposal for stress inoculation training. In C.D. Spielberger & I. Sarason (Eds), *Stress and anxiety, Vol. 2*. New York: Wiley.

Merrill, K.A., Tolbert, V.E. & Wade, W.A. (2003). Effectiveness of cognitive therapy for depression in a community mental health center: a benchmarking study. *Journal of Consulting & Clinical Psychology*, 71, 404–9.

Michelson, L. (1986). Treatment consonance and response profiles in agoraphobia: the role of individual differences in cognitive, behavioural, and physiological treatments. *Behaviour Research & Therapy*, 24, 263–75.

Miller, W. & Rollnick, S. (1991). *Motivational interviewing: preparing people to change addictive behaviour*. New York: Guilford Press.

Moore, R. & Garland, A. (2003). *Cognitive therapy for chronic and persistent depression*. Chichester: Wiley.

Morrison, A.P., Renton, J.C., Dunn, H., et al. (2003). *Cognitive therapy for psychosis: a formulation-based approach*. London: Psychology Press.

Morrison, N. (2000). Schema-focused cognitive therapy for complex long-standing problems: a single case study. *Behavioural & Cognitive Psychotherapy*, 38, 269–83.

Morrison, N. (2001). Group cognitive therapy: treatment of choice or sub-optimal option? *Behavioural & Cognitive Psychotherapy*, 29, 311–32.

Mullen, P.E., Martin, J.L., Anderson, J.C., Romans, S.E. & Herbison, G.P. (1993). Child sexual abuse and mental health in adult life. *British Journal of Psychiatry*, 163, 721–32.

Mynors-Wallis, L., Davies, I. & Gray, A., et al. (1997). A randomised controlled trial and cost analysis of problem-solving treatment for emotional disorders given by community nurses in primary care. *British Journal of Psychiatry*, 170, 113–19.

Mynors-Wallis, L., Gath, D. H. & Baker, F. (2000). Randomised controlled trial of problem solving treatment, antidepressant medication, and combined treatment for major depression in primary care. *British Medical Journal*, 320, 26–30.

National Institute of Mental Health (NIMH) (2001). *Facts about anxiety disorders.* Retrieved 21 May 2006 from NIMH web site: http://www.nimh.nih.gov/publicat/adfacts.cfm.

Neisser, U. (1976). *Cognition and reality: principles and implications of cognitive psychology.* San Francisco, CA: W.H. Freeman.

Newman, C.F. (1994). Understanding client resistance: methods for enhancing motivation to change. *Cognitive and Behavioural Practice*, 1, 47–69.

Nezu, A.M., Nezu, C.M. & Perri, M.G. (1989). *Problem-solving therapy for depression: theory research and clinical guidelines.* New York: Wiley.

National Institute for Clinical Excellence (NICE) (2002). *Schizophrenia: core interventions in the treatment and management of schizophrenia in primary and secondary care.* Retrieved 9 May 2005 from NICE web site: http://www.nice.org.uk/page.aspx?o=42461.

NICE (2004a). *Depression: management of depression in primary and secondary care.* Retrieved 9 May 2005 from NICE website: http://www.nice.org.uk/page.aspx?o=235367.

NICE (2004b). *Eating disorders: core interventions in the treatment and management of anorexia nervosa, bulimia nervosa and related eating disorders.* Retrieved 9 May 2005 from NICE website: http://www.nice.org.uk/page.aspx?o=101246.

NICE (2004c). *Anxiety: management of anxiety (panic disorder, with or without agoraphobia, and generalised anxiety disorder) in adults in primary, secondary and community care.* Retrieved 9 May 2005 from NICE web site: http://www.nice.org.uk/page.aspx?o=235400.

NICE (2005). *Post-traumatic stress disorder (PTSD):The management of PTSD in adults and children in primary and secondary care.* Retrieved 9 May 2005 from NICE web site: http://www.nice.org.uk/page.aspx?o=248146.

Niemeyer, R.A. & Feixas, G. (1990). The role of homework and skill acquisition in outcome of group cognitive therapy for depression. *Behaviour Therapy*, 21, 281–92.

Norris, R. (1995). Pair therapy with adult survivors of sexual abuse. Thesis submitted for MSc in Clinical Psychology.

Norris, R. & Küchemann, C. (Undated). *How to relax.* Oxford: Oxford Cognitive Therapy Centre.

Novaco, R.W. (1979). The cognitive regulation of anger and stress. In P.C. Kendall & S.D. Hollon (Eds), *Cognitive-behavioral interventions: theory, research, and procedures.* New York: Academic Press.

Novaco, R.W. (2000). Anger. In A.E. Kazdin (Ed.), *Encyclopedia of psychology.* Washington, DC: American Psychological Association & Oxford University Press.

Obsessive-Compulsive Cognitions Working Group (1997). Cognitive assessment of obsessive-compulsive disorder. *Behaviour Research & Therapy*, 35, 667–81.

Orlinsky, D., Grawe, K. & Parks, B. (1994). Process and outcome in psychotherapy. In A. Bergin and S. Garfield (Eds), *Handbook of psychotherapy and behaviour change*, 4th edn. New York: Wiley.

Öst, L.G. (1987). Applied relaxation: description of a coping technique and review of controlled studies. *Behaviour Research & Therapy*, 25, 397–410.

Öst, L.G. & Sterner, U. (1987). Applied tension: a specific behavioural method for treatment of blood phobia. *Behaviour Research & Therapy*, 25, 25–30.

Öst, L.G., Sterner, U. & Lindhal, J.-L. (1984). Physiological responses in blood phobics. *Behaviour Research & Therapy*, 22,109–27.

Ottavani, R. & Beck, A.T. (1987). Cognitive aspects of panic disorder. *Journal of Anxiety Disorders*, 1, 15–28.

Padesky, C. (1993). *Socratic questioning: changing minds or guiding discovery?* Keynote address delivered at European Association for Behavioural & Cognitive Therapies conference, London.

Padesky, C. (1994). Schema change processes in cognitive therapy. *Clinical Psychology & Psychotherapy*, 1, 267–78.

Padesky, C. (1996). Developing cognitive therapist competency: teaching and supervision models. In P. Salkovskis, (Ed.), *Frontiers in cognitive therapy*. New York: Guilford Press.

Padesky, C. (1996a). *Guided discovery using Socratic dialogue*. Oakland, CA: New Harbinger.

Padesky, C. (1997). A more effective treatment focus for social phobia? *International Cognitive Therapy Newsletter*, 11, 1–3.

Padesky, C. (2005). *Constructing a new self: cognitive therapy for personality disorders*. Workshop presented in London, England, 23–4 May 2005.

Padesky, C. & Greenberger, D. (1995). *Clinician's guide to mind over mood*. New York: Guilford Press.

Palmer, B. (2003). Concepts of eating disorders. In J. Treasure, U. Schmidt & E. van Furth (Eds), *Handbook of eating disorders*, 2nd edn. Chichester: Wiley.

Perris, C. (2000). Personality-related disorders of interpersonal behaviour: a developmental–constructivist cognitive psychotherapy approach to treatment based on attachment theory. *Clinical Psychology & Psychotherapy*, 7, 97–117.

Persons, J.B. (1989). *Cognitive therapy in practice: a case formulation approach*. New York: Norton.

Persons, J.B., Burns, D.D. & Perloff, J.M. (1988). Predictions of drop-out and outcome in cognitive therapy for depression in a private practice setting. *Cognitive Therapy & Research*, 12, 557–75.

Peruzzi, N. & Bongar, B. (1999). Assessing risk for completed suicide in patients with major depression: psychologists' views of critical factors. *Professional Psychology: Research and Practice*, 30, 576–80.

Petrak, J. and Hedge, B. (2002). *The trauma of sexual assault: treatment, prevention and practice*. Chichester: Wiley.

Pilling, S., Bebbington, P., Kuipers, E., Garety, P., Geddes, J., Orbach, G. & Morgan C. (2002). Psychological treatments in schizophrenia: I. Meta-analysis of family intervention and cognitive behaviour therapy. *Psychological Medicine*, 32, 763–82.

Pope, K.S. & Bouhoutsos, J. (1986). *Sexual intimacy between therapists and patients*. New York: Praeger.

Pope, K.S., Tabachnick, B.G. & Keith-Spiegel, P. (1987). Ethics of practice: the beliefs and behaviours of psychologists as therapists. *American Psychologist*, 42, 993–1006.

Pretzer, J. (1990). Borderline personality disorder. In A.T. Beck, A. Freeman et al., *Cognitive therapy of personality disorders*. New York: Guilford Press.

Prochaska, J. and DiClemente, C. (1984). *The trans-theoretical approach: crossing the traditional boundaries*. Homewood, IL: Dow Jones Irwen.

Prochaska, J.O. and DiClemente, C.C. (1986). Towards a comprehensive model of change. In W. Miller and H. Heather (Eds), *Treating addictive behaviours: processes of change*. New York: Plenum Press.

Rachman, S.J. & de Silva, P. (1978). Abnormal and normal obsessions. *Behaviour Research & Therapy*, 16, 233–48.

Rachman, S.J. and Hodgson, R. (1974). Synchrony and de-synchrony in fear and avoidance. *Behaviour Research & Therapy*, 12, 311–18.

Raimy, V. (Ed.) (1950). *Training in clinical psychology*. New York: Prentice-Hall.

Raue, P.J. & Goldfried, M.R. (1994). The therapeutic alliance in cognitive-behaviour therapy. In A.O. Horvath and L.S. Greenberg (Eds), *The working alliance*. New York: Wiley.

Rector, N.A., Bagby, R.M., Segal, Z.V., Joffe, R.T. & Levitt, A. (2000). Self-criticism and dependency in depressed patients treated with cognitive therapy or pharmacotherapy. *Cognitive Therapy & Research*, 24, 571–84.

Ree, M. & Harvey, A.G. (2004). Insomnia. In J. Bennett-Levy, G. Butler, M. Fennell, A. Hackmann, M. Mueller & D. Westbrook (Eds), *The Oxford guide to behavioural experiments in cognitive therapy*. Oxford: Oxford University Press.

Resick, P.A. & Schnicke, M.K. (1993). *Cognitive processing therapy for rape victims*. Newbury Park, CA: Sage.

Richards, A., Barkham, M., Cahill, J., Richards, D., Williams, C. & Heywood, P. (2003). PHASE: a randomised controlled trial of supervised self-help cognitive behavioural therapy in primary care. *British Journal of General Practice*, **53**, 764–70.

Richardson, R. & Richards, D.A. (2006). Self-help: towards the next generation. *Behavioural & Cognitive Psychotherapy*, 34, 13–23.

Riso, L.P., duToit, P.T. & Young, J.E. (in press). *Cognitive schemas and core beliefs in psychiatric disorders: a scientist-practitioner guide*. New York: American Psychiatric Association.

Robson, C. (2002). *Real world research*. Oxford: Blackwell.

Roth, A. & Fonagy, P. (2005). *What works for whom?* 2nd edn. New York: Guilford Press.

Rothschild, B. (2000). *The body remembers: the psychophysiology of trauma and trauma treatment*. New York: Norton.

Rush, A.J., Beck, A.T., Kovacs, M. & Hollon, S.D. (1977). Comparative efficacy of cognitive therapy and pharmacotherapy in the treatment of depressive outpatients. *Cognitive Therapy & Research*, 1, 17–37.

Rush, A.J. & Watkins, J.T. (1981). Group versus individual therapy: a pilot study. *Cognitive Therapy and Research*, 5, 95–103.

Safran, J.D. & Muran, J.C. (1995). Resolving therapeutic alliance ruptures: diversity and integration. *In Session: Psychotherapy in Practice*, 1, 81–92.

Safran, J.D. & Segal, Z.V. (1990). *Interpersonal process in cognitive therapy*. New York: Basic Books.

Safran, J.D., Segal, Z.V., Vallis, T.M., Shaw, B.F. & Samstag, L.W. (1993). Assessing patient suitability for short-term cognitive therapy with an interpersonal focus. *Cognitive Therapy & Research*, 17, 23–38.

Salkovskis, P.M. (1985). Obsessive-compulsive problems: a cognitive-behavioural analysis. *Behaviour Research & Therapy*, 23, 571–83.

Salkovskis, P.M (1988). Phenomenology, assessment and the cognitive model of panic. In S.J. Rachman & J. Maser (Eds), *Panic: psychological perspectives*. Hillsdale, NJ: Erlbaum.

Salkovskis, P.M. (1991). The importance of behaviour in the maintenance of anxiety and panic: a cognitive account. *Behavioural Psychotherapy*, 19, 6–19.

Salkovskis, P.M. (1995). Demonstrating specific effects in cognitive and behavioural therapy. In M. Aveline & D. Shapiro (Eds.), *Research foundations for psychotherapy practice*. Chichester: Wiley.

Salkovskis, P.M. (1999). Understanding and treating obsessive-compulsive disorders. *Behaviour Research & Therapy*, 37, S29–S52.

Salkovskis, P.M. (2002). Empirically grounded clinical interventions: cognitive-behavioural therapy progresses through a multi-dimensional approach to clinical science. *Behavioural & Cognitive Psychotherapy*, 30, 3–9.

Salkovskis, P.M. & Bass, C. (1997). Hypochondriasis. In D.M. Clark and C.G. Fairburn (Eds), *Science and practice of cognitive-behaviour therapy*. Oxford: Oxford University Press.

Salkovskis, P.M., Jones, D.R.O. & Clark, D.M. (1986). Respiratory control in the treatment of panic attacks: replication and extension with concurrent measurement of behaviour and pCO2. *British Journal of Psychiatry*, 148, 526–32.

Salkovskis, P.M. & Warwick, H.M. (1986). Morbid preoccupations, health anxiety and reassurance: a cognitive-behavioural approach to hypochondriasis. *Behaviour Research & Therapy*, 24, 597–602.

Salkovskis, P.M. & Westbrook, D. (1989). Behaviour therapy and obsessional ruminations: can failure be turned into success? *Behaviour Research & Therapy*, 27, 149–60.

Scholing, A. & Emmelkamp, P.M.G. (1993). Exposure with and without cognitive therapy for generalised social phobia: effects of individual and group treatment. *Behaviour Research & Therapy*, 31, 667–81.

Schulte, D., Kuenzel, R., Pepping, G. & Schulte, B.T. (1992). Tailor-made versus standardized therapy of phobic patients. *Advances in Behaviour Research & Therapy*, 14, 67–92.

Scott, J. (2001). *Overcoming mood swings: a self-help guide using cognitive behavioural techniques*. London: Robinson.

Scott, M.J. & Stradling, S.G. (1994). Post-traumatic stress without the trauma. *British Journal of Clinical Psychology*, 33, 71–4.

Segal, Z.V., Williams J.M. & Teasdale, J.D. (2002). *Mindfulness-based cognitive therapy for depression: a new approach to prevent relapse*. New York: Guilford Press.

Simon, R.I. (1991). Psychological injury caused by boundary violation precursors to therapist–patient sex. *Psychiatric Annals*, 21, 616–19.

Smith, D. & Fitzpatrick, M. (1995). Patient–therapist boundary issues: an integrative review of theory and research. *Professional Psychology: Research and Practice*, 26, 499–506.

Sobell, M.B. & Sobell, L.C. (1993). *Problem drinkers: guided self-change treatment*. New York: Guilford Press.

Stuart, G.L., Treat, T.A. & Wade, W.A. (2000). Effectiveness of an empirically based treatment of panic disorder delivered in a service clinic setting: 1-year follow-up. *Journal of Consulting & Clinical Psychology*, 68, 506–12.

Stuart, R. (1980). *Helping couples change: a social learning approach to marital therapy*. New York: Guilford Press.

Tarrier, N., Wells, A. & Haddock, G. (1998). *Treating complex cases: the cognitive behavioural approach*. Chichester: Wiley.

Tavris, C. (1989). *Anger: the misunderstood emotion*. New York: Simon & Schuster.

Taylor, A.H. (2000). Physical activity, anxiety, and stress. In S.J.H. Biddle, K.R. Fox & S.H. Boutcher (Eds), *Physical activity and psychological well-being*. London: Routledge.

Teasdale, J.D. (1988). Cognitive vulnerability to persistent depression. *Cognition & Emotion*, 2, 247–74.

Teasdale, J.D. (1996). Clinically relevant theory: integrating clinical insight with cognitive science. In P. Salkovskis (Ed.), *Frontiers of cognitive therapy*. New York: Guilford Press.

Teasdale, J.D. (2004). Mindfulness-based cognitive therapy. In J. Yiend (Ed.), *Cognition, emotion and psychopathology: theoretical, empirical and clinical directions*. Cambridge: Cambridge University Press.

Teasdale, J.D. & Barnard, P.J. (1993). *Affect, cognition and change: re-modelling depressive thought*. Hove: Erlbaum.

Teasdale, J.D., Moore, R.G., Hayhurst, H., Pope, M., Williams, S. & Segal, Z.V. (2002). Metacognitive awareness and prevention of relapse in depression: empirical evidence. *Journal of Consulting & Clinical Psychology*, 70, 275–89.

Teasdale, J.D., Segal, Z.V. & Williams, J.M.G. (1995). How does cognitive therapy prevent depressive relapse and why should attentional control (mindfulness) training help? *Behaviour Research & Therapy*, 33, 25–39.

Telch, M.J., Luxcas, J.A., Schmidt, N.B., Hanna, H.H., Jaimez, T.L. & Lucas, R.A. (1993). Group cognitive-behavioural treatment of panic disorder. *Behaviour Research & Therapy*, 31, 279–87.

Terr, L.C. (1991). Childhood traumas: an outline and overview. *American Journal of Psychiatry*, 148, 10–20.

Thase, M.E., Greenhouse, J.B., Frank, E., Reynolds, C.F., Pilkonis, P.A., Hurley, K., et al. (1997). Treatment of major depression with psychotherapy or psychotherapy–pharmacotherapy combinations. *Archives of General Psychiatry*, 54, 1009–15.

Treasure, J.L., Katzman, M., Schmidt, U., Troop, N., Todd, G. & de Silva, P. (1999). Engagement and outcome in the treatment of bulimia nervosa: first phase of a sequential design comparing motivation enhancement therapy and cognitive behaviour therapy. *Behaviour Research & Therapy*, 37, 405–18.

Treasure, J.L., Schmidt, U., and van Furth, E. (2003). *Handbook of Eating Disorders*, 2nd edn. Chichester: Wiley.

Vanderlinden, J. & Vandereycken, W. (1997). *Trauma, dissociation and impulse dyscontrol in eating disorders*. Bristol, PA: Brunner/ Mazel.

Vitousek, K.B. (1996). The current status of cognitive behavioural models of anorexia nervosa and bulimia nervosa. In P.M. Salkovskis (Ed.), *Frontiers of cognitive therapy*. New York: Guilford Press.

Wade, W.A., Treat, T.A. & Stuart, G.L. (1998). Transporting an empirically supported treatment for panic disorder to a service clinic setting: a benchmarking strategy. *Journal of Consulting & Clinical Psychology*, 66, 231–9.

Waller, G. & Kennerley, H. (2003). Cognitive behavioural treatments. In J. Treasure, U. Schmidt & E. van Furth (Eds), *Handbook of eating disorders*, 2nd edn. Chichester: Wiley.

Warwick, H.M.C. & Salkovskis, P.M. (1989). Hypochondriasis. In J. Scott, J.M.G. Williams & A.T. Beck (Eds), *Cognitive therapy in clinical practice*. London: Croom Helm.

Waters, A., Hill, A. & Waller, G. (2001). Bulimics' responses to food cravings: is binge-eating a product of hunger or emotional state? *Behaviour Research & Therapy*, 39, 877–86.

Watson, J.C. and Greenberg, L.S. (1995). Alliance ruptures and repairs in experiential therapy. *In Session: Psychotherapy in Practice*, 1, 19–31.

Wells, A. (1997). *Cognitive therapy of anxiety disorders: a practice manual and conceptual guide*. Chichester: Wiley.

Wells, A. (2000). *Emotional disorders and metacognition*. Chichester: Wiley.

Wells, A. & Mathews, G. (1994). *Attention and emotion: a clinical perspective*. Hove: Lawrence Erlbaum.

Wenzlaff, R.M. & Bates, D.E. (2000). The relative efficacy of concentration and suppression strategies of mental control. *Personality and Social Psychology Bulletin*, 26, 1200–12.

Wenzlaff, R.M., Wegner D.M. & Klein, F.B. (1991). The role of thought suppression in the bonding of thought and mood. *Journal of Personality and Social Psychology*, 60, 500–8.

Westbrook, D.J. & Kirk, J. (2005). The clinical effectiveness of cognitive behaviour therapy: outcome for a large sample of adults treated in routine practice. *Behaviour Research & Therapy*, 43, 1243–61.

Westen, D. (1996). *Psychology: mind, brain and culture*. New York: Wiley.

White, J. (1998). 'Stress control' large group therapy for generalized anxiety disorder: two year follow-up. *Behavioural & Cognitive Psychotherapy*, 26, 237–46.

White, J. (2000). *Treating anxiety and stress: a group psycho-educational approach using brief CBT*. Chichester: Wiley.

White, J., Keenan, M. & Brooks, N. (1992). 'Stress control': a controlled comparative investigation of large group therapy for generalized anxiety disorder. *Behavioural Psychotherapy*, 20, 97–114.

Williams, C. (2001). Use of written cognitive-behavioural therapy self-help materials to treat depression. *Advances in Psychiatric Treatment*, 7, 233–40.

Williams, J.M.G. (1992). *The psychological treatment of depression: a guide to the theory and practice of cognitive behaviour therapy*. London: Routledge.

Williams, J.M.G. (1997). Depression. In D.M. Clark and C.G. Fairburn (Eds), *Science and practice of cognitive behaviour therapy*. Oxford: Oxford University Press.

Williams, J.M.G., Watts, F.N., McCleod, C. & Mathews, A. (1997). *Cognitive psychology and emotional disorders*, 2nd edn. New York: Wiley.

Wolpe, J. (1958). *Psychotherapy by reciprocal inhibition*. Stanford, CA: Stanford University Press.

Wright, J.H. & Davis, D. (1994). The therapeutic relationship in cognitive-behaviour therapy: patient perceptions and therapist responses. *Cognitive and Behavioural Practice*, 1, 25–45.

Young, J.E. (1984). *Cognitive therapy with difficult patients*. Workshop presented at the meeting of the Association for Advancement of Behaviour Therapy, Philadelphia, PA.

Young, J.E. (1990). *Cognitive therapy for personality disorders: a schema focused approach*. Sarasota, FL: Professional Resource Exchange.

Young, J. & Beck, A.T. (1980). Cognitive therapy scale: rating manual. Unpublished MS, University of Pennsylvania, PA.

Young, J.E., Klosko, J. & Weishaar, M.E. (2003). *Schema therapy: a practitioner's guide*. New York: Guilford Press.

Zettle, R.D. (2003). Acceptance and commitment therapy (ACT) versus systematic desensitization in treatment of mathematics anxiety. *The Psychological Record*, 53, 197–215.

Zigmond, A.S. & Snaith, R.P. (1983). The Hospital Anxiety And Depression Scale. *Acta Psychiatrica Scandinavica*, 67, 361–70.

Zipfel, S., Lowe, B. & Herzog, W. (2003) Medical complications. In J. Treasure, U. Schmidt & E. van Furth (Eds), *Handbook of eating disorders*, 2nd edn. Chichester: Wiley.

索 引

(索引页码为原书页码，即本书边码)

译后记

当今社会科技的迅猛发展，随之而来的除了生活节奏的加快和生活水平的提高外，恐怕就是心理问题的发生率逐渐攀升了。这固然是一个不幸，不过，人们也已经逐渐认识到了这一点，于是越来越多的人开始关注心理健康问题，虽然说这有点"事后诸葛亮"的意味，但终究还是一件令人欣慰的事。

在这样的时代，因为时间"紧迫"，人们总是企图提高任何一件事情的效率，对于心理咨询与治疗也是抱有同样的期待。因此，认知行为疗法似乎是一种首选，因为它是短程、高效的疗法。这并不是说认知行为疗法是为了这个社会而生的，而是其固有的属性决定了它现在的优越性。有人会质疑短程性会影响其疗效，但事实证明它的疗效一点也没有打折扣。首先，它集合了认知疗法和行为疗法的优势，针对不同的情形倾向不同的方法，做到具体问题具体分析、具体应对。而且，到目前为止，恐怕只有认知行为疗法才如此关注实证研究，也能够用实证研究去证明——"要尽可能严格地评估理论和治疗，要运用一些科学的证据而不仅仅只是临床案例"，所以它的实效性是经过临床实践和科学研究双重保证的。

接受认知行为治疗的人无疑也是幸运的。因为在整个咨询的过程中，治疗师会一直跟来访者强调这样一种理念，即"你要学会成为自己的治疗师"；治疗师也不是试图去解决来访者所有的问题，他们会针对最有影响的当下问题，然后去鼓励来访者通过所学的技术去解决其他的问题。正所谓"授人以鱼不如授人以渔"，如今的问题解决了，其他什么问题，运用所学的技术，便也知道如何去应对了。

上述是认知行为疗法的一些特征，当然，还有更多的优点等着读者们去发掘。认知行为疗法正以其巨大的优越性而得到快速的发展。

作为治疗师的入门级读物，本书重点介绍了认知行为疗法的基本原理和技术。这对新手来说无疑是最重要的，就好像盖房打地基一样，只有地基打好了，才能够使一所房子经久耐用。这几乎是每一本入门类书籍的初衷，不过，如何让新手的基础打好，它们的效果却是参差不齐的。从翻译本书的整个过程来看，这本书具有以下显著特点：

如果快速地翻阅一下本书，你会发现书中有很多图表。尤其是其中所标注的心理问题的模式图，几乎涵盖了所有的心理问题，这对于新手来说无疑是一个巨大的帮助，因为仅凭文字去学习认知行为疗法对于心理问题的解释，难免有些艰涩难懂，但是，有了图示后，一切都变得豁然开朗了。而且，有了这些模式图，在临床实践的过程中，可以对照着它们去了解患者的情况，不仅可以促进对问题的理解，还可以为制定治疗方案提供参考。

作为新手来说，治疗的过程肯定不会一帆风顺，总会遇到一些无法顺利解决的问题。本书的作者——三位临床经验极其丰富的治疗师——结合他们多年的实践经验，向读者呈现了开展治疗及运用技术时可能会遇到的问题。这些问题，显而易见，都是实际中很有可能遇到的，而且对于新手来说也是很棘手的。虽然篇幅简短，但是具有很强的针对性和操作性，有些甚至可以直接拿来使用。作者的用心可谓细致到位。

"实践是检验真理的唯一标准。"如果只是通篇介绍各种理论和技术，并用各种言辞去说明其运用、吹嘘其效果，那并不能让人明白和信服。本书没有犯这种错误。在书中，你可以看到大量实际的咨询案例，从中读者不仅仅可以看到所介绍的技术是如何针对具体情况进行运用的，也可以体会到来访者的症状由于治疗而不断改善的情形，这对新手治疗师来说是一种心理上的鼓舞。可以说，这些实例为本书的实用性增色不少。

需要注意的是，如果把这本书仅仅看成是面向心理治疗师的一本专业化、标准化的学术著作，那就大错特错了。在翻译本书的过程中，笔者仿佛置身于一次次咨询中，通过书中的描述来审视自己，有的时候甚至不由自主地在实际生活中运用书中所介绍的技术，而且效果极其良好。所以，这本书不只是针对新手治疗师，它对每一个人都适用。这或许与认知行为疗法自身的特点不无关联。总之，这并不只是一本普通的专业书籍，它里面所呈现的东西，值得每一个人去学习，因为我们经常受到困扰，这是不可避免的，而困扰我们的，往往就是自己的想法，即"人们之所以烦恼，并不是因为事物本身，而是因为他们基于事物的看法"（爱比克泰德语）。所以，如果一个人想要生活得更好的话，那么相信这本书一定可以起到积极的作用。

《认知行为疗法》一书的翻译工作由笔者主持和完成，前后经过初译、初校、复校和审校四个阶段。另外，胡海燕、王文静、黄芬、夏蕾、杨子参与了初译工作，罗利爽参与了初校工作，李朝晖、范文超通读了全书译稿，提出了一些具体的修改意见。最后由我完成了全书的复校和审校工作。在翻译的过程中，尽管我们努力达到全面准确地反映作者的意思，但囿于学识与水平，译文难免有疏漏之处，诚恳地欢迎同行专家和广大读者批评指正，以便我们再版时修订。此外，特别感谢中国人民大学出版社郦益编辑细致的工作，感谢张宏学编辑给予的帮助。

认知行为疗法是我最常采用的咨询方法，是我的来访者和学生让我能够实践认知行为疗法、研究认知行为疗法。因此，借本书出版之际，我要衷心地感谢我的来访者和学生，是他们激励和鼓舞我从事心理咨询与治疗这项助人工作！

方双虎

2014 年 8 月于芜湖文津花园

An Introduction to Cognitive Behaviour Therapy: Skills and Applications by David Westbrook, Helen Kennerley and Joan Kirk. Copyright © David Westbrook, Helen Kennerley and Joan Kirk, 2007.

English language edition published by SAGE Publications of London, Thousand Oaks, New Delhi and Singapore, © David Westbrook, Helen Kennerley & Joan Kirk, 2007.

Simplified Chinese edition copyright © 2014 by China Renmin University Press.

All Rights Reserved.

图书在版编目（CIP）数据

认知行为疗法：技术与应用/（英）韦斯特布鲁克，（英）肯纳利，（英）柯克著；方双虎等译.—北京：中国人民大学出版社，2014.7
心理咨询与治疗系列教材
ISBN 978-7-300-19167-6

Ⅰ.①认⋯　Ⅱ.①韦⋯ ②肯⋯ ③柯⋯ ④方⋯　Ⅲ.①认知-行为疗法-教材　Ⅳ.①R749.055

中国版本图书馆 CIP 数据核字（2014）第 130875 号

心理咨询与治疗系列教材
认知行为疗法：技术与应用
　　大卫·韦斯特布鲁克（David Westbrook）
[英] 海伦·肯纳利（Helen Kennerley）　　　　著
　　琼·柯克（Joan Kirk）
方双虎 等　译
Renzhi Xingwei Liaofa：Jishu yu Yingyong

出版发行	中国人民大学出版社			
社　　址	北京中关村大街 31 号		**邮政编码**	100080
电　　话	010 - 62511242（总编室）		010 - 62511770（质管部）	
	010 - 82501766（邮购部）		010 - 62514148（门市部）	
	010 - 62515195（发行公司）		010 - 62515275（盗版举报）	
网　　址	http://www.crup.com.cn			
	http://www.ttrnet.com（人大教研网）			
经　　销	新华书店			
印　　刷	天津鑫丰华印务有限公司			
规　　格	148 mm×210 mm　32 开本		**版　　次**	2014 年 9 月第 1 版
印　　张	12.5 插页 1		**印　　次**	2025 年 1 月第 6 次印刷
字　　数	345 000		**定　　价**	45.00 元

版权所有　侵权必究　印装差错　负责调换